Interventional Neuroradiology of the Spine
Clinical Features, Diagnosis and Therapy

脊柱介入神经放射学
临床表现、诊断和治疗

主 编 〔意〕马里奥·穆托

主 译 孙 钢 唐 海 倪才方

天津出版传媒集团

天津科技翻译出版有限公司

著作权合同登记号：图字：02-2014-110

图书在版编目（CIP）数据

脊柱介入神经放射学：临床表现、诊断和治疗 /（意）穆托（Muto, M.）
主编；孙钢等译 . —天津：天津科技翻译出版有限公司，2016. 3
书名原文：Interventional Neuroradiology of the Spine
ISBN　978 - 7 - 5433 - 3588 - 2

Ⅰ.①脊…　Ⅱ.①穆…　②孙…　Ⅲ.①脊柱 – 介入神经放射学
Ⅳ.① R816.1

中国版本图书馆 CIP 数据核字（2016）第 012898 号

授权单位：　Springer-Verlag GmbH
出　　版：　天津科技翻译出版有限公司
出 版 人：　刘 庆
地　　址：　天津市南开区白堤路 244 号
邮政编码：　300192
电　　话：　（022）87894896
传　　真：　（022）87895650
网　　址：　www.tsttpc.com
印　　刷：　山东临沂新华印刷物流集团有限责任公司
发　　行：　全国新华书店
版本记录：　787×1092　16 开本　16.5 印张　300 千字
　　　　　　2016 年 3 月第 1 版　2016 年 3 月第 1 次印刷
　　　　　　定价：98.00 元

译者名单

主 译

孙 钢　唐 海　倪才方

译 者（按姓氏笔画排序）

刁万成　首都医科大学附属北京友谊医院

王志国　济南军区总医院

邓 勇　济南军区总医院

白瑞成　首都医科大学附属北京友谊医院

印 于　苏州大学附属第一医院

包 利　首都医科大学附属北京友谊医院

冯 飞　首都医科大学附属北京友谊医院

刘 凯　苏州大学附属第一医院

刘 建　济南军区总医院

刘 楷　济南军区总医院

刘训伟　济南军区总医院

朱 明　济南军区总医院

孙 钢　济南军区总医院

杜 鹏　苏州大学附属第一医院

杨 超　苏州大学附属第一医院

杨金江　首都医科大学附属北京友谊医院

李 理　济南军区总医院

李 敏　济南军区总医院

李 智　苏州大学附属第一医院

李沛城　苏州大学附属第一医院

李明明　苏州大学附属第一医院

李国英　济南军区总医院

李胜辉　济南军区总医院

张 帅　苏州大学附属第一医院

张绪平　济南军区总医院

陈 珑　苏州大学附属第一医院

陈 洁　首都医科大学附属北京友谊医院

金 鹏　济南军区总医院

姜庆军　济南军区总医院

贾 璞　首都医科大学附属北京友谊医院

钱绍文　济南军区总医院

倪才方　苏州大学附属第一医院

徐云华　苏州大学附属第一医院

徐桂丽　苏州大学附属第一医院

高 化　首都医科大学附属北京友谊医院

唐 海　首都医科大学附属北京友谊医院

彭兆辉　济南军区总医院

董 冰　济南市第四人民医院

谢志勇　济南军区总医院

编者名单

Cosma Andreula Chief of Radiology Service, Anthea Hospital, Bari, Italy

Giovanni Carlo Anselmetti Interventional Radiology Service, IRCC Candiolo, Italy

Giuseppe Bonaldi Interventional and Diagnostic Neuroradiology, Ospedali Riuniti, Bergamo, Italy

Matteo Bonetti Chief of Radiology Institute, Istituto Clinico Città di Brescia, Brescia, Italy

Paolo Cappabianca Department of Neurological Sciences, University of Naples Federico II, Naples, Italy

Alberto Cauli Rheumatology Unit, AOU Cagliari, Monserrato, Italy

Francesco Causin Neuroradiology Unit, Padua University Hospital, Padua, Italy

Alessandro Cianfoni Radiology Department, Medical University South Car-olina, Charleston, SC, USA

Annamaria Colao Department of Molecular and Clinical Endocrinology and Oncology, Federico II University of Naples, Naples, Italy

Arturo Consoli Radiodiagnostic 2-3, Azienda Ospedaliero-Universitaria Careggi, Florence, Italy

Olga Corriero Department of Neurological Sciences, University of Naples Federico II, Naples, Italy

Oreste de Divitiis Department of Neurological Sciences, University of Na-ples Federico II, Naples, Italy

Pasqualino De Marinis Neurosurgery Unit, A. Cardarelli Hospital, Naples, Italy

Alvaro Antonio Diano Neuroradiology Department, A. Cardarelli Hospital, Naples, Italy

Rossella Di Franco Diagnostic Imaging and Radiotherapy, Second Univer-sity of Naples, Naples, Italy

Carolina Di Somma IRCCS SDN Foundation, Naples, Italy

Federico D'Orazio Radiology Department, San Salvatore Hospital, L'Aquila, Italy

Massimo Falchini Radiodiagnostic 2-3, Azienda Ospedaliero-Universitaria Careggi, Florence, Italy

Sara Falivene Diagnostic Imaging and Radiotherapy, Second University of Naples, Naples, Italy

Joseph Gabrielli Neuroradiology Unit, Padua University Hospital, Padua, Italy

Massimo Gallucci Neuroradiology Department, San Salvatore Hospital, L'Aquila, Italy

Luigi Genovese Neurosurgery Unit, A. Cardarelli Hospital, Naples, Italy

Gianluigi Guarnieri Neuroradiology Department, A. Cardarelli Hospital, Naples, Italy

Giancarlo Guizzardi Department of Neurological Sciences, Neurosurgical Unit, Azienda Ospedaliero-Universitaria Careggi, Florence, Italy

Roberto Izzo Neuroradiology Department, A. Cardarelli Hospital, Naples, Italy

Marco Leonardi Chief of Neuroradiology Service, Bellaria Hospital, Bologna, Italy

Luigi Manfrè Department of Minimally Invasive Spine Surgery, AOEC "Cannizzaro", Catania, Italy

Stefano Marcia Radiology Department, SS. Trinità Hospital, ASL Cagliari, Cagliari, Italy

Mariangela Marras Radiology Department, AOU Cagliari, Monserrato, Italy

Salvatore Masala Department of Diagnostic and Molecular Imaging, Interventional Radiology and Radiotherapy, University Tor Vergata, Rome, Italy

Ernesto Mazza Radiodiagnostic 2-3, Azienda Ospedaliero-Universitaria Careggi, Florence, Italy

Vitor Mendes Pereira Service Neuro-diagnostique et Neurointervention-nel, Département de l'Imagerie et des Sciences de l'Information Médicale, Hôpitaux Universitaires de Genève, Geneva, Switzerland

Mario Muto Neuroradiology Department, A. Cardarelli Hospital, Naples, Italy

Paolo Muto Radiotherapy Unit, INT IRCCS Fondazione G. Pascale, Naples, Italy

Giovanni Nano Department of Diagnostic and Molecular Imaging, Interventional Radiology and Radiotherapy, University Tor Vergata, Rome, Italy

Pedro Nunnes Neuroradiology Department, Centro Hospitalar do Porto, Porto, Portugal

Emanuele Orrù Neuroradiology Unit, Padua University Hospital, Padua, Italy

Giannantonio Pellicanò Radiodiagnostic 2-3, Azienda Ospedaliero-Univer-sitaria Careggi, Florence, Italy

Vincenzo Ravo Radiotherapy Unit, Cardinale Ascalesi Hospital, Naples, Italy

Jürgen Reul Beta Klinik International Head and Spine Center, Bonn, Germany

Manila Rubino Department of Molecular and Clinical Endocrinology and Oncology, Federico II University of Naples, Naples, Italy

Giovanni Simonetti Department of Diagnostic and Molecular Imaging, Interventional Radiology and Radiotherapy, University Tor Vergata, Rome, Italy

Pia C. Sundgren Diagnostic Radiology, Skåne University Hospital, BFC, Blekinkevägen, Lund, Sweden

Majda M. Thurnher Department of Radiology, University of Vienna, Vienna, Austria

Tommaso Volpi Department of Diagnostic and Molecular Imaging, Interventional Radiology and Radiotherapy, University Tor Vergata, Rome, Italy

Laura Vuolo Department of Molecular and Clinical Endocrinology and On-cology, Federico II University of Naples, Naples, Italy

译者前言

脊柱疾病种类很多，涉及神经、骨骼及肌肉系统的一系列表现，临床、病理和影像学表现十分复杂，历来是临床诊治中的难点，也是国际医学同行研究的重点之一。

随着影像设备，特别是介入技术和器械的不断发展，作为一种新兴学科分支，脊柱介入神经放射学在疾病诊疗过程中发挥着重要作用。在我国，从事该专业的医务工作者已初具规模，愈来愈多的医生及患者对介入治疗有了更多的了解，并愿意接受这种创伤小、疗效好、并发症低的诊治方式。然而，由于从事该专业医生的教育背景与培训程度的不同，对于脊柱疾病的临床评价和治疗措施存有相当大的差异。再者，有关脊柱介入神经放射学全面的综合性参考书籍较少。

译者多年来从事脊柱疾病介入诊疗的临床工作，阅读过大量相关文献。通过翻阅此书，认为这是一部很好的脊柱介入神经放射学临床应用指导书籍。书中引用了大量图片和示意图对文字加以说明，详细地介绍了基本操作原则、相关解剖、适应证选择、并发症处理等方面的内容。将此书译成中文推荐给国内同行，对于该领域技术的普及和医生们临床诊疗水平的提高，具有一定的推动作用。

该译本尽量忠实原文，并兼顾了中文的表达习惯和专业特点，力求能为我国脊柱疾病的介入神经放射诊疗技术发展起到一定的推动作用。

最后希望读者对本书翻译中的错误和疏漏之处不吝指正。

孙钢　唐海　倪才方

前 言

　介入神经放射学是一个建立在神经科学与放射学基础上，迅速发展的新兴学科分支，对于诊断和治疗血管性和非血管性的脑及脊柱病变具有重要作用。

　　脊柱疼痛是一个巨大的社会问题，并在 21 世纪的初期逐渐严重。由于人口平均预期寿命的增长，其发病率逐年增加，包括骨质疏松症"静默的流行"和越来越多的原发性及继发性脊柱肿瘤患者。

　　撰写这部医学领域著作的目的是在科学世界中分享作者的经验，并希望在特殊病理学的诊断和治疗中呈现作者的观点，更为重要的是，向其他医学学科工作的同道们传播争取使疾病得到尽可能最好治疗的科学观念。

　　基于这点考虑，本书从基本的解剖和临床路径开始，不仅呈现和描述了神经放射学经验，而且也从内科学、放射治疗学及外科学的观点，呈现和描述了日常工作中常见疾病的最佳治疗方法。

　　感谢所有作者所做出的杰出工作和迅速接受邀请贡献此本著作，保证了短时间内的快速出版。

马里奥·穆托（Mario Muto）
欧洲放射学学会脊柱分会主席
意大利放射学学会神经放射学分会会长
意大利那不勒斯 A.Cardarelli 医院诊断与介入神经放射科主任
（孙钢　唐海　倪才方 译）

目 录

第 1 章
脊柱的生物力学和脊椎疼痛的发病机制

Roberto Izzo , Mario Muto

1.1 脊柱的正常运动

人体的脊柱是一个由肌肉支配的多关节结构，其支撑头部和躯干，并包绕和保护脊髓、神经根及颈段水平的椎动脉。24 个高度特异化的颈、背和腰运动节段（motion segments, MS）共同为日常生活的生理活动提供所需的大幅度运动范围（range of motion, ROM）和承载力。融合的骶椎形成一个坚实的、倾斜的楔形基底，其通过骨盆和髋关节将脊柱的垂直负荷传递至下肢。

在每一个运动节段中，最小的脊柱功能单元（functional spinal unit, FSU）包括两个相邻的脊椎及其之间软组织，相对于邻近脊椎，每一个脊椎可分别沿着和围绕 X、Y 和 Z 轴空间直角坐标系进行三维平移和三维旋转运动。主要运动和耦合运动也可进行各种组合，耦合运动沿着或围绕一个不同于主要运动的轴同时发生[1]。相邻两个脊椎之间可能仅能产生有限的运动，但全部运动节段的整体可在所有主要空间平面提供相当大的脊柱活动度。节段之间的活动度差异是由于胸廓的作用以及关节突关节与棘突的不同形态、方向和大小的作用。

R. Izzo（✉）：
Neuroradiology Department, A. Cardarelli Hospital, Naples, Italy
e-mail: robertoizzo13@virgilio.it

脊柱的运动和力学的基础是运动节段的高度非线性载荷与位移的比率。这是因为在不同阶段发生运动所需的力变化极大[2]（图 1-1）。生理运动范围包括一个中性区（neutral zone, NZ）和一个弹性区（elastic zone, EZ）[2]（图 1-1）。中性区是指向中性位置两侧的椎间运动初始部分，其几乎没有阻力并且脊柱具有高度的灵活性，这归因于松弛的关节囊、韧带和肌腱。中性区之后为弹性区，一个高刚度区，韧带、关节囊、筋膜和肌腱处于紧张状态，对运动的阻力（为曲线的斜率所代表）呈线性增加，单位位移需要更多的载荷[1]（图 1-1）。

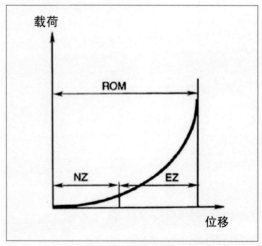

图 1-1　运动节段的载荷 / 位移曲线。脊柱的载荷 / 位移曲线呈非线性。脊柱关节的运动范围包括一个以较低的载荷即可获得较大位移的中性区（NZ）和一个单位位移需要更多载荷的弹性区（EZ），后者归因于关节囊和韧带的张力。

　　脊柱关节的双相非线性的运动特性可能满足两个反向需求：① 使中性位置邻近的运动尽可能耗费少的肌肉力量；② 确保关节运动到极限位置的稳定性[2]。每一个脊椎相对其他脊椎均可进行六个自由度的任一方向运动，每一个自由度方向都有其特定的运动范围、中性区和弹性区[2]。

　　根据 Louis 的研究，在枢椎以下脊柱的屈伸过程中，脊椎围绕一个横向旋转轴运动，该旋转轴位于下位椎体内的一个区域，而不是在下位椎间盘内[3]（图 1-2）。不论是椎间盘还是关节面均围绕同一个轴心进行两个相应的圆弧运动，该轴心位置随椎体节段而变化，在颈椎层面位于两个椎体以下，在胸腰椎层面则位于下位椎体的上终板处[3]（图 1-2）。旋转轴心的低位可产生向前滑动的耦合运动，其程度不同，在 C2 – C3 最大，为 2 ~ 3mm；在

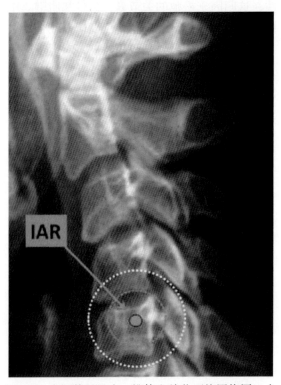

图 1-2　在屈伸过程中，椎体和关节面均围绕同一个横向瞬时旋转轴进行两个相应圆弧旋转，轴心的位置随着脊柱层面的不同而变化。在下颈椎层面，瞬时旋转轴（IAR）位于下位椎体的上部[3]。

T1–L5 间最小，为 0.5 ~ 1.5mm[3]。

　　Kanayama 等人观察到，正常颈椎和腰骶椎的节段性运动并不是同时发生，而是井然有序地从高位传导至低位，阶梯式地逐步发生。然而在病变的脊柱，运动却先发生于不稳定的节段[4]。脊柱轴向旋转和侧弯运动总是相互耦联的，这归因于斜行走向的脊椎关节突关节和肌肉。这些运动的耦合在颈椎尤为明显[3]。脊柱侧弯的中心均位于脊椎关节突关节之间，但是轴向旋转的中心则根据脊柱层面，在胸椎段位于椎体中心，在腰椎段位于棘突处[3]。

　　由于其特殊的解剖学及生物力学特性，颅颈交界区（craniocervical junction, CCJ）拥有完全不同于枢椎以下脊柱的特殊运动方式和生物力学特性。颅颈交界区是一个过渡性的顺序结构，它旨在确保头颅拥有最大的活动度，并保证可全面探索空间的视觉与听觉能力[5]。颅颈交界区，就像一个"万向接头"，头颅可围绕空间的三个轴做同时和独立运动，使得眼球在视觉和前庭感受器的支配下进行重复和伸展运动[5]。

　　枕部 – C1– C2 复合结构负责 40% 的颈椎屈伸运动和 60% 的全部旋转运动[6-8]。尤其是寰枢关节（整个脊柱中活动度最大的单个关节）承担了头部旋转活动的主要职责[7, 9]。而在枢椎以下的颈椎段，前倾的关节面仅允许幅度很小的轴向旋转。Panjabi 等报道，除了颅颈交界区的轴向旋转以外，颈椎的所有运动均有随年龄的增长而衰退的趋势[7]。

　　附着在 C1 横突和 C2 棘突之间的头下斜肌通过相当精细的收缩运动来实现头部最初 30° 的转动。头下斜肌的这种牵引（单向并且不平衡）使得寰椎环向后移动，并被相接触的齿状突阻挡[5]。因此，此运动的延续依赖于胸锁乳突肌（sternocleidomastoid muscle, SCM）和头夹肌（splenius capitis muscle, SCA）强大的反向作用力来完成。这两组肌肉的上附着点位于乳突的最外侧，而下附着点位于邻近中线

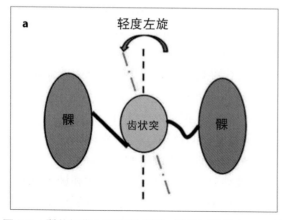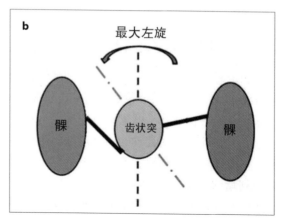

图 1-3　翼状韧带上面观示意图。翼状韧带是 C1–C2 关节处限制头部旋转的主要因素。在轴向旋转过程中，先拉伸旋转一侧的韧带（a），然后再拉伸对侧的韧带（b）。运动的最终结果是使头向一侧偏转。

的位置，使得肌肉仅收缩至其长度的 1/3，即可获得最大可能的旋转运动[5]。

翼状韧带是 C1 – C2 轴向旋转的主要限制因素[10]（图 1–3）。寰枕关节的主要运动形式是屈伸活动，枕骨髁在屈伸期间旋转并在前后方向移动。在屈伸运动时，顶盖膜和翼状韧带阻止颅底和齿状突之间的矢状方向移位（范围 ≤ 1mm），寰椎的关节凹仅有微小的稳固作用，然而，横韧带可阻止寰椎前弓向前移位[11,12]。

1.2　脊柱稳定和失稳的定义

关于脊柱稳定，已有几种根据生物力学和临床参数提出的定义，但一直缺少一个具体定义。White 和 Panjabi 将脊柱临床稳定定义为"在生理载荷下，能够限制各种形式的移位，不损害或刺激脊髓与神经根，并能够预防结构变化所导致的致残畸形或疼痛"[12]。Larson 则定义为稳定的脊柱能够保持运动中的对称性，并维持构型的恒定性（正常或变异），不随时间而改变[13]。

除保护神经结构之外，稳定的脊柱是传递上下肢之间力量、输出躯干力量、防止自身结构早期生物力学退变以及减少肌肉活动能量消耗的基本要求[14,15]。稳定性的丧失，即失稳，是导致不明原因背部疼痛，特别是腰段疼痛的重要因素。

目前失稳也尚缺少一个广为接受的定义。White 和 Panjabi 将失稳定义为"在生理载荷下，丧失了维持其相互间的正常位置的能力，进而导致直接或间接神经损害、严重畸形和致残性疼痛"[16]。脊柱的生理负荷与日常工作及活动息息相关。Pope 认为，脊柱失稳是刚性的丧失，导致了运动节段的运动异常和幅度增加[17]。大部分经典的失稳定义均是指整体加大的运动幅度超出了"正常范围"，导致伴有或不伴有根性疼痛的背部疼痛[16,18]。但遗憾的是，"正常或生理运动"的定义存有争议，归因于症状性和无症状性的运动形式难以区分，因此难以确定标准值和相关的临床影像学表现[19]。再者，由于失稳，运动能在"质"上（异常的偶联方式）和（或）在"量"上表现异常（活动度的增加）[20]。最后，脊柱运动是伴有偶联运动的三维运动，功能失调型运动也常在多个方向发生[21]。上述的复杂原因使得脊柱失稳的临床和影像学评估相当困难。

1.3 脊柱的稳定性

稳定意味着脊柱结构的中性区和弹性区相互协调[2, 22]。参照运动节段的载荷–位移曲线，Panjabi将中性区比作一只玻璃杯的底部区域，小球可以在杯底自由移动，而移动端点的弹性区则相当于陡直的杯壁，小球沿杯壁向上滑动则受到增大的阻力[22]（图1-4a）。一个稳定的脊柱可以理解为一只狭窄的高脚香槟酒杯，相反，不稳定的脊柱像一只大汤碗[22]（图1-4）。

根据一种脊椎疼痛的机械假说，无症状性脊柱具有正常的中性区和运动范围，并且被限制在无痛区（pain-free zone, PFZ）的范围内[22]（图1-4）。在不稳定的脊柱中，中性区范围增加并超出无痛区的范围[1, 22]。严重的椎间盘压缩和骨质增生，外科融合术和肌肉训练均可改善脊柱刚性，缩小中性区并缓解疼痛。中性区的范围大小已被表明为确定外伤性和退行性脊柱失稳最敏感的参数指标：其在早期增加，并大于运动范围和弹性区的变化幅度[2, 23, 24]。通过在尸体标本和动物实验中观察中性区的变化特性，Panjabi将脊柱失稳重新定义为脊柱

稳定系统维持脊柱功能单元的中性区在生理范围内，以避免发生畸形、神经受损和致残性疼痛的能力减退[2, 25]。

脊柱维稳系统由三个紧密相关的亚系统组成[25]（图1-5）：

- 脊柱或被动亚系统；
- 肌肉和肌腱或主动亚系统；
- 中枢神经控制单元。

被动亚系统的骨骼、椎间盘和韧带具有内在结构作用。这些结构主要控制邻近正常活动端点部分的弹性区，在弹性区，韧带、肌腱、关节囊和椎间盘的张力可限制运动[26]。脊柱的骨骼和软组织的退变或外伤可增大运动范围和中性区。此状态需要肌肉和中枢神经发挥更多的作用，以预防和限制脊椎失稳[2, 25]。椎间盘、韧带和肌腱作为"传感器"，将每个脊柱功能单元的载荷、运动及姿势的本体感觉信息流，通过机械感受器连续不断地传递至中枢神经系统，再反馈至肌肉，以做出相应适当的调整[22, 25, 27-29]。肌肉和中枢神经系统主要负责调控脊柱功能单元运动的中性区，该区域内的脊柱运动范围阻力较小[25, 30]。

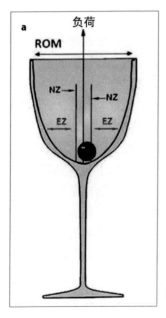

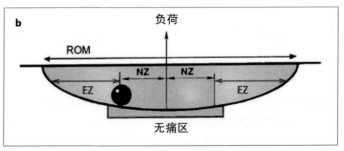

图1-4 "中性区"可以比作杯子的底部，而"弹性区"相当于杯壁。圆球可在杯子的底部较自由地移动，但当它爬升陡直的杯壁时，则遇到阻力。一个稳定的脊柱可被想象为一只狭窄的红酒高脚杯（a），而不稳定的脊柱像一只大汤碗（b），圆球在碗里会有更大的移动度。中性区过大超出无痛区，则运动可产生疼痛。ROM：运动范围，NZ：中性区，EZ：弹性区。

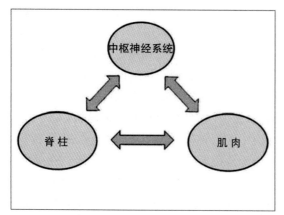

图 1-5 维持脊柱稳定的三个结构亚系：脊柱、肌肉及中枢神经系统。它们三者之间紧密相连，因此任何一个亚系结构受到急慢性损伤都必须由其他亚系结构承担更多相应的补偿。（Modified from[77], reproduced with permission.）

1.3.1 被动亚系统

在日常活动中，脊柱可承受 500 ~ 1000N 的垂直载荷，超过体重的两倍，在举重物时甚至可以达到 5000N[31]，而这也仅仅是其承重极限的一半而已。被动亚系统主要依赖以下方面：

- 椎体的生理结构和骨质密度（BMD）；
- 椎间关节；
- 关节突关节；
- 韧带；
- 脊柱正常生理曲度。

1.3.1.1 椎体结构和骨质密度

椎体承载能力取决于它的大小和形态、完整的骨小梁系统以及骨质密度。脊柱的椎体从上至下逐渐增大，这是提高整体承重能力的生理学基础。颈椎节段的平均载荷为 2000N，而腰椎节段可达 8000N[32]。

椎体主要由海绵状骨小梁组成，类似于飞机机翼的三维"蜂窝"结构，拥有最佳的强度重量比[3]。每一个椎体的松质骨有四个方向相当恒定的主要骨小梁系统[3, 33]：

- 垂直系统，沿上下终板间垂直走行，接

受和传导垂直方向的荷载；

- 水平系统，穿行后弓并连接横突；
- 两个曲面斜行系统（上和下），发自终板，在椎弓根交叉，终止在棘突和关节突，具有抵抗横向剪切力的功能。

垂直的"小梁支柱"首先承受轴向载荷，由于受具有水平方向分散轴向载荷作用的水平骨小梁的张力制约，垂直骨小梁不发生弯曲，并使得松质骨具有弹性（图 1-6）。由一薄层的半多孔的软骨下骨和覆盖其上的相同厚度的软骨组成的终板，主要作用是既防止椎间盘嵌入椎体，又将载荷均匀地分布至椎体[34]。

相对于骨松质，菲薄的皮质（平均厚度仅为 0.4mm）虽然具有高强度，但其弹性力却逊色很多，对整个椎体承重能力的贡献率小于 15%[35]。

松质骨的强度还取决于骨质密度，骨质疏松的骨质丢失可导致其强度呈指数级下降：25% 的骨质丢失将使其强度下降约 50%[36]。一个柱形的机械强度与其长度的平方成反比，而与其横截面积的平方成正比。

在骨质疏松症的早期阶段，交联骨小梁的吸收，导致垂直骨小梁进行性拉伸，并伴随抗屈曲强度下降。在后期阶段，骨小梁本身变薄，

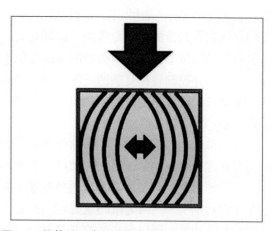

图 1-6 椎体的垂直骨小梁柱首先承受垂直压缩载荷。由于无横向限制，利于力的径向分散，随着椎体的弹性丧失，其可在压力下发生压缩变形。

呈现出两个过程的叠加效应。

尽管尚未明确发生骨折的骨密度阈值，但是脊柱骨密度和骨折发生的风险之间的相关性已经有了较为明确的认定[36]。脊椎在反复负荷后可产生疲劳[37]。脊椎的疲劳从微小的骨局部损害开始逐步弥漫，直至发生骨折。骨质疏松的骨质吸收呈异质性，但主要累及椎体的前半部分[38,39]。

在老年人中，由于退化的椎间盘发生塌陷，椎体受力无法均匀地分散到终板上。因此，站直时后方的关节突关节需承受更大的负荷。前方椎体的相对应力屏蔽效应可诱发局部骨质流失和强度降低。究其原因，可根据 Wolff 定律做出解释，骨骼会顺应经常受到的应力大小和方向来调整其质量和结构[40-42]。如果在载荷相对较小的站立位状态下突然弯曲，可使已变薄弱的前部椎体承受显著增大的压力（≤300%）[42]。巨大的压力反差易使椎体前部发生塌陷，这就解释了为什么这一部位经常发生骨质疏松性骨折，以及为什么前屈运动容易导致损伤[42]。椎体的骨折改变了伤椎与相邻椎间盘及椎体的机械特性。

1.3.1.2　椎间关节

椎间盘没有动关节对应关节面的机械性限制，可进行复杂的运动[34]。由于其独特的结构，椎间盘既拥有韧带的抗张力性能，也拥有关节软骨典型的抗压缩性能。椎间盘的功能类似于韧带，允许并控制脊柱复杂的三维运动：垂直压缩和牵拉，前后屈伸，侧向弯曲，以及轴向旋转运动。

在正常的运动节段中，椎间盘外围的纤维环是最先起到限制异常微活动的结构。实验提示，切除椎间盘后脊椎活动度会明显增加（尤其是屈伸运动）[43]。因为椎间盘髓核具有类似压缩气缸的功能，所以它也是性能良好的"减震器"，可以分散并减小传导至颅骨和大脑的机械应力[44]。髓核主要在中性区发挥作用，可

以承受较小的轴向载荷，而坚韧的纤维环则在较大载荷时凸显其作用[45]。

如果椎间盘承受到偏心性载荷，髓核易移位于低压力的区域，该处的纤维环张力增大。正常年轻髓核的生物力学性能具有均衡性和各向同性，在各个部位和方向都是相等的。也就是说，无论脊椎的空间位置如何，载荷都可以均匀地分散至终板，从而避免了压力在某一点的集聚[44,47]。相反，在退变的椎间盘中，髓核丧失了正常的流体特性而且载荷呈不均衡分布，从而其性能更像固体[47]。Adams 所做的一项应力测试研究表明，功能性髓核伴随着功能性纤维环的扩张具有降低应力和减压的功能，纤维环后部承受 160% 的压力峰值时，功能性纤维环甚至可以扩张 80%[48]。这种不规则的载荷分布和传导可以引起急性或者慢性疼痛。

与髓核不同，纤维环的重要生物力学特性是对于张力的各向异性，沿胶原纤维束排列方向的拉伸模量可增加 1000 倍[46,49]。纤维环各层的胶原纤维均以相对终板表面 30° 的倾角紧密排列。相邻两层的胶原纤维以 120° 角相互交替倾斜。

如果一个正常椎间盘承受负荷，受力的髓核可将负荷沿着各个方向传递，纤维环的纤维呈现均匀性张力。屈曲运动可导致对应的外层纤维环承受最大的牵拉力和压缩力，伴随着纤维环承受压力侧的膨隆和牵拉力侧的伸展。在轴向旋转过程中，仅有一半的纤维环纤维（这些纤维与旋转方向平行）承受扭转剪切应力，直到最后出现分层。由于髓核退行性压力下降，纤维环不再向外膨隆，而变得受力后易被压缩[48]。随着年龄增长和退行性变，椎间盘纤维环拉伸特性的变化小于形态学上的变化[34]。在承受巨大压力时，椎体终板往往比椎间盘更先受到损伤[50,51]。

在日常活动中，椎间盘的含水量和厚度在静水压和渗透压的相互影响下不断发生变化[52]。在压力负荷下，高静水压使水分逐渐从椎

间盘中释出，导致椎间盘慢慢变薄，直至渐进升高的蛋白多糖浓度所产生渗透压导致的再平衡发生[52]。在仰卧位时，渗透压重新大于静水压，水分和营养物质又再次被椎间盘吸收[53]。在退化的椎间盘中，髓核的静水压降低，纤维环的内部压力负荷减小。于是，纤维环向内部皱缩并产生一定的剪切力，诱发其层裂与分离，进而引起结构劳损和细胞损伤[54]。终板骨折和许莫结节形成也可显著降低椎间盘压力，从而加快纤维环的退变和破坏[55]。

1.3.1.3 关节突关节

关节突关节具备两个基本功能：一是控制活动的方向和幅度；二是分担载荷。关节突关节可以抵抗作用于脊柱的横向受力，从而使腰椎间盘承受过大的剪切力和扭转力时得到保护[56]。

根据 Louis 提出的三柱模型，头部和躯干的重量首先传导至位于同一冠状面的两个柱上（寰枕侧方关节），然后经 C2 至 L5，将其传导至排列呈有前顶点三角形的三根柱列上[3]。前柱由椎体和椎间盘组成，而后方的两柱分别指两侧的关节突关节。通常来讲，三根柱之间存有平衡和固定的活动模式，依据身体姿势的不同，后方的关节突承受 0% ～ 33% 的载荷。然而，在脊柱过度前凸的患者中，由于大而持续的压力负荷和椎间盘退变，此比重可以升高至 70%[57]。就单个椎体而言，从上至下逐渐增大的关节突可以满足相应功能增加的需求。

结构对称的关节突关节是保证正常生理功能的必备条件。任何一处结构的明显不对称均可诱发关节突关节和椎间盘的不稳定和早期退变[58]。关节突关节长期的结构重构和失稳定，以及后纵韧带的退变，可导致椎体退行性滑脱，其中关节突关节在矢状方向上的移位是重要诱因[59, 60]。患者的前后位（anteroposterior, AP）X 线片显示下关节突和关节突关节间隙变窄，或 MRI 和 CT 轴位像显示关节突关节角度狭小，均提示可能发生退行性滑脱[61]。

关节突关节夹角相对冠状面大于 45° 时，发生退行性滑脱的概率将增大 25 倍[62]。大约有 15% ～ 40% 的慢性腰背部疼痛（low back pain, LBP）患者是由腰椎关节突关节病变引起，其中大多数是由于关节囊变形和机械应力激活痛觉感受器所致[30]。

由关节突关节或者腰椎间盘后部纤维环过度受压所引起的疼痛，可通过增加棘突间距而得到缓解[63]。棘突间距增加的主要作用是使运动节段（MS）的瞬时旋转轴（IAR）后移至刚度加大的部位（位于关节突关节后方），从而在站立位和伸展运动期间，减小关节突关节所承受的压力。

1.3.1.4 韧带

韧带的功效如同脊柱的被动稳定装置。这种稳定作用不仅取决于其自身的内在强度，还取决于发生作用的力矩长度（韧带在骨骼上起止点间的距离）、力的作用点以及椎体的瞬时旋转轴（脊椎围绕旋转的该支点在运动中的任一时刻都保持位置不变）[64]（图 1-7）。

一条强韧的韧带联合一个较短的力矩，其

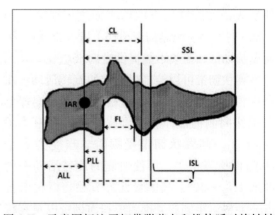

图 1-7　示意图标注了韧带附着点和椎体瞬时旋转轴间的距离，该距离为韧带作用的力矩。棘间韧带（ISL）和棘上韧带（SSL）距离瞬时旋转轴较远，有较长的力矩。它们对限制脊柱屈曲的作用大于作用力矩较短的黄韧带（FL）和囊韧带（CL）。后纵韧带（PLL）距离脊柱瞬时旋转轴较近，而且本身也不够强韧，仅有一半的机械力学性能。ALL：前纵韧带。

稳定作用也许不如一条纤弱的韧带联合一个较长的力矩，因为后者在机械力学上更有优势。棘间韧带（ISL）和棘上韧带（SSL）距离瞬时旋转轴较远，作用力矩较长。而黄韧带（FL）的作用力矩较短，因此上述两条韧带对限制脊柱屈曲的作用大于黄韧带[65]（图1-7）。后纵韧带（PLL）距离脊柱瞬时旋转轴很近，而且本身也不够强韧，仅有一半的机械力学性能。

评价颅颈交界区稳定性的一个重要依据是许多韧带（以及骨的限制）能够同时控制和稳定寰枕关节和寰枢关节。例如，在寰枕关节中，关节囊和前后寰枕膜等固有韧带的两侧是连接着枕骨和枢椎的"非固有韧带"，它们包括盖膜、翼状韧带和齿突尖韧带[66]。在颅颈交界区，翼状韧带和横韧带起到稳固正常脊柱的主要作用。横韧带（是交叉韧带中最重要的组成部分）可防止寰椎在轴向旋转时的向前脱位，从而保证齿状突的自由旋转。

凭借胶原纤维独特的网络排列方式，横韧带在生物力学测试中可以承受170～700N的张力（相当于17～70kg的重量）[67]。横韧带可防止寰椎在屈曲和轴向旋转时发生前脱位。当寰椎齿状突间距增加大于3mm，或齿状突的后表面和寰椎后方的前表面之间距离小于13mm时，则表明横韧带损伤（齿状突完好），而翼状韧带和盖膜不能提供横韧带功效[68]。

翼状韧带可以控制寰枢椎的旋转活动。在中性位置时，翼状韧带呈松弛状态。旋转首先拉伸同侧韧带，然后再拉伸对侧韧带（图1-3）。一侧翼状韧带受损时（当受力大于200N时会发生），可使对侧的旋转活动平均增加11°～30°，其中寰枕关节和寰枢关节各占一半[69]。牢固的寰椎前弓和横韧带以及翼状韧带主导旋转，而寰椎后弓的完整并不是椎体稳定性所必需的。

1.3.1.5　脊柱曲度

矢状曲度是适应人类站立的进化结果，同时也可以使双足行走时消耗的能量最少[70]。胸段的后凸形态是唯一的先天性矢状脊柱曲度，颈段和腰段的前凸形态则分别是在抬头、站立及行走的过程中逐步形成。

在健康和疾病状态下，矢状脊柱曲度均受到骨盆的几何形态调整：骨盆指数（pelvic incidence, PI）、骶骨角（sacral slope, SS）和骨盆倾斜角（pelvic tilt, PT）[70, 71]。骨盆指数是一个固定的形态学参数，每一个人出生后都是固定不变的：矢状平衡的任何变化均通过其他位置参数的适应来实现[71]。在健康和疾病状态下，为了保证躯干的重量能够集中在股骨头上，骶骨角会增大，从而使腰椎前凸和胸椎后凸幅度增大。腰椎或胸腰椎发生楔形骨折后，局部的后凸可以被其下端运动节段的过度前凸抵消，必要时也可以通过其上端节段的前倾得到补偿，但是均在骨盆几何形态的限制之内[72]。矢状脊柱曲度的存在有助于维持脊柱的稳定性，通过直接变形将垂直负荷分散至预定的方向，该预定方向可通过快速干预肌肉收缩而达到迅速控制，从而增加≤17倍的垂直负荷承载能力[3]。并且，生理曲度也可以缓解外力对脊柱的冲击。

在胸段，由于其后凸的结构特点，脊椎承受偏心载荷的应力集中于椎体的前半部分，可诱发楔形压缩骨折[73]。在前凸节段，垂直矢量力邻近或经过椎体瞬时旋转轴，并将载荷十分均匀地分散至终板。根据牛顿力学第三定律，大小相等、方向相反的力作用于终板，从而诱发中央或爆裂性骨折[73]。

1.3.2　主动亚系统和中枢神经控制

主动亚系统主要由在神经系统控制下的肌肉和肌腱构成，主要确保中性区的稳定（对运动阻力最小的部分）。

　　肌肉的功效在于保障站立、提举和弯腰期间的脊柱稳定性。若没有肌肉，即使很轻的负载也可使脊柱变得极不稳定[25, 30]。参与脊柱运动的肌肉可以分为浅屈肌（腹直肌、胸锁乳突肌等）和深屈肌（腰大肌），以及浅伸肌（长肌）和深伸肌（短肌）。多节段浅肌群与单节段深肌群各具有不同的功能[74]。

　　脊柱短肌群（横突间肌、棘突间肌、多裂肌等）非常短小，而且距离脊椎旋转轴很近。它们的主要功能就像是"力量传感器"，可以将脊柱的运动、载荷以及位置信息反馈给中枢神经系统[75]。而表面长肌群则主要负责产生运动。任何一个自主控制的独立肌肉单元对于肌肉系统的复杂功能而言都是不可或缺的。中枢神经系统广泛接收所有骨骼、关节（被动亚系统）、肌肉和肌腱（主动亚系统）的输入信息，并调节和协调肌肉的位置和运动[25,76]。在颅颈交界区，中枢神经系统对肌肉和关节的调节控制可能达到最复杂化和最精细化。

　　为了获得立体视觉和来自于双侧眼球视野的融合像，投射到视网膜黄斑上的光线需要进行精确的调节[5]。此过程的顺利进行得益于眼眶和颈部肌群的完美协调。

　　眼部和颈部肌群复杂的协调运动主要通过脊髓内侧纵束（fasciculus longitudinalis medialis, FLM）和颅颈交界区完成，内侧纵束是一条连接前庭神经、动眼神经和第 XI 对脑神经运动核团的联合纤维束，颅颈交界区可在三轴空间上任意地同时或独立活动[5]。如果脊柱的结构和其所包含的机械感受器受到急性或慢性损伤，可产生异常信号，并向中枢神经系统传递，导致时空调节错误的异常运动反应[77]。反之，异常的肌肉反应又会增加脊柱骨骼和关节的机械应力，也会产生并向中枢神经系统传递异常反馈信号。如此就产生了一个恶性循环，它会引起炎症反应、肌肉劳损和疼痛感受器的激活，导致疼痛的发生并长期存在[77]（图 1-8）。

　　相对于无症状的人群来说，患有慢性腰部

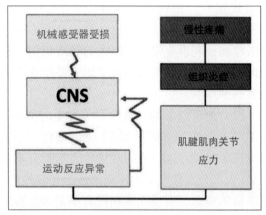

图 1-8　一旦韧带、椎间盘、关节囊和其所包含的机械感受器受到损伤，就会产生并向中枢神经系统（CNS）传递异常的信号，导致异常的运动反应，反之，异常的运动反应又会增加脊柱骨骼和关节成分的机械压力，脊柱功能单元和肌肉本身又引发反馈反应信号。如此建立了一个恶性循环，随着时间的推移，可引起炎症反应、肌肉劳损和疼痛感受器激活。（Modified from[77], reproduced with permission）

疼痛的患者表现为神经肌肉控制受损，比如肌肉活动迟缓、自主运动偏移和姿势调节能力下降等[77-80]。当脊柱活动或者承受负荷时，腹横肌和多裂肌可即刻加强脊柱的稳定性，但在脊柱慢性疼痛患者中，上述肌肉的收缩功能延迟[78,81]。

　　Scheilp 提出，胸腰筋膜（其三层结构均有丰富的 Ruffini 小体和 Vater-Pacini 小体）一旦受损，可能产生对中枢神经系统的异常刺激而导致慢性疼痛[82]。康复训练可通过提高神经肌肉控制能力而改善功能障碍[78]。

1.4　脊柱疼痛

　　脊柱疼痛（伴或不伴神经根病变），尤其是腰背痛很常见，并且是致残的主要原因[83]。成年人中腰部疼痛和颈部疼痛的终身患病率分别为 91% 和 66.7%[84,85]。在美国，腰背痛是小于 45 岁人群中功能障碍的主要原因，而在世界范围内也位列脊柱功能障碍的第二大诱因[86]。据估计，全世界约有 1% 的人口因腰背痛而致残[84]。相较于人口增长速度，腰背痛的发病率正在逐年上升。这一趋势给西方国家的医疗和福利事业带来了巨大的经济负担。拿美国来说，相关费用大约占了职工补偿支出的 70% ～ 90%[87]。

腰背痛可以分为"急性"（发生时间 ≤ 4 周）、"亚急性"（5 周～ 12 周）和"慢性"（>12 周）三个时段。这一分期对预后的判断有重要意义，大部分急性发生的疼痛都认为是良性的，可以自然痊愈，而慢性疼痛仅有不足 5% 的患者可以缓解[88,89]。一直以来都有一种观点认为急性非特异性腰背痛是良性的，并且是一过性和自限性的病症[90]，但是近年来，这一传统观点正受到质疑。已经有研究报道，急性腰背痛的一年复发率大约为 20% ～ 44%，终身复发率 ≤ 72%[91]。鉴于以上这些原因，脊柱疼痛发病机制的研究已经变得非常重要，椎间盘退变及其周围组织受侵的生物力学和生物化学机制值得重点关注。

目前基层医疗单位中发现的腰背痛患者，其中高达 80% 都是非特异性的[88]。此时需要详细的病史和体格检查来排除少部分具有潜在危险因素的患者，确定具体危险因素需要更深入的调查。提示腰痛可能为更严重原因所导致，需要进一步研究的各种因素列在表 1–1 中[92]。排除其他严重疾病因素后，下一步的难点是精确定位疼痛来源。脊柱复杂的解剖结构和神经支配系统使这种精确定位变得异常困难。

1.4.1　脊柱的神经解剖

脊柱的神经分布包括：走行于脊髓神经中的躯体感觉纤维，以及从椎旁神经节发出的交感感觉性纤维[93-97]。脊柱胸段前方的神经分布主要由躯体感觉性纤维构成，它们走行于窦椎神经或者脊神经腹支上的细小分支中。

脊膜支或窦椎神经（也叫 Luschka 神经）由灰交通支和脊神经前支发出的小分支联合形成[94,98,99]（图 1–9）。它紧贴椎弓根下方穿出后又重新进入椎间孔内，然后一直沿着椎体后正中线走行，最终在椎管内分为升支和降支，这些神经支在后纵韧带背面吻合形成神经丛[94]。窦椎神经是混合的多节段神经，它主要支配以下结构：纤维环后外侧部分、后纵韧带、腹侧脊膜、硬脊膜外前血管丛、椎体后部以及骨膜[96]。

而交感干及其神经节直接支配的结构是：前纵韧带（ALL）、椎体及其前骨膜、椎旁肌肉及筋膜、椎间盘后外侧部的纤维层[93,98]。通过上述结构，走行于白交通支内的神经纤维可以直接延伸至脊神经前支和背侧神经节（神经元胞体集合体），或者经由灰交通支进入窦椎神经，从而直接或间接地分布于整个脊柱的前

表 1–1　提示腰痛可能为更严重原因所导致，需要进一步研究的各种因素

• 创伤史
• 大小便潴留或失禁
• 肿瘤史
• 不明原因消瘦
• 静脉药物应用史
• 全身性疾病或感染
• 伴发热的腰背部疼痛
• 经常性夜间疼痛加重
• 长期全身性应用皮质类固醇激素
• 高龄
• 鞍区麻醉

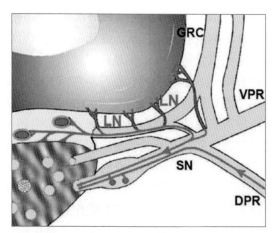

图 1-9　脊膜支或窦椎神经（也叫 Luschka 神经）由灰交通支和脊神经前支发出的小分支联合形成，它进入椎间孔后又分为升支和降支。SN: 脊神经，LN: Luschka 神经，DPR: 脊神经后支，VPR: 脊神经前支，GRC: 灰交通支。（见彩图）

半部分[93,98,100]。

　　自主神经沿着前纵韧带表面形成一组神经丛（椎旁自主神经丛），它包含感受痛觉的疼痛纤维。然而，认为椎体后外侧和椎间盘是腰痛主要来源的这一观点依然饱受争议[93,98,100]。由于躯体感觉纤维能够以规则的形式直接连接脊髓，并且分布于每一个层面，所以脊柱前的任何一点损伤都会引起局限性且边界清楚的躯体疼痛[101]。总的说来，躯体痛觉纤维感受到的疼痛往往边界清晰，而自主传入纤维引起的疼痛则是边界不清的牵涉痛[101]。

　　不论是根性疼痛还是牵涉性疼痛都被称为"感觉事件的虚假心理表现"，因为感觉到疼痛的位置并不是真实的疼痛来源。神经根性疼痛分布于特定的皮肤表面区域，能够被清晰地感受到；而牵涉痛则是弥散的、深部的，涉及某一原体节区域，不能被明确地定位[101,102]。原体节区域是指胚胎时期由同一个体节分化发育而来的所有组织，它们共享同一神经回路和传导通路。

　　有几个解剖学因素可以用来解释交感神经相关性疼痛难以定位的原因：交感神经链之间缺乏明确的分隔；不规则的自主神经丛分段；以及上行脉冲信号的分流[103]。由于 L2 水平以下没有迷走神经干，因此 L3–S1 水平的任何交感传入信号都必须先沿着交感神经链上行，直至 L2 水平以上才能进入中枢神经系统[103]。在这样的形式下，腰骶部区域传出的疼痛交感信号则反映在 L2 及以上层面的原体节区域，因此整个腰椎层面的牵涉痛区域集中、重叠在这一原体节表面[101,104]。

　　牵涉痛也会波及内脏组织，这是因为内脏感觉和躯体感觉共用中枢神经系统的传入神经通路，或者由于内脏躯体神经元的存在，它们使交感神经轴形成分支并分别传导至内脏和躯干组织[105-107]。在上述两种神经脉冲汇聚方式中，中枢神经系统均不能明确分辨真实的疼痛信号来源。

　　除了可以感知疼痛刺激，自主神经系统还可以调节自主神经反射和潜意识功能。相关的离心性自主神经功能障碍包括血管舒张、竖毛运动、汗液分泌以及肌肉痉挛[108]。在脊柱的颈椎段，蛛网膜下隙的神经根相互吻合，这使得牵涉痛的表现形式更为多样化。而在胸椎段，牵涉痛比根性疼痛更为常见，因为胸椎段椎间盘疝出较少引起根性疼痛。在现实情况下，许多急性牵涉性疼痛都被误诊为根性疼痛[109]。

1.4.2　脊椎疼痛的病理生理学

　　疼痛是一种复杂的感知，能受到以前体验和有害物质刺激的影响[110]。凡是脊椎的椎间盘、韧带和骨骼损伤引起的疼痛都是通过组织的炎性反应和一连串介质的产生激活引起。这些介质包括前列腺素（PG）、缓激肽、血清素、组胺、兴奋性氨基酸、一氧化氮（NO）、神经生长因子（NGF）和氢离子等，它们都可以激活疼痛感受器的传入或使其敏化[111,112]。位于周边的疼痛感受器可以是特异性的（热的、机械的、化学的）或者多觉性的，因为这些感受器可以对所有的刺激做出应答，所以也称之为宽动态范围的神经元（wide dynamic range neurons, WDRN）。

传输疼痛刺激的神经纤维包括 C 型无髓鞘神经纤维（引起持久疼痛）、A-δ 有髓鞘神经纤维（引起快速剧烈的疼痛）和 A-γ 最小的有髓鞘神经纤维。A-β 纤维通常是本体感受的，但是最终经历表型的改变和产生感受伤害性神经递质。

由一个特定的损伤或疾病引起的最近才开始出现的急性疼痛，持续时间不长，仅引发有限和暂时性残疾 [113]。在急性疼痛中，到达脊髓背侧角的信号和在新古脊髓丘脑束中穿行的信号有着相同的强度，那些从脊髓中心下行的信号逐渐减弱，并最终在到达疼痛的输入部位后消失 [113,114]。

1.4.2.1 中枢性疼痛的敏化作用

周边和中枢敏化过程的复杂环境能够影响急性疼痛向慢性疼痛的转变，即症状转变为一种疾病。

过敏症或过敏在于神经元激活阈值的降低、超过阈值刺激响应的提高以及自主神经活动 [110]。随着病因的解除急性疼痛会随之消失，而慢性疼痛的治疗则非常困难。能够改变电生理和生化反应的持久性或慢性的疼痛，对传统疗法起反应或者自发消退的可能性很小 [113]。

外周疼痛性感受器的不断刺激可导致脊髓以发条式反应达到"超兴奋的"状态，然后通过发挥 WDRN 的特性扩大感觉接收区域，而这种神经元在开始之初不能正常传递疼痛 [115,116]。同时，其他神经元的激发频率增加，甚至自发地导致痛觉过敏和异常性疼痛 [113]。

发条式反应的生化基础包括神经递质的作用。背角神经元的不断刺激促进了外围初级阶神经元突触前神经末梢释放过量的 P 物质和谷氨酸。痛觉特异性和宽动态范围的神经元突触后膜的去极化去除了镁离子对 N-甲基-D-天冬氨酸（NMDA）受体的施加作用 [117]。

谷氨酸与 NMDA 受体和超活化受体的结合促进钙的细胞内流，从而激活一氧化氮合成酶产生一氧化氮。一氧化氮跨突触扩散，刺激突触释放越来越多的 SP 和谷氨酸，创建并保持一个恶性循环 [117]。同时，NMDA 受体的激活诱导新受体的产生和膜的分布。细胞内钙还可以促进前列腺素断裂为花生四烯酸，从而导致 CNS 炎症 [118]。正如在急性疼痛时大脑发出的调制信号下降，但它们的发条式反应和闭合神经元回路失效。γ-氨基丁酸作为中枢神经系统中第二个普遍存在的神经递质，是中枢神经系统正常运转的制动器，它在中枢和周围神经系统的过度释放谷氨酸前失去作用 [113]。

正常时，一些大脑区域可以连接新古脊髓丘脑束，但是更多的回路和中心区域召集慢性疼痛脑束。其实发条反应也发生在脊髓水平的第二、第三和第四级神经元。尽管恒定的输入对触发发条反应是必要的，但是必须保持很少（如果有的话）的输入，以便用最少的（或不存在）外围刺激来建立一个恶性的正反馈 [113]。

神经可塑性突变发生在外围背神经节和中枢神经系统，从而将症状转变成一种疾病：Maldynia [119]。此病的最终结果是大脑中枢的弥散性、持续的刺激导致显著敏感和情绪反应。在伴随着神经可塑性和发条反应的慢性疼痛的情况下，还可能发生神经免疫及神经炎症，这种变化会导致疼痛的持续和增加 [120]。随着损伤的发生，神经胶质细胞和神经元被激活和产生促炎细胞因子（如白介素 -1、白介素 -6 和肿瘤坏死因子 -α），这些反过来增加了神经元本身的活化 [121,122]。细胞因子还可以促进白细胞从外围进入中枢神经系统的迁移和渗透，进一步诱导疼痛介质（如谷氨酸、一氧化氮和前列腺素合成酶）[123]。根据这一可能的演化，对症对因治疗都非常重要，而且应尽快启动治疗。并且如果疼痛无法解决，应进行更积极的治疗以防止疼痛转变为慢性疾病 [113]。

有趣的是，在脑水平，非常相似的生化反

应和事件也发生在慢性情感障碍、抑郁症、焦虑、恐慌和创伤后精神紧张[124]。中枢神经系统对慢性脊椎疼痛的影响，使一些人将此重新分类为一个生物 – 心理 – 社会综合征。现在它可以被视为一个复杂过程的最后阶段，即由于解剖或生物因素急速起病、发生疼痛，然后由于心理社会危险因素转换为慢性疾病[125,126]。

心理和经济问题（如失业）与背部疼痛史和不成功的治疗一样，有助于预测哪些患者会发展成慢性疼痛[126-128]。牢记中枢神经系统对疼痛的重要影响是预防急性脊椎疼痛转变为慢性疾病的基本之道。虽然我们的注意力都集中在了 PNS，但是我们还需要在中枢神经水平去治疗脊椎疼痛，因为这决定着治疗的成功还是失败[113]。

1.4.3　椎间盘源性疼痛

据估计，成年人中非特异性腰背部疼痛发生率为 15% ～ 80%[88,129]。仅一少部分患者的腰痛是由椎间盘疝出引起的。而椎间盘破裂（伴或不伴椎板退变）可导致椎间盘源性疼痛，是非特异性腰痛的主要原因[130]。

椎间盘病变的分型包括椎间盘变性、纤维环撕裂、终板改变等，在疼痛中的作用目前尚不明确，并且还存在争议[131-133]。另外，临床上椎间盘源性疼痛呈连续性分布，而不是节段性分布，这使准确定位疼痛节段十分困难[96]。

健康椎间盘内，游离神经纤维末梢仅分布在纤维环外围几毫米或 2 ～ 3 层，在这一区域张应力大于压力负荷。神经末梢和毛细血管不能抵抗纤维环内层及健康椎间盘髓核内较高的静水压，但是在退变的椎间盘，随着髓核压力的降低，它们得以生存、生长[87,134,135]。

在严重退变的椎间盘，表达 P 物质并且具备痛觉末梢（不依赖血管）的神经纤维可以向髓核内生长[134,135]。Freemont 等用免疫组织化学的方法分析了椎间盘造影激发试验阳性的退变腰椎间盘样本，并与正常椎间盘对照，他们发现，表达 P 物质的痛觉末梢仅分布在疼痛椎间盘的髓核内，说明其在慢性腰痛发病机制中具有重要作用[134]。另一方面，在脊柱不稳时，分布在纤维环外周固有的疼痛感受器受到压缩、牵拉、移动的刺激，从而引起疼痛。此外，如果纤维环外周撕裂，来自髓核的化学递质溢出，也可引起疼痛。

区分老化椎间盘与退变的椎间盘比较困难，而且目前没有统一的标准。Adams 等认为，随着年龄的增长和椎间盘生化形状的改变，每个人都会发生椎间盘的老化。而椎间盘退变是指在相应年龄段不应该出现的椎间盘结构和功能的障碍[136]。

由于对比分辨率有限，CT 难以发现椎间盘退变的早期征象，但是对真空征和钙化非常灵敏。

MRI 是公认的可以评估椎间盘形态及生化状态的影像学检查方法，其显示椎间盘内部结构的作用与椎间盘造影相当[137-139]。

Pfirrmann 等将椎间盘退变的 MRI 影像表现分为 5 个等级：1 级为髓核呈正常均匀高信号，纤维环不突出；5 级为椎间盘呈弥漫性低信号并塌陷[140]。虽然敏感性高，但是 MRI 发现疼痛原因及起源的特异性和准确性较低，原因在于：①在 MRI 影像上有椎间盘及终板异常者往往没有症状；② MRI 往往会发现多节段椎间盘有异常改变，但对确定症状起源没有帮助[141,142]。

MRI 发现的椎间盘异常表现与脊柱疼痛的临床相关性尚受到质疑，因为一些研究表明无症状的个体也经常出现这些异常 MRI 表现。Jensen 等研究了 98 例无症状个体的腰椎 MRI 表现，发现 52% 至少有一个节段的椎间盘膨出，27% 有椎间盘突出，1% 有椎间盘脱出，而所有节段椎间盘都正常者仅占 36%[143]。Kleinstuck 等发现无症状但椎间盘 MRI 表现完全正常者仅 11%[144]。Boden 等研究了 67 位从未有过腰背部疼痛症状的个体，发现年龄小于

60 岁的患者中 20% 有髓核疝出，并且 1 位患有椎管狭窄。而在年龄大于 60 岁的患者中，椎间盘疝出达 37%，椎管狭窄达 21%[145]。另一项研究发现在无腰痛史的样本中，MRI 发现 31% 的个体存在椎间盘异常。但是，在随访过程中，MRI 发现的椎间盘异常并不是腰背部疼痛症状发生及持续的先兆[146]。所以，影像学仅是临床的补充。经常需要判断 MRI 所发现的椎间盘异常是否与临床症状有相关性，治疗不能仅仅依赖影像学发现的异常[146]。

已发生纤维环或终板结构撕裂和髓核受压的退变椎间盘在 MRI 上表现为纤维环高度向某方向集中（即向髓核后方）[87]。即使压力还不足以造成损伤，影像学未能发现与症状相关的脊柱病变，压力的集中及负荷的不规律分布也可引起疼痛[87]。

1.4.3.1 外周疼痛敏化

由于存在以下情况：①抗感染治疗后临床症状改善，但椎间盘的病理状态并未改变；②严重退变的椎间盘并不都引起疼痛。因此，单纯椎间盘（突出）或神经根（受压）的机械现象不足以解释患者的疼痛。

疼痛的感知不但取决于退变椎间盘的炎性特征，而且还与痛觉敏化的生化机制密切相关。

健康状态下，外周疼痛感受器的活化阈值较高，不会对生理的关节活动、压力、拉伸或肌肉收缩产生反应，但在炎症状态下，椎间盘机械感受器的活化阈值降低，即使生理范围的椎间盘负荷也可导致疼痛。退变椎间盘中，由于存在负荷异常或营养障碍，其软骨细胞会发生以下改变：

- 软骨细胞增殖；
- 异常类型的胶质替代蛋白多糖；
- 降解髓核及纤维环基质的金属蛋白酶表达上调；
- 促进巨噬细胞浸润；
- 巨噬细胞产生多种炎性因子：缓激肽、IL-I、NO、TNF-α、磷脂酶 A2 和 NGF[147,148]。

炎性递质可直接激活疼痛感受器（缓激肽，血清素，兴奋性氨基酸），通过降低放电阈值、提高放电率使之敏化，最终启动新的感受器，扩大感知范围（PG、去甲肾上腺素、NGF、血清素、NO）[149]。

神经纤维和肉芽组织可在纤维环的环形或放射形撕裂内生长，当到达纤维环表面时（通常分布有疼痛感受器）也可引起炎症敏化作用。MRI 可显示撕裂纤维环内血管化的肉芽组织和积液，表现为高信号区（HIZ）。其信号较髓核高，并完全包裹在纤维环内[150]。肉芽组织似乎是机体对纤维环损伤做出的修复反应，它所导致的局部炎症浸润可刺激疼痛感受器，使之对裂隙产生疼痛[151]。单纯的老化椎间盘不存在撕裂，神经纤维周围也无肉芽组织，因此不产生疼痛[151]。

研究表明，MRI 上的 HIZ 与椎间盘造影及其后的 CT 扫描表现的相关性极高，在精确疼痛复制方面灵敏度达 82%，特异性达 89%[150]。Schellhas 等的研究也得到相似结果，87% 具有 HIZ 征象的患者，椎间盘造影激发试验阳性，按照修订的 Dallas 椎间盘造影标准为 3～5 级纤维环撕裂[152,153]。相反的，Richetson 和 Weishaupt 的研究则显示 MRI 的 HIZ 征与椎间盘造影激发试验阳性没有明显相关性[154,155]。

终板的改变也可导致椎间盘退变或破坏。Modic 等将伴有椎间盘退变的终板和软骨下骨变形分为 3 个阶段[156]。有研究认为终板改变在腰背部疼痛中发挥一定的作用。Braithwaite 等发现，MRI 上 Modic 改变与椎间盘造影中特异的终板异常有良好的相关性，在 96.8% 的患者中这些征象可作为椎间盘源疼痛标记，阳性预测值（PPV）达 91.3%[157]。无症状个体中 Modic 改变发生率较低，这似乎也证明终板改变与临床症状具有相关性：Chung 等发现，无症状个体中 590 个腰椎终板仅 11 个 I 级改变[158]。并且，在慢性非特异性腰痛患者的随访中，I 级改变的发生率升高[159]。在疼痛的腰椎不稳患者中 Modic I 级改变较常见，融合手术后可转变为 II 级和 III 级改变，但是如果假关节形成或手术失败则会持续或重新出现 I 级改变[160]（图 1-10）。Weishaupt 等将 Modic 改变分为 I 级（正常）到 IV 级（累及 >50% 的 VH 高度）。他们认为轻微的 Modic I 级和 II 级改变进展为严重的 III 级和 IV 级改变是有症状椎间盘病变的有效预测指标，阳性预测值几乎 100%[161]。

最后，椎间盘内疼痛感受器，尽管没有任何炎症反应，仍可被激活的传出交感神经敏化。椎间盘敏感末梢紧邻具有神经调节功能的交感

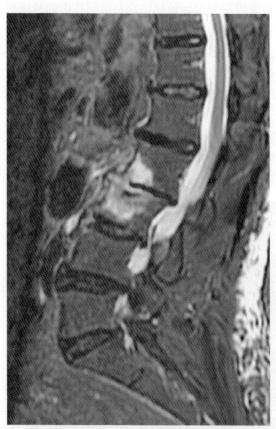

图 1-10 50 岁男性，罹患严重的慢性腰背部疼痛。MR 矢状位 FSE STIR MRI（TR/TE/TI=300/50/150ms）序列显示 L2 椎体向后滑脱，椎间盘塌陷。L2-L3 椎体终板典型的扩展的 Modic I 型改变，椎间盘无菌性炎症，表现为局部高信号影。

神经节后传出纤维。椎间盘的这种神经分布与肠道相似，因而，椎间盘源性疼痛是一种内脏痛，而这在骨骼肌肉系统是唯一的[162,163]。

1.4.4 神经根痛

神经根痛主要是由背侧神经节（DRG）水平或邻近此处的神经根紊乱造成的[164]。神经根痛的病理生理尚未完全阐明。椎间盘疝出和椎管狭窄都可引发神经根痛。两种机制参与其发生：

●机械性（即：神经或 DRG 的直接受压、神经周围血管的间接受压）。

●炎性（即：纤维环的包绕使椎间盘与机体免疫系统分离，一旦这种分离被打破，自身免疫细胞就反应性聚集，将椎间盘视为"异己"）和生化性（椎间盘自身也会释放一些神经递质，如磷脂酶 -A2、PGE2、IL-6、MMP）[165-167]。

有学者在腰椎神经根痛模型中发现，疼痛表现、编码细胞因子的 mRNA 水平与神经根压迫程度具有正相关性[168]。与其一致的，脊髓中星形胶质细胞激活等级与腰椎神经根变形程度相关[169]。一般来说，非包容性椎间盘疝出较包容性椎间盘疝出和椎间盘退变中炎症细胞和炎性因子多，而健康椎间盘中则无[170,171]。

一位罹患急性神经根痛的患者，影像学表现伴有神经根压迫的椎间盘脱出或游离，这也许是疼痛的原因。但是 20% ～ 28% 无症状个体也有椎间盘疝出，因此影像学发现的椎间盘疝出不一定是疼痛的真正原因，也不能根据其表现来预测其转归[172]。

相反的，椎间盘膨出或不伴神经根压迫的椎间盘突出可通过向神经根释放炎性因子引发疼痛。因此，对影像学发现的过分信赖，忽视其与临床表现的一致性，将导致对非特异性腰背部疼痛患者的不正确或错误治疗。影像学对预测预后的价值也颇受争议。通常，椎间盘疝出的体积越大，治疗后好转的机会越多。

椎间盘疝出的位置也很重要。一项研究中

发现，56% 的韧带下疝出、79% 的后纵韧带疝出，100% 的移位型疝出的体积随时间逐渐减小[173]。

肉芽组织、巨噬细胞的浸润，神经血管化有利于疝出组织的自发吸收[174,175]（图 1-11）。反应性神经血管化在 MRI 或 CT 上表现为对比剂增强，其程度与病变组织自发吸收趋势相一致[176,177]。

尽管急性腰背部疼痛或坐骨神经痛的患者，治疗后，椎间盘脱出消退比较明显，但发病时椎间盘疝出的类型、大小、部位，以及治疗后大小和类型的改变（MRI 所示）与治疗效果无关。MRI 在判断预后和制订保守治疗计划方面价值不大[178]。并且，在没有肿瘤或感染症状情况下，早期影像学检查并不能为腰背部疼痛或坐骨神经痛患者的治疗提供有意义的信息[178]。只有神经根痛的症状持续存在或保守治疗 4 周～ 6 周后症状仍加重，准备行外科手术或诊断不明的患者，才推荐行影像学检查[178]。腰椎间盘（神经根痛）的发病率最高，已对其进行了病理生理学研究。但是，有理由相信颈椎神经根痛的病理生理与之相似。

持续性疼痛并且影像学和临床表现不能确定疼痛来源的患者，在外科固定术前可能需要介入诊疗技术，如经椎间孔硬膜外糖皮质激素 / O_2-O_3 注射术、椎间盘造影激发试验、椎间盘造影后的 CT 检查[179,180]。

1.4.5　关节突关节综合征

Mooney, Robertson 和 McCall 等在健康志愿者的滑膜腔和关节突关节内注射生理盐水，诱发出腰椎轴性痛和下肢放射痛[181,182]。

关节突关节腔内分布着丰富的神经，因此滑膜和关节突关节的软骨下骨是急慢性疼痛重要的直接来源。关节突关节的退变也是神经根痛的常见原因，因为关节半脱位重建过程中的过度肥厚和骨赘形成，关节囊牵拉导致的渗出和滑膜囊肿可导致侧隐窝和椎间孔内的神经根受压（图 1-12）。关节突关节接受双重神经支配（躯体神经和自主神经），疼痛可以在局部，也可以放射至远处，分布在明显不同的节段[183,184]。

关节突关节病和关节炎在有腰痛人群和无腰痛人群中的发生率是相当的，尽管这种逐步形成的病变通常是无症状的。在一项诊断性关

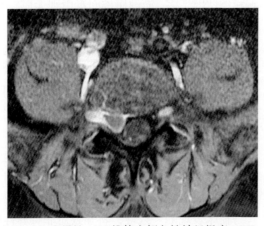

图 1-11　35 岁男性，L5 椎体右侧急性神经根痛。MR FSE fat-sat 钆增强经轴位 T1 像（TR/TE 450/35ms）示 L5-S1 椎间盘向后侧方及头侧疝出，周围薄的强化环是反应性肉芽组织增生的影像。这些表现预示疝出组织将会吸收。

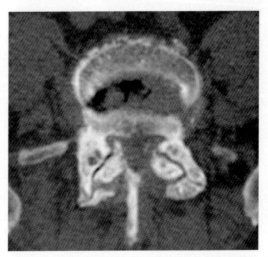

图 1-12　轴位 CT 显示 L5-S1 关节突关节严重退变，明显的增生，扭曲的骨赘，囊肿，骨质硬化，关节间隙狭窄（绕以大量骨赘）。CT 显示骨质硬化和关节间隙塌陷较 MR 好。

节突关节阻滞的研究中，慢性腰痛患者中起源于关节突关节的比例达 15% ~ 52%[183-185]。

脊神经的主背侧支分为三个分支：外侧支（支配竖脊肌及皮肤）、中间支（支配背最长肌和脊椎关节突关节）、内侧支（支配多裂肌、棘间韧带和肌肉、关节突关节、棘上韧带和黄韧带）。每个节段的内侧支都支配同一节段及下一节段的脊椎关节突关节面。因此，每个脊椎关节突关节都接受双重感觉神经支配。

CT 在发现关节突关节腔狭窄和骨质硬化方面较 MRI 更敏感和准确[186]。Pathria 等和 Weishaupt 等建议用"4 分"法描述不同程度的骨性关节炎：分值从 0（正常）至 3［显著的增生和（或）骨赘、侵蚀、软骨下囊肿］[186,187]。MRI 在发现关节侵蚀和水肿、关节面水肿、骨突旁水肿、软组织反应方面较优于 CT。显示神经的最佳MRI序列包括短反转恢复（STIR）序列、T2 脂肪抑制和对比剂增强的 T1 fat-s。

1.5　结论

腰背部疼痛是继上呼吸道疾病后患者就诊的第二常见原因[189]。脊柱复杂的解剖和功能使脊柱疼痛的评估非常困难[189]。首要的困难是排除一少部分罹患渐进性疾病的患者，如肿瘤、感染性疾病，约占腰背部疼痛病因的 1%[190]。只有排除一系列危险信号（表 1-1）后才能做出特发性或非特异性腰背部疼痛的诊断[191]。约 80% 的腰背部疼痛是特发性或非特异性的。

第二步是准确判断疼痛的起源。脊柱的神经解剖复杂，疼痛部位可能远离受伤节段，因此，疼痛节段的精确定位是非常困难的[96]。

仅一小部分腰痛是由椎间盘疝出引起的。大部分非特异腰痛是由椎间盘撕裂伴或不伴终板退变引起的，即所谓椎间盘源性疼痛[185]。椎间盘造影可复制的疼痛主要与纤维环或椎间盘撕裂有关，而老年性椎间盘由于生化改变，

在 MRI 上表现为"黑椎间盘"，在椎间盘造影时疼痛没有复制[131-133]。

无论急性疼痛的起源如何，随着时间的延续，复杂的外周和中心敏化作用可影响急性疼痛的转归，即症状转变为疾病。虽然急性疼痛是由解剖和身体的异常导致的，但在 CNS 的影响下，随着时间的延续，将演变为持续疼痛。这具备生物 - 心理 - 社会问题的特征，可出现与原发病无关的功能异常甚至瘫痪[125,126]。

掌握有关中枢对疼痛影响的知识是预防急性脊柱痛向慢性疾病演变的基础，也是更好地控制后者的基础。

虽然我们的治疗策略停留在关注 PNS 的变化，但治疗的成败也取决于对 CNS 病变的同期治疗[113]。

（李智　杜鹏 译　倪才方 校）

参考文献

1. Panjabi MM (1994) Lumbar spine instability: a biomechanical challenge. Curr Orthop 8:100–105
2. Panjabi MM (1992) The stabilizing system of the spine. Part II. Neutral zone and instability hypothesis. J Spinal Disord 5:390–397
3. Louis R (1989) Chirurgia del rachide. Piccin, Padova
4. Kanayama M, Abumi K, Kaneda K et al (1996) Phase lag of the intersegmental motion in flexion-extension of the lumbar and lumbosacral spine. An in vivo study. Spine 21:1416–1422
5. Rabischong P (1989) Anatomie Functionelle du rachis et de la moelle. In: Manelfe C (ed) Imagerie du Rachis et de la Moelle. Vigot, Paris, p 109–123
6. Panjabi M, Dvorak J, Duranceau J et al (1988) Three dimensional movements of the upper cervical spine. Spine 13:726–730
7. Panjabi MM, Dvorak J, Sandler A et al (1998) Cervical spine kinematics and clinical instability. In: Clark CR (ed) The cervical spine. Lippincot-Raven, Philadelphia
8. Penning L, Wilmink JT (1987) Rotation of the cervical spine. A CT study in normal subjects. Spine 12:732–738
9. Diano AA (2003) Biomeccanica ed Anatomia della Colonna Vertebrale. Idelson-Gnocchi, Napoli
10. Werne S (1957) Studies in spontaneous atlas dislocation. Acta Orthop Scand 1957 (Suppl. 23).
11. Wiesel SW, Rothman RH (1979) Occipito-atlantal

hypermobility. Spine 4:187–191

12. White AA, Panjabi MM (1990) Clinical biomechanics of the spine, second ed. JB Lippincott, Philadelphia

13. Larson SJ (1993) Vertebral injury and instability. In: Holtzman RMN (ed) Spinal instability. Springer, New York

14. Haher TR, O'Brien M, Kauffman D et al (1993) Biomechanics of the spine in sports. Clin Sports Med 12:449–464

15. Guillot M, Fournier J, Vanneuville G, et al (1988) Mechanics of the characteristic geometry of the human spine undergoing vertical pressure. Rev Rhum Mal Osteoartic 55:351–359

16. White AA 3rd, Panjabi MM (1978)The basic kinematics of the human spine. Spine 3:12–20

17. Pope MH, Panjabi M (1985) Biomechanical definitions of spinal instability. Spine 10:255–256

18. Kirkaldy-Willis WH (1985) Presidential symposium on instability of the lumbar spine. Introduction. Spine 10: 254–291

19. Panjabi MM, Krag MH, White AA 3rd et al (1977) Effects of preload on load displacement curves of the lumbar spine. Orthop Clin North Am 8:181–192

20. Dupuis PR, Yong-Hing K, Cassidy JD et al (1985) Radiological diagnosis of degenerative lumbar spinal instability. Spine 10:262–276

21. O'Sullivan PB (1997) The efficacy of specific stabilizing exercise in the management of chronic low back pain with radiological diagnosis of lumbar segmental instability. PhD thesis, Curtin University of Technology, Western Australia

22. Panjabi MM (2003) Clinical spinal instability and low back pain. J Electromyogr Kinesiol 13:371–379

23. Kifune M, Panjabi MM, Arand M et al (1995) Fracture pattern and instability of thoracolumbar injuries. Eur Spine J 4: 98–103

24. Oxland TR, Panjabi MM (1992) The onset and progression spinal injury: a demonstration of neutral zone sensitivity. J Biomech 25:1165–1172

25. Panjabi MM (1992) The stabilizing system of the spine. Part I. Function, dysfunction, adaptation and enhancement. J Spinal Disord 5:383–389

26. Haher TR, O'Brien M, Dryer JW et al (1994) The role of the lumbar facet joints in spinal stability: identification of a alternative paths of loading. Spine 19:2667–2270

27. Indahl A, Kaigle AM, Reikeras O et al (1997) Interaction between the porcine lumbar intervertebral disc, zygoapophyseal joint and paraspinal muscles. Spine 22: 2834–2840

28. Kojima Y, Maeda T, Arai R et al (1990). Nerve supply to the posterior longitudinal ligament and the in-tervertebral disc of the rat vertebral column as studied by acctylcholinesterase histochemistry. I. Distribution in the lumbar region. J Anat 169:237– 224

29. McLain RF (1994) Mechanoreceptor endings in human cervical facet joints. Spine 19:495–501

30. Sharma M, Langrana NA, Rodriguez J (1995) Role of ligaments and facets in the lumbar spine instability. Spine 20:887–900

31. Wilke HJ, Neef P, Caimi M et al (1999) New in vivo measurements of pressure in the intervertebral disc in daily life. Spine 24:755–762

32. Bell GH, Dunbar O, Beck JS et al (1967) Variation in strength of vertebrae with age and their relation to osteoporosis. Calcif Tissue Res 1:75–86

33. Melanotte PL, Volpe A (1987) Il microsubstrato ana-tomico dell'imaging macroscopico del rachide. In: L'imaging Diagnostico del Rachide. Libreria Cortina, Verona

34. Ferguson SJ, Steffen T (2003) Biomechanics of the aging spine. Eur Spine J 12 (Suppl. 2): S97–S103

35. Silva MJ, Keaveny TM, Hayes WC (1997) Load shar-ing between the shell and centrum in the lumbar ver-tebral body. Spine 22:140–150

36. Myers ER, Wilson SE (1997) Biomechanics of osteoporosis and vertebral fracture. Spine 22(24S): 25S–31S

37. Hansson TH, Keller TS, Spengler DM (1987) Mechanical behaviour of the human lumbar spine. II. Fatigue strength during dynamic compressive loading J Orthop Res 5:479–487

38. Simpson EK, Parkinson IH, Manthey B et al (2001) Intervertebral disc disorganization is related to trabecular bone architecture in the lumbar spine. J Bone Miner Res 16:681–687

39. Oda K, Shibayama Y, Abe M, et al (1998) Morphogenesis of vertebral deformities in involu-tional osteoporosis: age-related, three-dimensional trabecular structure. Spine 23:1050–1055

40. Goodship AE, Lanyon LE, McFie H (1979) Functional adaptation of bone to increasedstress: an experimen-tal study. J Bone Joint Surg Am 61:539–546

41. Rubin CT, Lanyon LE (1984) Regulation of bone for-mation by applied dynamic loads. J Bone Joint Surg Am 66:397–402

42. Pollintine P, Dolan P, Tobias JH et al (2004) Intervertebral disc degeneration can lead to "stress-shielding" of the anterior vertebral body. A cause of osteoporotic vertebral fracture? Spine 29:774–782

43. Schulte K, Clark CR, Goel VK (1989) Kinematics of the cervical spine following discectomy and stabiliza-tion. Spine 14:1116–1121

44. Broberg KB (1983) On the mechanical behavior of intervertebral discs. Spine 8: 151–165

45. Johannessen W, Cloyd JM, Connell GD et al (2006) Trans-endplate nucleotomy increases deformation and creep response in axial loading. Ann Biomech Eng 34: 687–696

46. Elliot DM, Yerramalli CS, Auerbach JD (2008) Biomechanics of the intervertebral disc. In: Slipman CW (ed) Interventional spine. Saunders, Philadelphia p 827–838

47. Horst M, Brinckmann P (1981) Measurement of the distribution of axial stress on the endplate of the vertebral body. Spine 6:217–232

48. Adams MA, McNally DS, Dolan P (1996) 'Stress' distributions inside intervertebral discs. The effects of age and degeneration. J Bone Joint Surg Br 78:965–972

49. Elliott DM, Setton LA (2000) A linear material model for fiber-induced anisotropy of the annulus fibrosus. J Biomech Eng 122:173-179

50. Brinckmann P, Biggermann M, Hilweg D (1988) Fatigue fracture of human lumbar vertebrae. Clin Biomech 3S: S1–S23

51. Perey O (1957) Fracture of the vertebral endplate in the lumbar spine: an experimental biomechanical investigation. Acta Orthopaed Scand Suppl 25:1–101

52. Adams MA, McMillan DW, Gree TP et al (1996) Sustained loading generates stress concentration in lumbar intervertebral discs. Spine 21:434–438

53. Johannessen W, Vresilovic EJ, Wright AC et al (2004) Intervertebral disc mechanics are restored following cyclic loading and unloaded recovery. Ann Biomedl Eng 32:70–76

54. Kulak RF, Belytschko TB, Schultz AB (1976) Nonlinear behavior of the human intervertebral disc under axial load. J Biomechanics 9:377–386

55. Iatridis JC, Gwynn I (2004) Mechanisms for mechan-ical damage in the intervertebral disc anulus fibrosus. J Biomech 37:1165–1175

56. Adams MA, Bogduk N, Burton K et al (2002) The biomechanics of back pain. Churchill Livingstone, Edinburgh

57. Dunlop RB, Adams MA, Hutton WC (1984) Disc space narrowing and the lumbar facet joints. J Bone Joint Surg (Br) 66:706–710

58. Noren R, Trafimow J, Andersson JB et al (1991) The role of facet joint tropism and facet angle in disc de generation. Spine 16:530–532

59. Grobler LJ, Robertson PA, Novotny JE et al (1993) Etiology of spondylolisthesis. Assessment of the role played by lumbar facet joint morphology. Spine 18:80–91

60. Varlotta GP, Lefkowitz TR, Schweitzer M et al (2011) The lumbar facet joint: a review of current knowledge: part 1: anatomy, biomechanics, and grading. Skeletal Radiol 40:13–23

61. Kim NH, Lee JW (1995) The relationship between isthmic and degenerative spondylolisthesis and the configuration of the lamina and facet joints. Eur Spine J 4:139–144

62. Boden SD, Riew DK, Yamaguchi K et al (1996) Orientation of the lumbar facet joints: association with degenerative disc disease. J Bone Jt Surg Am 78-A:403–411

63. Wiseman CM, Lindsey DP, Fredrick AD et al (2005) The effect of an interspinous process implant on facet loading during extension. Spine 30:903–907

64. Panjiabi MM, Greenstein G, Duranceau J et al (1991) Three-dimensional quantitative morphology of lumbar spinal ligaments. J Spine Disord 4:54–72

65. Chazal J, Tanguy A, Bourges M et al (1985) Biomechanical properties of spinal ligaments and a histological study of the supraspinal ligament in traction. J Biomech 18:167–176

66. Hecker P (1923) Appareil ligamenteux occipito-atloi-do-axoidien: etude d'anatomie compare. Arch Anat Hist Embryol 2:57–95

67. Dvorak J, Schneider E, Saldinger P et al (1988) Biomechanics of the cranio-cervical region: the alar and transverse ligaments. J Orthop Res 6:452–461

68. Fielding JW, Cochran GB, Lawsing JF et al (1974) Tears of the transverse ligament of the atlas. A clinical biomechanical study. J Bone Joint Surg (Am) 56:1683–1691

69. Dvorak J, Hayek J, Zehnder R (1987) CT-functional diagnostics of the rotatory instability of the upper cer-vical spine: part 2. An evaluation on healthy adults and patients with suspected instability. Spine 12:726–731

70. Morvan G, Wybier M, Mathieu P et al (2008) Plain radiographs of the spine: static and relationships between spine and pelvis. J Radiol 89:654–663

71. Vialle R, Levassor N, Rillardon L et al (2005) Radiographic analysis of the sagittal alignement and balance of the spine in asymptomatic subjects. J Bone Joint Surg 87-A:260–267

72. Koller H, Acosta F, Hempfing H et al (2008) Long-term investigation of nonsurgical treatment for thoracolumbar and lumbar burst fractures: an outcome analysis in sight of spinopelvic balance. Eur Spine J 17:1073–1095

73. Benzel EC (2003) Biomechanics of the spine. Thieme-Verlag, Stuttgart

74. Crisco JI, Panjabi MM (1991) The intersegmental and multisegmental muscles of the lumbar spine: a biomechanical model comparing lateral stabilizing potential. Spine 16:793–799

75. Bogduk N (1997) Clinical anatomy of the lumbar spine and sacrum, 3rd ed. Churchill Livingstone p 67–69

76. Hodges PW, Richardson A (1996) Inefficient muscular stabilization associated with low back pain. Spine 21: 2640–2650

77. Panjabi MM (2006) A hypothesis of chronic back pain: ligament subfailure injuries lead to muscle control dysfunction. Eur Spine J 15:668–676

78. Luoto S, Hurri H, Alaranta H (1995) Reaction times in patients with chronic low-back pain. Eur J Phys

Med Rehabil 5:47–50

79. Radebold A, Cholewicki J, Panjabi MM et al (2000) Muscle response pattern to sudden trunk loading in healthy individuals and in patients with chronic low back pain. Spine 25:947–954

80. Taimela S, Osterman K, Alaranta H et al (1993) Long psychomotor reaction time in patients with chronic low-back pain: preliminary report. Arch Phys Med Rehabil 74:1161–1164

81. Hodges PW, Richardson CA (1997) Contraction of the abdominal muscles associated with movement of the lower limb. Phys Ther 77:132–142

82. Schleip R, Vleeming A, Lehmann-Horn F (2007) Letter to the Editor concerning "A hypothesis of chronic back pain: ligament subfailure injuries lead to muscle control dysfunction" (M. Panjabi) Eur Spine J 16:1733–1735

83. Deyo RA, Cherkin D, Conrad D, et al (1991) Cost, controversy, crisis: low back pain and the health of the public. Annu Rev Public Health 12:141–156

84. Kang DJ, Hanks S (2008) Inflammatory basis of spinal pain In: Slipman CW, Derby R, Simeone FA et al (eds) Interventional spine: an algorithmic approach. Saunders Elsevier, Philadelphia, p 17–27

85. Cote P, Cassidy JD, Carroll L (1998) The Saskatchewan health and back pain survey. The prevalence of neck pain and related disability in Saskatchewan adults. Spine; 23:1689–1698

86. Frank JW, Kerr Ms, Brooker AS et al (1996) Disability resulting from occupational low back pain: I. What do we know about primary prevention? A review of the scientific evidence on prevention before disability be-gins. Spine 21:2908–2917

87. Adams MA. Biomechanics of back pain (2004) Acupuncture Med 22:178–188

88. Nachemson A, Jonsson E (2000) Neck and back pain. The scientific evidence of causes, diagnosis and treatment. Lippincott, Williams and Wilkins, New York

89. Dunn KM, Croft PR (2004) Epidemiology of natural history of low back pain. Eur Med Phys 40:9–13

90. Anderson RE, Drayer BP, Braffman B et al (2000) Acute low back pain–radiculopathy. American College of Radiology (ACR) Appropriateness Criteria. Radiology 215(Suppl):479–485

91. Andersson GBJ (1999) Epidemiological features of chronic low-back pain. Lancet 354:581–585

92. Sizer PS, Brismée JM, Coock C (2007) Medical screening for red flags in the diagnosis and management of musculoskeletal spine pain. Pain Practice 7:53–71

93. Stillwell DL (1956) The nerve supply of the vertebral column and its associated structures in the monkey. Anat Rec 125:139–169

94. Pedersen HE, Blunck CFJ, Gardner E (1956) The anatomy of lumbosacral posterior rami and meninge-al branches of spinal nerves (sinu-vertebral nerves). With an experimental study of their functions. J Bone Joint Surg [Am] 38-A:377–391

95. Malinsky J (1959) The ontogenic development of nerve terminations in the intervertebral disc of man. Acta Anat 38:96–113

96. Hirsch C, Ingelmark B-E, Miller M (1963) The anatomical basis for low back pain: studies on the presence of sensory nerve endings in ligamentous, capsular and intervertebral disc structures in the human lumbar spine. Acta Orthop Scand 33:1–17

97. Jackson HC HC, Winkelman RK, Bickel WH (1966) Nerve endings in the human lumbar spinal column and related structures. J Bone Joint Surg [Am] 48-A:1272–1281

98. Bogduk N. Nerves of the lumbar spine (1997) In: Bogduk N (ed) Clinical anatomy of the lumbar spine and sacrum. Churchill Livingstone, London, 127–144

99. Groen GJ, Baljet B, Drukker J (1990) Nerves and nerve plexuses of the human vertebral column. Am J Anat 188:282–296

100. Edgar MA, Ghadially JA. (1976) Innervation of the lumbar spine. Clin Orthop 15:35–41

101. Jinkins JR, Whittemore AR, Bradley WG (1989) The anatomic basis of vertebrogenic pain and the autonomic syndrome associated with lumbar disk extrusion. Am J Roentgenol 152:1277–1289

102. de Palma AF, Rothman RH (1970) Clinical manifestations of lumbar disc syndrome. In: The intervertebral disc. Saunders, Philadelphia, p 203–248

103. Gray H. (1985) Anatomy of the human body. Lea & Febiger, Philadelphia, p 1251–1254 and 1264–1265

104. Hockaday JM, Whitty CWM (1967) Patterns of referred pain in the normal subject. Brain 90:482–496

105. Cervero F (1985) Visceral nociception: peripheral and central aspects of visceral nociceptive systems. Philos Trans R Soc Lond B 308:325–337

106. Wyke B (1987) The neurology of low back pain. In: Jayson MIV (ed) The lumbar spine and back pain. Churchill-Livingstone, New York, p 56–99

107. Bahr R, Blumberg H, Janig W (1981) Do dichotomizing afferent fibers exist which supply visceral organs as well as somatic structures? A contribution to the problem of referred pain. Neurosci Lett 24:25–28

108. Ruch TC (1982) Pathophysiology of pain. In: Ruch TC, Patton HD (eds) Physiology and biophysics. Saunders, Philadelphia, p 508–531

109. Bogduk N (2002) Innervation and pain patterns of the thoracic spine. In: Grant R (ed) Physical therapy of the cervical and thoracic spine, 3rd ed. Churchill Livingstone, New York, p 73–81

110. Rothman SM, Hubbard RD, Leer KE et al (2008) Transduction, transmission and perception of pain. In: Slipman CW, Derby R, Simeone FA et al (eds)

Interventional spine: an algorithmic approach. Saunders Elsevier, Philadelphia, p 29–37

111. Dray A, Perkins M (1993) Bradykinin and inflammatory pain. Trends Neurosci 16:99–104

112. Dubner R, Hargreaves KM (1989) The neurobiology of pain and its modulation. Clin J Pain S2:S1–S6

113. Moskowitz MH (2008) Central influences on pain. In: Slipman CW, Derby R, Simeone FA et al (eds) Interventional spine. An algorithmic approach. Saunders Elsevier, Philadelphia, p 39–52

114. Yaksh T (2001) Anatomy of the pain-processing system. In: Waldman S (ed) International pain management. Saunders, Philadelphia, p 11–20

115. Woolf CJ (1983) Evidence for a central compo-nent of post-injury pain hypersensitivity. Nature 306:686–688

116. Costigan M, Woolf CJ (2000) Pain: molecular mechanisms. J Pain 1 (3 Suppl.):35–44

117. Coderre C (1999) Excitatory amino acid antagonists: potential analgesics for persistent pain. In: Sawynok, Cowan (eds) Novel aspects of pain management. Wiley Liss, New York, p157–178

118. Yaksh T (2001) Pharmacology of the pain-processing system. In: Waldman S (ed) International pain management. Saunders, Philadelphia, p 21–34

119. Ray AL (2002) Pain perception in the older patient. Geriatrics 57:22–26

120. de Leo JA, Yezierski RP (2001) The role of neuroinflammation and neuroimmune activation in persistent pain. Pain 91:1–6

121. Watkins L, Maier S, Goehler L (1995) Immune activation: the role of pro-inflammatory cytokines in inflammation, illness responses and pathological pain states. Pain 63:289–302

122. Colburn R, Rickman A, de Leo J (1999) The effect of site and type of nerve injury on spinal glial activation and neuropathic pain behavior. Exper Neurol 157:289–304

123. Rutkowski MD, Winkelstein BA, Hickey WF et al (2002) Lumbar nerve root injury induces CNS neuroimmune activation and neuroinflammation in the rat: relationship to painful radiculopathy. Spine 27:1604–1613

124. Mathew SG, Coplan JD, Schoepp DD et al (2001) Glutamate-hypothalamic-pituitary-adrenal axis interactions: implications for mood and anxiety disorders. CNS Spectrums 6:555–564

125. Negrini S, Bonaiuti D, Monticone M et al (2008) Medical causes of low back pain. In: Slipman CW Slipman CW, Derby R, Simeone F, Mayer TG (eds) Interventional spine. Saunders, Philadelphia, p 803–811

126. Waddell G (1987) Volvo Award in Clinical Sciences. A new clinical model for the treatment of low-back pain. Spine 12:632–644

127. Waddel G (1996) Low back pain: a twentieth century health care enigma. Spine 21: 2820–2825

128. Rush AJ, Polatin P, Gatchel RJ (2000) Depression and chronic pain. Establishing priorities in treatment. Spine 25:2566–2571

129. Jacobs JM, Hammerman-Rozenberg R, Cohen A et al (2006) Chronic back pain among the elderly: prevalence, associations, and predictors. Spine 31:E203–E207

130. Schwarzer AC, Aprill CN, Derby R et al (1995) The prevalence and clinical features of internal disc disruption in patients with chronic low back pain. Spine 20:1878–1883

131. Moneta GB, Videman T, Kaivanto K et al (1994) Reported pain during lumbar discography as a function of anular ruptures and disc degeneration. A re-analysis of 833 discograms. Spine 19:1968–1974

132. Videman T, Battie MC, Gibbons LE, et al (2003) Associations between back pain history and lumbar MRI findings. Spine 28:582–588

133. Modic MT, Masaryk TJ, Ross JS et al (1988) Imaging of degenerative disk disease. Radiology 168:177–186

134. Freemont AJ, Peacock TE, Goupille P et al (1997) Nerve ingrowth into diseased intervertebral disc in chronic back pain. Lancet 350:178–181

135. Hurry H, Karppinen J (2004) Discogenic pain. Pain 112:225–228

136. Adams MA, McNally DS, Dolan P (1996) 'Stress' distributions inside intervertebral discs. The effects of age and degeneration. J Bone Joint Surg Br 78:965–972

137. Yu SW, Sether LA, Ho PS et al (1988) Tears of the annulus fibrosus: correlation between MR and pathologic findings in cadavers. Am J Neuroradiol 9:367–370

138. Sether LA, Yu S, Haughton VM et al (1990) Intervertebral disk: normal age-related changes in MR signal intensity. Radiology 177:385–388

139. Modic MT Herfkens RJ (1990) Intervertebral disk: normal age-related changes in MR signal intensity. Radiology 177:332–334

140. Pfirrmann CWA, Metzdorf A, Zanetti M et al (2001) Magnetic resonance Classification of lumbar intervertebral disc degeneration. Spine 26:1873–1878

141. Powell MC, Wilson M, Szypryt P et al (1986) Prevalence of lumbar disc degeneration observed by magnetic resonance in symptomless women. Lancet 2: 1366–1367

142. Savage RA, Whitehouse GH, Roberts N (1997) The relationship between the magnetic resonance imaging appearance of the lumbar spine and low back pain, age and occupation in males. Eur Spine J 6:106–114

143. Jensen MC, Brant-Zawadzki MN, Obuchowski N et al (1994) Magnetic resonance imaging of the lumbar spine in people without back pain. N Engl J Med

331:69–73

144. Kleinstuck F Dvorak J Mannion AF (2006) Are "structural abnormalities" on magnetic resonance imaging a contraindication to the successful conservative treatment of chronic nonspecific low back pain? Spine 31:2250–2257

145. Boden SD, Davis DO, Dina TS et al (1990) Abnormal magnetic-resonance scans of the lumbar spine in asymptomatic subjects: a prospective investigation. J Bone Joint Surg Am 72:403–408

146. Borenstein DG, O'Mara Jr JW, Boden SD et al (2001) The value of magnetic resonance imaging of the lumbar spine to predict low back pain in asymptomatic subjects: a seven year follow-up study. J Bone Joint Surg (Am) 83:1306–1311

147. Gronblad M, Virr J, Ronkko S et al (1996) A controlled biochemical and immunohistochemical study of human synovial-type (group II) phospholipase a2 and inflammatory cells in macroscopically normal, degenerated, and herniated human lumbar disc tissues. Spine 21:2531–2538

148. Haro H, Shinomiya K, Komori H et al (1996) Upregulated expression of chemokines in herniated nucleus pulposus resorption. Spine 21:1647–1652

149. Kawakami M, Weinstein JN (1986) Associated neurogenic and nonneurogenic pain mediators that probably are activated and responsible for nocicedptive input. In: Weinstein J, Gordon S (eds) Low back pain: a scientific and clinical overview American Academy of Orthopaedic Surgeons, Rosemont, p 265–273

150. Aprill C, Bogduk N (1992) High-intensity zone: a diagnostic sign of painful lumbar disc on magnetic resonance imaging . Br J Radiol 65 (773):361–369

151. Peng B, Hou S, Wu W et al (2006) The pathogenesis and clinical significance of a high-intensity zone (HIZ) of lumbar intervertebral disc on MR imaging in the patient with discogenic low back pain Eur Spine J 15:583–587

152. Schellas KP, Pollei SR, Gundry CL et al (1996) Lumbar disc high-intensity zone: correlation of magnetic resonance imaging and discography. Spine 21:79–86

153. Sachs BL, Vanharanta H, Spivey MA et al (1987) Dallas discogram description: a new classification of CT/discography in low-back disorders. Spine 12:287–298

154. Ricketson R, Simmons JW, Hauser BO (1996) The prolapsed intervertebral disc: the high-intensity zone with discography correlation. Spine 21:2758–2762

155. Weishaupt D, Zanetti M, Hodler J et al (1998) MR imaging of the lumbar spine: prevalence of intervertebral disk extrusion and sequestration, nerve root compression, endplate abnormalities, and osteoarthritis of the facet joints in asymptomatic volunteers. Radiology 209:661–666

156. Modic MT, Steinberg PM, Ross JS et al (1988) Degenerative disk disease : assessment of changes in vertebral body marrow with MR imaging. Radiology 166:193–199

157. Braithwaite I, White J, Saifuddin A et al (1998) Vertebral end-plate (Modic) changes on lumbar spine MRI: correlation with pain reproduction at discography. Eur Spine J 7:363–368

158. Chung CB, Vande Berg BC, Tavernier T et al (2004) End plate marrow changes in the asymptomatic lumbosacral spine: frequency, distribution and correlation with age and degenerative changes. Skeletal Radiol 33:399–404

159. Albert HB, Manniche C (2007) Modic changes following lumbar disc herniation. Eur Spine J 16:977–982

160. Parizel PM (2003) Pattern recognition of degenerative disorders in the lumbar spine. Guidelines to MR image interpretation. JBR-BTR 86:222–226

161. Weishaupt D, Zanetti M, Hodler J et al (2001) Painful lumbar disk derangement: relevance ofendplate ab-normalities at MR imaging. Radiology 218:420–427

162. Gillette RG, Kramis RC, Roberts WJ (1994) Sympathetic activation of rat spinal neurons response to noxious stimulation of deep tissues in the low back. Pain 56:31–42

163. Simmonds M, Kumar S (1992) The bases of low back pain: review article. Neuro-orthopaedics 13:1–14

164. Ahn SH (2008) Adjuvant analgesics for radicular pain. In: Slipman CW, Derby R, Simeone F, Mayer TG (eds) Interventional spine. Saunders, Philadelphia, p 129–136

165. Saal JS Franson RC, Dobrow R et al (1990) High levels of inflammatory phospholipase A2 activity in lumbar disc herniations. Spine 15:674–678

166. Saal JS (1995) The role of inflammation in lumbar pain. Spine 20:1821–1827

167. Ozaktay AC, Kallakuri S, Cavanaugh JM (1998) Phospholipase A2 sensitivity of the dorsal root and dorsal root ganglion. Spine 23:1297–1306

168. Winkelstein B, Rutkowski M, Weinstein J et al (2001) Quantification of neural tissue injury in a rat radiculopathy model: comparison of local deformation, behavioural outcomes, and spinal cytokines mRNA for two surgeons. J Neurosci Meth 111:49–57

169. Hashizume H, de Leo J, Colburn R et al (2000) Spinal glial activation and cytokine expression following lumbar root injury in the rat. Spine 25:1206–1217

170. Nygaard O, Mellgren SI, Osterud B (1997) The inflammatory properties of contained and noncontained lumbar disc herniations. Spine 22:2484–2488

171. Komori H, Okawa A, Haro H et al (1998) Contrast-enhanced magnetic resonance imaging in conserva-

tive management of lumbar disc herniation. Spine 23:67–73

172. Wiesel SW, Tsourmas N, Feffer HL et al (1984) A study of computer-assisted tomography. The incidence of positive CAT scans in an asymptomatic group of patients. Spine 9:549–551

173. Ahn SH, Ahn WM, Byun WM (2000). Effect of the translegamentous extension of human disc herniations in their regression and the clinical outcome of sciatica. Spine 25:475–480

174. Haro H, Shinomiya K, Komori H et al (1996) Upregulated expression of chemokines in herniated nucleus pulposus resorption. Spine 21:1647–1652

175. Haro H, Kato T, Komori H et al (2002) Vascular endothelial growth factor (VEGF)-induced angiogenesis in herniated disc resorption. J Orthop Res 20:409–415

176. Spendiani A, Puglielli E, de Amicis R et al (2004) Spontaneous resolution of lumbar disck herniation: predictive signs for prognostic evaluation. Neuroradiology 46:916–922

177. Komori H, Okawa A, Haro H et al (1998) Contrast-enhanced magnetic resonance imaging in conservative management of lumbar disc herniation. Spine 23: 67–73

178. Modic MT, Obuchowski NA, Ross JS et al (2005) Acute low back pain and radiculopathy. Radiology 237:597–604

179. Lipetz JS (2008) Lumbar axial pain. An algorithmic methodology. In: Slipman CW, Derby R, Simeone F, Mayer TG (eds) Interventional Spine. Saunders, Philadelphia, p 975–989

180. Fritz J, Niemeyer T, Clasen S et al (2007) Management of chronic low back pain: rationales, principles, and targets of imaging-guided spinal injections. Radiographics 27:1751–1771

181. Mooney V, Robertson J (1976) Facet joint syndrome. Clin Othop 115:149–156

182. McCall IW, Park WM, O'Brien JP (1979) Induced pain referral from posterior lumbar elements in normal subjects. Spine 4:441–446

183. Bogduk N (1997) International Spinal Injection Society guidelines for the performance of spinal injection procedures: part 1: zygapophysial joint blocks. Clin J Pain 13:285–286

184. Manchikanti L Singh V, Vidyasagar P et al (2001) Evaluation of the relative contributions of various structures in chronic low back pain. Pain Physician 4:308–316

185. Schwarzer AC, Aprill CN, Derby R et al (1994) Clinical features of patients with pain stemming fom the lumbar zygoapophyseal joints. Is the lumbar facet syndrome a clinical entity? Spine 19:1132–1137

186. Weishaupt D, Zanetti M, Boos N et al (1999) MR imaging and CT in osteoarthritis of the lumbar facet joints. Skeletal Radiol 28:215–219

187. Pathria M, Sartoris DJ, Resnick D (1987) Osteoarthritis of the facet joints: accuracy of oblique radiographic assessment. Radiology 164:227–230

188. D'Aprile P, Tarantino A, Jinkins R et al (2007) The value of fat saturation sequences and contrast medium administration in MRI of degenerative disease of the posterior/perispinal elements of the lumbosacral spine. Eur Radiol 17:523–531

189. Deyo Ra, Phillips WR (1996) Low back pain. A primary care challenge. Spine 21:2826–2832

190. Slipman CW, Patel RK, Botwin KP et al (2003) Epidemiology of spine tumors presenting in musculoskeletal physiatrists. Arch Phys Med Rehabil 84:492–495

191. Koes BW, van Tulder MW, Ostelo R et al (2001) Clinical guidelines for the management of low back pain in primary care: an international comparison. Spine 26:2504–2513

第 2 章

脊柱介入治疗中相关疾病的诊断路径

Pia C. Sundgren，Majda M. Thurnher

2.1 引言

　　影像学检查是脊柱病变治疗过程中重要的检查方法。在脊柱介入诊疗过程中，计算机断层扫描（CT）和磁共振成像（MRI）是进行脊柱病变诊断和鉴别诊断的重要方法。这些检查方法不但为介入治疗脊柱病变（如退行性变）提供依据，而且也作为脊柱介入术后的复查手段。一些介入治疗操作也常常在 X 线透视引导下进行。本章我们重点介绍在脊柱介入治疗中常用的影像学检查方法和常见疾病的典型影像学表现。

2.2 影像学检查方法

2.2.1 X 线平片

　　传统的脊柱 X 线摄片在诊断和治疗腰背部疼痛疾病方面的作用非常有限，不过在脊柱介入诊疗术前，X 线平片可联合 CT 或 MRI 对骨性结构进行评估。此外，一些脊柱介入诊疗操作需在 X 线透视引导下进行（图 2–1）。

2.2.2 CT

　　CT 检查可以对脊柱的骨性结构进行评估，

Pia C. Sundgren（✉）：
Diagnostic Radiology, Skåne University Hospital, BFC,
Blekinkevägen, Lund, Sweden
e-mail: Pia.Sundgren@med.lu.se

但在显示周围软组织方面却往往作用有限。影像质量的好坏和人体受射线照射剂量取决于设备的成像参数。提高图像质量的方法包括增加管电压和管电流、减小准直宽度以及螺距，但同时也会增加患者的射线剂量。随着近年来 CT 在国内外使用率不断增加，人们也越来越重视患者因此而受到的射线受照射剂量逐渐增加的问题。值得欣慰的是，CT 设备制造商在此方面不断做出努力，他们通过提高 CT 扫描仪质量、改进剂量调制方法和开发新的重建技术，从而实现在不损失图像扫描质量的情况下减少辐射剂量。由于大量"低剂量成像技术"的不断开发和利用，在包括 CT 脊柱成像在内的所有放射诊断过程中，患者总的射线受照射剂量已明显下降。总体来说，影像学成像质量和诊断质量取决于对成像参数以及后处理技术的选择，如重建方法的选择及参数的再格式化。在患者计划进行介入诊疗时，CT 扫描器的类型不同，成像效果也可能不同。通常，骨骼与软组织的薄层扫描及重建法应使用矢状位、冠状位及轴位三维（3D）重建参数[1]，必要时可进行容积补偿等其他后处理技术。特殊情况下，尤其是在评价椎旁软组织和椎管内容物时，使用对比剂可起到非常重要的作用（例如，对比剂可用于鉴别复发性腰椎间盘疝出与瘢痕组织）。

2.2.3 脊髓 X 线造影与脊柱 CT 扫描

　　脊髓 X 线造影曾经是检查椎管内软组织

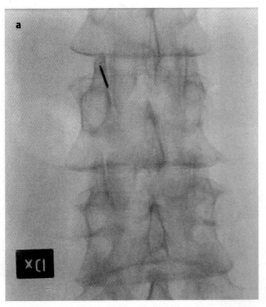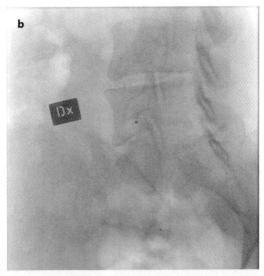

图 2-1　腰椎轻度倾斜的前后位透视（a）及侧位透视（b），显示穿刺针进入 L4–L5 关节突关节。（Image courtesy of Dr R Siemund, Skåne University Hospital, Lund University, Lund, Swede.）

结构的唯一影像学技术。1976 年，Di Chiro 和 Schellinger[2] 首次报道了 CT 检查在脊柱上的应用，随后脊柱 CT 成为常规的检查方法。随着 MRI 技术的引入，脊髓 X 线造影在临床上的使用逐渐减少。不过脊髓 X 线造影仍具有其自身优势，它可以评估侧隐窝和椎间孔内神经根的受压情况[3]、椎管的狭窄程度以及获取动态的影像资料（包括通过改变患者体位而实现）。因此，脊髓 X 线造影可以克服常规 MRI 所受的制约，提供更具诊断价值的图像信息。与 MRI 相比，脊柱 CT 上手术器械产生的伪影对图像质量的影响较小，故使用 CT 进行脊柱术后评估非常重要。另外，对于体内有金属植入物或起搏器（图 2-2）、金属植入物（图 2-3 和图 2-4）、脊柱侧弯或患有幽闭恐惧症的患者，只能使用脊柱造影或脊柱 CT 进行评估。近期研究也显示，在判断病变椎体位置以决定腰椎减压术椎体水平时，脊髓 X 线造影联合脊柱 CT 检查较 MRI 检查更具可靠性及可重复性[4]。而其他研究也显示，MRI 更容易低估椎管和椎间孔的宽度，因此在 MRI 上显示的椎管狭窄程度较脊髓 X 线造影和脊髓 CT 成像的结果更严重[5,6]。

2.2.4　磁共振成像（MRI）

目前，MRI 是评估脊椎和椎管内容物的有效检查方法。临床上，MRI 广泛用于对椎间盘、韧带、脊髓、椎旁软组织的检查。评估脊椎检查的常规 MRI 序列包括 T1WI、T2WI、矢状位短时间反转恢复（STIR）序列（与 T2WI 相比，对椎体异常信号的特异性差但敏感性强）。如发现椎管内肿瘤、脊椎感染性病变、脊髓脱髓鞘病变以及脊髓炎（特别是在区分反复发作型的椎间盘疝出与瘢痕组织时），需进行 T1WI 矢状位和轴位像的增强检查。

弥散加权成像（DWI）和灌注成像（PWI）等新成像技术的应用有助于鉴别良性与病理性的椎体压缩性骨折[7-10]。其他诸如磁共振血管成像（MRA）等 MRI 成像技术可用于评价脊椎血管情况以及发现血管畸形改变，尤其在

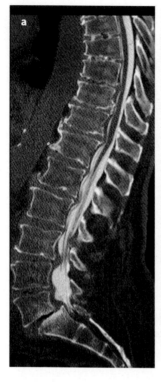

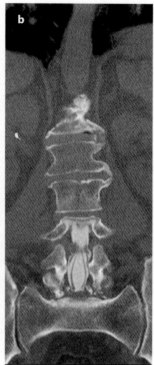

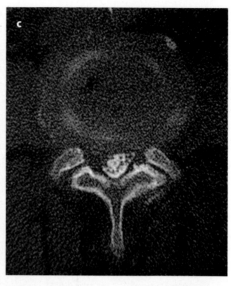

图2-2　男性，56岁，因安装心脏起搏器不宜行MRI检查。腰椎CT造影：矢状位（a）、冠状位（b）及轴位（c）显示L5–S1脊柱中度滑脱（a），椎间盘向右后呈宽基底疝出，并可见硬膜囊前端（a, b）及L4神经根（c）受压。

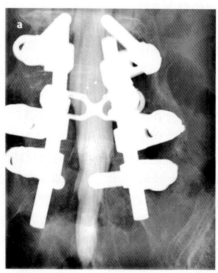

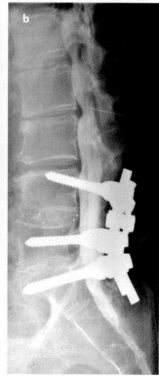

图2-3　男性，54岁，下腰椎内固定术后脊髓X线造影正位片（a）及侧位片（b）。正位片（a）显示腰椎神经良好。穿刺针位于L2–L3椎间隙，在L2–L3、L3–L4水平的膨出椎间盘轻度压迫硬膜囊。

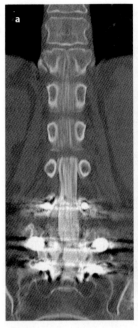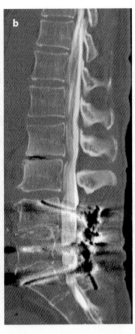

图 2-4　图 2-3 同一患者的腰椎 CT 脊髓造影的冠状位（a）和矢状位（b）像。尽管有金属伪影，但仍可较好地评估腰椎神经根（a）。矢状位（b）显示 L2–L3 椎间盘退行性膨出，伴有真空征，轻度压迫硬膜囊，L3–L4 可见椎间盘膨出。

血管内病变及其随访方面有着重要的指导意义[11]。腰椎 MRI 检查并非总是可靠，近期一项对于 111 例腰椎 MRI 检查研究中，发现不同观察者间对椎间盘退变分级判断的一致性较好，而对椎体滑脱、Modic 改变、椎间关节病及纤维环后部高信号区的判断则一般[12]。同样的研究发现对于同一观察者的椎间盘退行性变、脊柱滑脱、Modic 改变、椎间关节病以及后柱高信号区的改变，其自身一致性较好，只有对 Modic 改变程度进行分级的一致性一般[12]。其他研究表明，对同一观察者进行椎管狭窄情况的评估，其自身一致性较高，但椎间孔狭窄以及神经根受压情况的评估，其一致性则呈中等[13]。同样的研究收集了 60 例患者，行腰椎 MRI 检查评估 MRI 对椎间盘疝出的可靠性，结果发现椎间盘的形态一致性较好，但对硬膜囊受压及神经根受压程度分级的一致性

一般[14]。研究者们还总结出 MRI 对椎管和硬膜囊的定量测量具有良好的可靠性，而对椎间盘碎裂区的测量结果却仅供参考[14]。

2.3　椎间盘退行性变（DDD）和椎间盘疝出

脊柱 X 线平片、CT 和 MRI 均可显示椎间隙狭窄、骨赘、骨质硬化、许莫结节、终板形态改变、骨质钙化以及椎管、椎间孔狭窄。但 MRI 是评估 DDD 最有效的检查方法，MRI 不仅可以对 DDD 做出初步诊断，还可以对退行性变进行分级。对于椎间盘疝出术后的患者，常规腰椎矢状位和轴位 T1WI、T2WI 及 T1WI 增强图像是评价椎间盘退变以及疝出情况的"金标准"。不过有研究表明 MRI 对于显示早期退行性变征象具有局限性[15]。近期研究显示轴位弛豫时间 T2* 定量（T2* mapping）技术有时可以显示 DDD 的早期病变，因此具有很高的诊断价值[16]。

MRI 矢状位 T2WI 的信号降低程度是许多 DDD 分类评价系统的评价依据[17]。Pfirrmann 等人依据椎间盘的信号强度、纤维环和髓核的信号差异以及椎间隙的狭窄程度，提出了对椎间盘退行性变的一种分类方案，该方案具有明显的组内一致性和组间一致性[18]。椎间盘发生退行性变时表现为椎间盘 T2 信号降低，使纤维环与髓核难以区分。随着退变程度的进展，可能出现"椎间盘真空征"，表现为 T1、T2WI 上信号缺失。椎间盘钙化的 MRI 典型表现为信号减低或缺失，但因钙化颗粒的含量有差异，椎间盘钙化也可在 T1WI 上表现为高信号[19]。纤维环中纤维组织撕裂可引起椎间盘完全性或部分性撕裂以及纤维环破裂，还可出现纤维环或髓核突入邻近终板，称许莫结节。在 T2 上，许莫结节表现为纤维环下高信号（正常纤维环在 T2WI 上通常表现为低信号）。

椎体终板及骨髓的退行性改变主要分为三

种类型[20,21]。Ⅰ型表现为长 T1、长 T2 信号，增强扫描可见强化，提示 DDD 急性期改变。Ⅱ型表现为 T1 信号增高，与 T2WI 信号相似。

Ⅲ型改变表现为密集的编织骨和骨髓丢失，表现为长 T1 短 T2 信号[21]。Ⅲ型改变与骨质硬化相关，可在脊柱 X 线片上清晰显示。

近期研究发现，弥散加权成像技术（DWI）在终板感染性病变患者的椎体骨髓上表现为高信号，而在终板退行性变时没有类似改变，借此可对这两种病变进行鉴别诊断[22]。

2.3.1 椎间盘疝出

椎间隙边缘由上下相邻的椎体终板及外周的环形骨性结构组成（不包括骨赘）[23]。椎间盘疝出是指椎间盘突出于椎间隙边缘。突出范围小于椎间盘周长 50% 为"局限型"；若大于 50% 则为"弥漫型"[23]。若累及长度为周长的 50% ~ 100%，且突出于环状骨性结构边缘外，则定义为"膨出型"椎间盘。局限型椎间盘疝出又可进一步分为局部型（小于椎间盘直径的 25%）和宽基底型（椎间盘直径的 25% ~ 50%）[23]（图 2-5）。椎间盘疝出还可进一步分为"突出型"和"脱出型"椎间盘。如果疝出物基底部大于在任何平面移位的椎间盘物质，则为突出型椎间盘疝出；若疝出物基底部小于移位的椎间盘物质（在轴位或矢状位），则为脱出型椎间盘疝出。如果疝出的椎间盘与原始椎间盘发生分离，则称为"游离"或"椎间盘游离块"。椎间盘最常向后方或侧后方疝出，也可见向侧方或椎间孔外疝

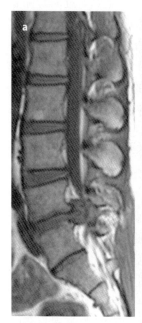
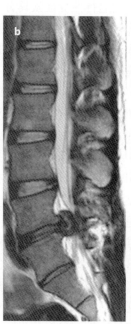
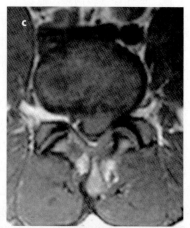
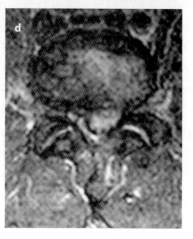

图 2-5 男性，45 岁，坐位时左腿出现神经根性疼痛，行 MRI 检查的矢状位 T1WI（a）、T2WI（b）、轴位 T1WI（c）和轴位 STIR（d）。图像显示椎间盘呈宽基底向左后方疝出约 12mm，硬膜囊完全受压向椎管右后方移位，在轴位 STIR（d）图像上，突出的椎间盘相对受压的硬膜囊呈高信号。

出。椎间孔外型椎间盘疝出定义为椎间盘疝出至无固有成分的椎间孔处。MRI 是评估椎间盘疝出的有效手段，但定位存在难度；近期研究表明 MRI 评价椎间盘形态学特征的敏感性为 60% ～ 100%，特异性为 43% ～ 97%[24]。通常情况下，中心型（之前术语用内侧型）和外侧型椎间盘疝出更容易检出。但是椎间孔型和椎间孔外型（伴或不伴椎间孔扩大）椎间盘疝出一般较难诊断，且因常规轴位以及矢状位对椎间孔及椎间孔外区域的显示往往不清晰而漏诊。极外侧型椎间盘疝出的典型 MRI 征象包括：椎间盘轮廓局灶性不规则；由于椎间盘直接压迫导致神经根厚度改变、神经根膨胀或移位；神经根周围硬膜外脂肪间隙消失[25]。近期出现了斜冠状位重建[26]、3D 高空间分辨力 DWI 磁共振神经成像[27] 以及通过磁共振水激发 3D 常规自旋回波序列和 3D 冠状位快速回波序列进行神经根造影[28]，这些新序列已经成为更好地评价极外侧型椎间盘疝出和椎间孔外型椎间盘疝出的附加检查技术。一项最新的研究显示，使用 T2WI 快速自旋回波序列检查时可以在斜位像清晰显示椎间孔内外区附近的

背侧神经节以及腰椎神经根[26]。

2.4 腰椎退行性改变及关节突关节病变

腰椎关节突关节退行性改变是由综合因素造成的病变过程，与上文所述的椎间盘退行性变无明显相关性[29–31]。

一直以来人们认为脊柱 X 线平片（包括正位、侧位以及斜位）检查是腰椎关节突相关性疼痛的早期诊断方法。通常，腰椎的曲面结构以及关节突关节的矢状位走行限制了 X 线正位片和侧位片的诊断价值，但侧位片仍可提供一些有用的诊断信息，可以显示腰椎峡部缺损以及关节成角移位[32]。脊柱 CT 平扫时，轴位及矢状位骨窗显像具有优良的诊断价值：能清晰显示关节突关节退行性变以及中央椎管狭窄情况，还能对关节突关节囊的侧隐窝及椎间孔因骨关节炎合并"环绕式保险杠"骨赘导致的狭窄程度进行分级（图 2-6）。MRI 在关节突关节肥大及关节腔积液的检查中也可获得与上述 CT 检查结果相似的影像学改变（图 2-7）。

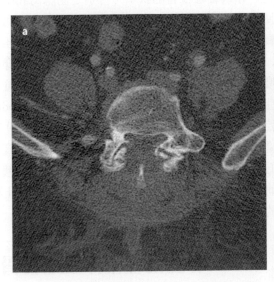
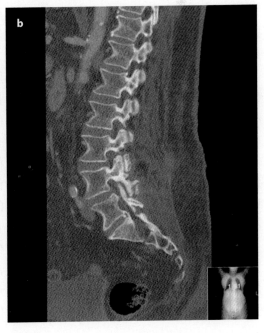

图 2-6 CT 扫描骨窗的轴位像（a）和矢状位像（b），显示右侧骨赘呈典型"环绕式保险杠"样改变（a）以及关节突关节炎改变（a,b）。

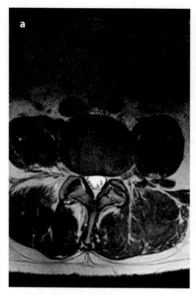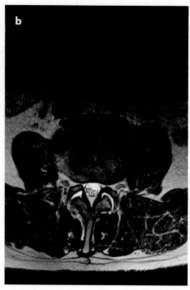

图 2-7   轴位 T2WI 显示 L4–L5 椎间隙（a）的关节突关节肥大伴环形骨赘，双侧黄韧带肥厚致中央椎管和侧隐窝狭窄。轴位 T2WI 显示 L3–L4 椎间隙的双侧关节突关节腔积液（b）。

Fujiwara 等针对关节突关节炎提出了以 MRI 为基础的标准评价体系 [33]。他们的研究显示，与 CT 相比，MRI 在评价关节突关节炎的严重程度时较为保守。

一直以来，关节突关节炎相关性滑膜囊肿及退行性脊柱滑脱被认为是一些疾病的潜在因素，这些疾病包括下背部疼痛、单侧放射痛、神经源性跛行、马尾综合征等。滑膜囊肿通常位于椎管内硬膜外，多见于硬膜囊的侧后方。发病节段最常见于 L4-L5 椎间隙，其次是 L5–S1、L3-L4、L2-L3 节段 [34]。腰椎滑膜囊肿的好发年龄为 60 ～ 70 岁，女性稍多于男性 [35]。典型的 MRI 表现取决于囊腔内的出血灶及钙化情况，通常表现为 T1WI 呈等或低信号，T2WI 上则为中央高信号边缘低信号。CT 关节造影检查已成为手术切除术前或介入术前观察关节突关节局部解剖关系的有效检查方式 [35]。

脊柱滑脱是指上位椎体相对于相邻下位椎体向前或向后发生位移。退行性脊柱滑脱最常发生在 L4-L5 水平，该平面的关节突关节承受着更大的垂直剪切压力。这就导致了下椎体相对上椎体的向前移位以及上下关节突关节半脱位 [23]。

椎间盘变窄合并关节突失稳，轴向移动性的增加，退行性改变（包括骨赘形成导致关节面肥大、黄韧带肥厚、关节突关节腔积液、关节突关节滑液囊肿及退行性脊柱滑脱）都可能导致脊柱椎管的狭窄（特别是侧隐窝和椎间孔处）[36]（图 2-6 和图 2-7）。椎管或椎间孔的狭窄进而导致神经根髓段或椎间孔段受压，产生相应的临床症状，且这些症状往往因脊柱的体位改变而加重 [36]。完全性椎管狭窄通常合并硬膜囊及马尾神经受压。Emch 和 Modic 认为，轴位像最适合对椎管的狭窄程度进行分级，可将狭窄程度分为轻度（小于椎管直径的 1/3）、中度（椎管直径的 1/3 ～ 2/3）及重度（大于椎管直径的 2/3）[23]。同样，对椎间孔狭窄程度的分级也可使用上述方法 [37]。

2.5 非创伤性椎体压缩性骨折

非创伤性椎体压缩性骨折通常见于老年人，主要病因为骨质疏松 [38]。白种人的发病率接近 50%[39]。如不积极治疗，其发病率及死亡率均非常高。

急性期骨质疏松性椎体压缩性骨折与恶性椎体骨折很难根据其临床症状和影像学表现进行鉴别。结合形态学改变（如椎体骨髓的完全侵犯、椎体附件的损害、硬膜外和椎旁的占位性病变）可以提高对高度怀疑转移性病变的诊断准确性[40-42]。确诊为原发恶性肿瘤的患者中多达 1/3 的椎体骨折是良性病变，而诊断为骨质疏松的患者中约 1/4 骨折起因于转移性病变。

最新研究结果表明，DWI 更有助于区分急性椎体骨折的良恶性，为患者带来了新的希望。新的学说认为，在骨质疏松型骨折中由于骨髓水肿，质子扩散速率显著增高。相反，恶性病变的质子扩散速率可能改变较小，甚至降低。有人认为，转移性病变可能是因为细胞密度较高（尤其是肿瘤进展活跃期）减小了质子扩散速率。1997 年，Baur 等发表了第一篇关于 DWI 在鉴别骨质疏松性与转移性椎体压缩性骨折中的临床应用[7]。良性骨质疏松性骨折在基于 DWI 上的稳态自由进动（SSFP）序列

呈等或低信号，而恶性则呈高信号（图 2-8 和图 2-9）。此后的多数研究也相继证明了这个结果[8,9,43,44,45]，只有成骨性骨转移及治疗后的骨转移表现不同，呈低信号改变[46,47]。治疗后的骨转移癌在 DWI 上表现为低信号主要是因为组织坏死和水中质子扩散速率的增加。继而，大量 DWI 研究明确显示出正常及病变椎体骨髓间存在差异[48-52]。病变骨髓的表观扩散系数（ADC）在恶性转移骨折中为（0.7 ~ 1.0）× $10^{-3}mm^2/s$，而在骨质疏松型或创伤性骨折中为（1.0 ~ 2.0）× $10^{-3}mm^2/s$[53]。在鉴别急性压缩性骨折良恶性时，DWI 的诊断价值尚存在争议，主要是因为两者表观扩散系数在数值上存在重叠。借助两种以上不同扩散加权的图像对于定量评估 ADC 是必不可少的。正常骨髓中的常规 ADC 值为（0.2 ~ 0.5）× $10^{-3}mm^2/s$。

脂肪抑制是获取椎体 ADC 值时的另一项重要技术。在未使用脂肪抑制时，计算出的正常骨髓中的 ADC 值会减低。无脂肪抑制时标准 ADC 值[48,49,53-56] 为（0.2 ~ 0.3）× $10^{-3}mm^2/s$，而应用脂肪抑制[51,52,57] 后则变为（0.3 ~ 0.5）×

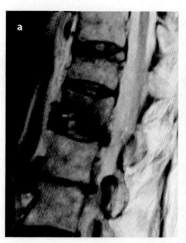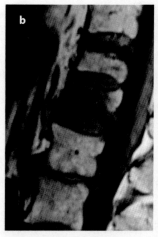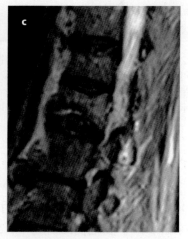

图 2-8　女性，73 岁，有骨质疏松病史，诊断为骨质疏松性（良性）椎体压缩性骨折。（a）矢状位 T2WI 显示 T12 椎体呈低信号，椎体终板不规则。其下可见条带状高信号（液体信号），提示新发椎体塌陷。T11 椎体也可见到椎体高度的改变合并终板受压凹陷、椎体内条带状信号改变（陈旧性压缩性骨折）。（b）矢状位 T1WI 显示受累椎体呈低信号且与终板分界不清。（c）矢状位 STIR 显示 T12 椎体呈稍高信号，而 T11 椎体呈低信号。

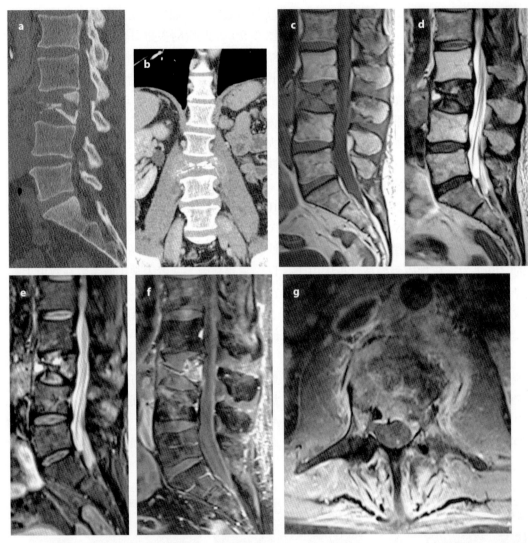

图 2-9　男性，64 岁，肾癌伴椎体肿瘤性骨折。（a）CT 扫描（骨窗）示 L3 椎体压缩性骨折，椎体高度减低并可见骨质破坏。（b）CT 冠状位显示溶骨性病变及椎体旁软组织占位。（c）腰椎矢状位 T1WI 显示受累椎体呈低信号。（d,e）矢状位 T2WI（d）和 STIR（e）呈混杂信号影。（f,g）增强 T1WI 矢状位（f）和轴位（g）显示塌陷的椎体及椎旁占位性病变信号可见强化。

$10^{-3} mm^2/s$。

　　Hatipoglu 等发现骨密度（BMD）减低与 ADC 成正相关。这种减低可以用黄骨髓的积聚来解释[39]。在他们的研究中，51 位患者接受双能 X 线吸收仪（DEXA）和传统 MRI 加 DWI 检查，并对两者 ADC 值进行比较。然而，Griffith 等认为 ADC 值及骨密度无相关性[58]。由于上述研究都使用了脂肪抑制序列，所以对于这样的互相矛盾的结论尚无法明确解释。

　　最近，MR 灌注曲线也引起了广泛关注。骨髓灌注显像在不同条件下呈现出不同的结果。骨髓显像在 MRI 上很大程度依赖于红、黄骨髓的分布。黄骨髓组织由较稀疏的毛细血管、静脉、薄壁血管构成，而红骨髓则含有丰富的血管网络[10]。研究表明，随着年龄的增长，骨髓灌注逐渐减低；而脂肪组织含量越多，骨

髓灌注越低 [7, 58-60]。Chen 等认为依据时间 – 强度曲线（TIC）模式分析病变特征更有价值 [61]。Tokuda 等则发现了良恶性病变中一些灌注参数中重要的差异，如斜率、最大增强值等，但 TIC 模式未见明显不同 [62]。

近期，有学者行 DWI 联合高分辨率动态增强 MRI（DCEMRI）检查，对急性骨质疏松性椎体压缩性骨折的骨髓进行了大量的研究 [63]。与相邻正常椎体相比，病变椎体平均灌注参数及 ADC 值均有显著（$P<0.001$）差异 [63]。同相及异相梯度回波成像可以对骨转移与骨质疏松性骨折进行鉴别，是一项非常有前景的技术。这种应用基于恶性肿瘤完全取代椎体脂肪，而良性病变中仍然存在脂肪的假设。最近，Erly 等研究发现，椎体同相和异相的信号强度比大于 0.8 提示转移性病变，信号强度比小于 0.8 则提示良性压缩性骨折 [64]。

一项最新研究应用了椎体中水和脂肪成分的 T1、T2 弛豫时间及 ADC 值分析椎体病变，提示这几项指标在正常形态椎体骨髓与病变椎体骨髓中存在差异 [65]。有趣的是，只有扩散加权单次激发快速自旋回波序列（DD-SS-TSE）获得的 ADC 值才能在良恶性病变间表现出显著差异。

2.6　血管瘤

椎体血管瘤是脊柱的常见良性病变，发病率占脊柱所有肿瘤的 4%。在尸检及影像研究中其发病率为 10% ~ 12%[66, 67]，并且随年龄增长略有增加，女性发病率稍高于男性。椎体血管瘤好发于胸椎及上腰椎，很少累及椎弓根（罕有累及棘突）及周围软组织 [68]，病变发现通常较偶然。病变范围不等，不超过 30% 的病例可为多发性病灶。大多数椎体血管瘤无明显临床症状，也无明显疼痛及神经刺激征。出现临床症状的病例不到所有血管瘤的 1%。典型症状有疼痛、脊髓型颈椎病症状以及神经根

型颈椎病症状，这些主要由于骨质膨胀压迫硬膜囊及神经根所致 [69,70]。有报道称胸椎血管瘤引起神经系统症状比腰椎更常见，主要原因是胸段椎管相对脊髓较为狭窄，且胸椎具有生理性后凸形态，这两方面因素均可引起胸髓较早受到椎体骨质压迫 [71]。症状性椎体血管瘤的治疗方法较多，包括椎体成形术、动脉栓塞术或外科手术椎体固定术。

血管瘤有时也可以引发病理性骨折，特别是当病灶呈侵袭性生长、累及范围较大、位置在椎体后部或累及椎弓根等情况时。

组织学上，血管瘤是血管内皮细胞起源的错位增殖，表现为骨小梁中混杂较多小血管成分和脂肪组织 [72]。依据其附属血管结构，骨组织中最常见的两种血管瘤类型为海绵状血管瘤和毛细血管瘤。

椎体血管瘤常具有典型的影像学特征。X 线片上，血管瘤的表现具有特征性，可见垂直的骨小梁和软组织基质（呈"蜂巢样"改变），椎体上可见类似于脱皮样的片状稍低密度影 [68,73]。CT 上，可见多发点状（"圆点状"）高密度影，为横断面上硬化的骨小梁，形似柱形钢筋混凝土结构的横截面，增强检查可见强化（图 2-10）[74]。MRI 是影像诊断脊柱血管瘤的金标准。活跃期血管瘤的 MRI 特点为：T1WI 上相对于周边骨组织呈小点状等或低信号区，T2WI 上呈高信号区。如果血管瘤为非活性期，则表现为短 T1 长 T2 信号（图 2-11）。注射造影剂后进行增强扫描，血管瘤常均匀强化。传统的数字减影血管造影显示该区域表现为血管成像改变。

2.7　结论

影像学检查在脊柱介入治疗的围术期具有重要作用。CT 及 MRI 是进行脊柱病变诊断和鉴别诊断时最常使用的检查方法。在介入治疗过程中，借助 CT 扫描和 X 线透视可以引导介

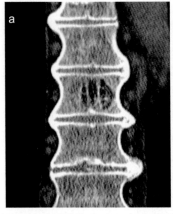
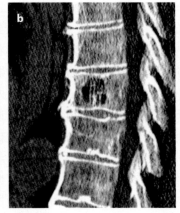
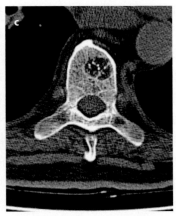

图 2-10　冠状位（a）、矢状位（b）和轴位（c）CT 重建骨窗显示胸椎椎体内单发血管瘤。椎体中央可见多发点状（"圆点状"）高密度影，为横断面上硬化的骨小梁。

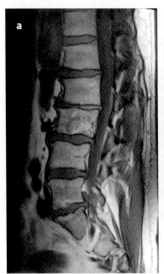
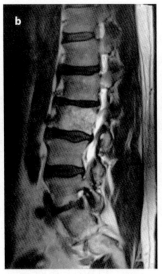
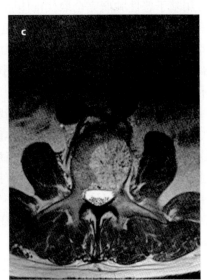

图 2-11　MRI 矢状位 T1WI（a）和 T2WI（b）以及轴位 T2WI（c）显示 L3 椎体上较大血管瘤并累及左椎弓根。与骨组织相比，血管瘤在 MRI T1WI 表现为局部低或等信号的点状信号，T2WI 表现为高信号。

图 2-12　MRI 矢状位 T1WI（a）和 T2WI（b），显示下胸段脊柱内未出血的血管瘤，呈高信号表现。

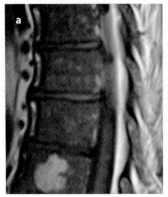
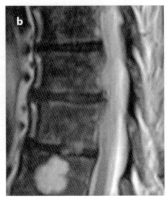

入手术顺利实施。

　　致谢： 我们向卡西姆·阿布勒卡西姆副教授（瑞典马尔默 Skåne 大学附属医院神经放射学高级顾问）在本书插图的处理过程中所提供的帮助表示感谢。

（杨超 张帅 译　倪才方 校）

参考文献

1. Tins B (2010) Technical aspects of CT imaging of the spine. Insights Imaging 1:349–359
2. Di Chiro G, Schellinger D (1976) Computed tomography of spinal cord after lumbar intrathecal introduction of metrizamide (computer assisted myelography). Radiology 120:101–104
3. Bartynski WS, Lin L (2003) Lumbar root compression in the lateral recess: MR imaging, conventional myelography, and CT myelography comparison with surgical confirmation. Am J Neuroradiol 24:348–360
4. Morita M, Miyauchi A, Okuda S et al (2011) Comparison between MRI and myelography in lumbar spinal canal stenosis for the decision of levels of decompression surgery. J Spinal Dis Tech 24:31–36
5. Grams AE, Gempt J, Förschler A (2010) Comparison of spinal anatomy between 3-Tesla MRI and CT-myelography under healthy and pathological conditions. Surg Radiol Anat 32:581–585
6. Naganawa T, Miyamoto K, Ogura H et al (2011) Comparison of magnetic resonance imaging and computed tomogram-myelography for evaluation of cross sections of cervical spinal morphology. Spine 36:50–56
7. Baur A, Stäbler A, Bartl R et al (1997) MRI gadolinium enhancement of bone marrow: age-related changes in normals and in diffuse neoplastic infiltration. Skeletal Radiol 26:414–418
8. Baur A, Huber A, Dürr HK et al (2002). Differentiation of benign osteoporotic and neoplastic vertebral compression fractures with a diffusion-weighted, steady-state free precession sequence. RöFo 174:70–75
9. Castillo M, Arbelaez A, Smith JK et al (2000) Diffusion-weighted MR imaging offers no advantage over routine noncontrast MR imaging in the detection of vertebral metastases. Am J Neuroradiol 21:948–953
10. Biffar A, Sourbron S, Schmidt GP et al (2010) Measurement of perfusion and permeability from dynamic-contrast-enhanced MR imaging in normal and pathological vertebral bone marrow. Magn Reson Med 64:115–124
11. Backes WH, Nijenhuis RJ (2008) Advances in spinal cord MR angiography. Am J Neuroradiol 29:619–631
12. Carrino JA, Lurie JD, Tosteson AN et al (2009) Lumbar spine reliability of MR imaging findings Radiology 250:161–170
13. Lurie JD, Tosteson AN, Tosteson TD et al (2008) Reliability of readings of magnetic resonance imaging features of lumbar spinal stenosis. Spine 33:1605–1610
14. Lurie JD, Tosteson AN, Tosteson TD et al (2008) Reliability of magnetic resonance imaging readings for lumbar disc herniation in the Spine Patient Outcomes Research Trial (SPORT). Spine (Phila Pa 1976) 33:991–998
15. Tyrrell PN, Cassar-Pullicino VN , McCall IW (1998) Gadolinium-DTPA enhancement of symptomatic nerve roots in MRI of the lumbar spine. Eur Radiol 8:116–122
16. Hoppe S, Quirbach S, Mamisch TC et al (2012) Axial T2* mapping in intervertebral discs: a new technique for assessment of intervertebral disc degeneration Eur Radiol 22: 2013–2019
17. Kettler A, Wilke H-J (2006) Review of existing grading systems for cervical or lumbar disc and facet joint degeneration Eur Spine J 15:705–718
18. Pfirrmann CW, Metzdorf A, Zanetti M, Hodler J, Boos N (2001) Magnetic resonance classification of lumbar intervertebral disc degeneration. Spine 26:1873–1878
19. Bangert BA, Modic MT, Ross JS et al (1995) Hyperintense disks on T1-weighted MR images: correlation with calcification. Radiology 195:437–443
20. de Roos A, Kressel H, Spritzer et al (1987) MR imaging of marrow changes adjacent to end plates in degenerative lumbar disk disease. Am J Roentgenol 149:531–534
21. Modic MT, Steinberg PM, Ross JS et al (1988) Degenerative disk disease: assessment of changes in vertebral body marrow with MR imaging. Radiology 166:193–199
22. Eguchi Y, Seiji Ohtori S Yamashita M (2011) Diffusion magnetic resonance imaging to differentiate degenerative from infectious endplate abnormalities in the lumbar spine. Spine 36:198–202
23. Emch TE, Modic MT (2011) Imaging of lumbar degenerative disk disease: history and current state. Skeletal Radiol 40:1175–1189
24. Jarvik JG, Deyo RA (2002) Diagnostic evaluation of low back pain with emphasis on imaging. Ann Intern Med 137:586–597
25. Lee IS, Kim HJ, Lee JS, et al (2009) Extraforaminal with or without foraminal disk herniation: reliable MRI findings. Am J Roentgenol 192:1392–1396
26. Heo DH, Lee MS, Sheen SH et al (2009) Simple oblique lumbar magnetic resonance Imaging technique and its diagnostic value for extraforaminal disc herniation. Spine 34:2419–2423
27. Zhang Z, Song L, Meng Q et al (2009) Morphological analysis in patients with sciatica: a magnetic reso-

nance imaging study using three dimensional high-resolution diffusion-weighted magnetic resonance neurography techniques. Spine 34:245–250

28. Byun WM , Jang HW, Kim SW (2012) Three-dimensional magnetic resonance rendering imaging of lumbosacral radiculography in the diagnosis of symptomatic extraforaminal disc herniation with or without foraminal extension. Spine 37:840–844

29. Schellinger D, Wener L, Ragsdale BD et al (1987) Facet joint disorders and their role in the production of back pain and sciatica. Radiographics 7:923–944

30. Butler D, Trafimow JH, Andersson GBJ et al (1990) Discs degenerate before facets. Spine 15:111–113

31. Vernon-Roberts B, Pirie CJ (1977) Degenerative changes in the intervertebral discs of the lumbar spine and their sequelae. Rheumatol Rehabil 16:13–21

32. Varlotta GP, Lefkowitz TR, Schweitzer M et al (2011) The lumbar facet joint: a review of current knowledge: part 1: anatomy, biomechanics, and grading. Skeletal Radiol 40:13–23

33. Fujiwara A, Tamai K, Yamato M et al (1999) The relationship between facet joint osteoarthritis and disc degeneration of the lumbar spine: an MRI study. Eur Spine J 8:396–401

34. Epstein NE (2004) Lumbar synovial cysts: a review of diagnosis, surgical management, and outcome assessment. J Spinal Disord Tech 17:321–325

35. Schmid G, Willburger R, Jergas M et al (2002) Lumbar intraspinal juxtafacet cysts: MR imaging and CT-arthrography. RöFo 174:1247–1252

36. Wilmink JT (2011) The normal aging spine and degenerative spinal disease. Neuroradiology 53 (Suppl. 1):181–183

37. Fardon DF, Milette PC (2001) Nomenclature and classification of lumbar disc pathology. Recommendations of the combined task forces of the North American Spine Society, American Society of Spine Radiology, and American Society of Neuroradiology. Spine 26:93–113

38. National Osteoporosis Foundation (2002) America's bone health: the state of osteoporosis and low bone mass in our nation. National Osteoporosis Foundation, Washington DC

39. Hatipoglu HG, Selvi A, Ciliz D et al (2007) Quantitative and diffusion MR Imaging as a new method to assess osteoporosis. Am J Neuro-radiol 28:1934–1937

40. An HS, Andreshak TG, Nguyen C et al (1995) Can we distinguish between benign vs malignant compression fractures of the spine by magnetic resonance imaging? Spine 20:1776–1782

41. Rupp RE, Ebraheim NA, Coombs RJ (1995) Magnetic resonance imag-ing differentiation of compression spine fractures or vertebral lesions caused by osteoporosis or tumour. Spine 23:2499–2503 (discussion, 2504)

42. Yuh WT, Zachar CK, Barloon TJ et al (1989) Vertebral compression fractures: distinction between benign and malignant causes with MR imaging. Radiology 172:215–218

43. Spuentrup E, Bruecker A, Adam G et al (2001) Diffusion-weighted MR imaging for differentiation of benign fracture edema and tumor infiltration of the vertebral body. Am J Roentgenol 176:351–358

44. Abanoz R, Hakyemez B, Parlak M (2003) Diffusion-weighted imaging of acute vertebral compression: differential diagnosis of benign versus malignant pathologic fractures. Tani Girisim Radyol 9:176–183

45. Hackländer T, Scharwächter C, Golz R et al (2006) Value of diffusion-weighted imaging for diagnosing vertebral metastases due to prostate cancer in comparison to other primary tumors. RöFo 178:416–424

46. Byun WM, Shin SO, Chang Y et al (2002) Diffusion-weighted MR imaging of metastatic disease of the spine: assessment of response to therapy. Am J Neuroradiol 23:906–912

47. Otzekin O, Ozan E, Adibelli HZ et al (2009) SSH-EPI diffusion-weighted MR imaging of the spine with low b values: is it useful in differentiating malignant metastatic tumor infiltration from benign fracture edema? Skeletal Radiol 38:651–658

48. Zhou XJ, Leeds NE, McKinnon GC et al (2002) Characterization of benign and metastatic vertebral compression fractures with quantitative diffusion MR imaging. Am J Neuroradiol 23:165–170

49. Oner AY, Tali T, Celikyay F et al (2007) Diffusion-weighted imaging of the spine with a non-carr-purcell-meiboom-gill single-shot fast spin-echo sequence: initial experience. Am J Neuroradiol 28:575–580

50. Herneth AM, Natude J, Philipp M et al (2000). The value of diffusion-weighted MRT in assessing the bone marrow changes in vertebral metastases. Radiologe 40:731–736

51. Chan JH, Peh WC, Tsui EY et al (2002). Acute vertebral body compression fractures: discrimination between benign and malignant causes using apparent diffusion coefficients. Br J Radiol 75:207–214

52. Herneth AM, Philipp MO, Naude J et al (2002) Vertebral metastases: assessment with apparent diffusion coefficient. Radiology 225:889–894

53. Dietrich O, Biffar A, Reiser MF et al (2009) Diffusion-weighted imaging of bone marrow. Semin Musculoskelet Radiol 13:134–144

54. Byun WM, Jang HHW, Kim SW et al (2007) Diffusion-weighted magnetic resonance imaging of sacral insufficiency fractures: comparison with metastases of the sacrum. Spine 32:820–824

55. Bammer R, Herneth AM, Maier SE et al (2003) Line scan diffusion imaging of the spine. Am J Neuroradiol 24:5–12

56. Raya J, Dietrich O, Birkenmaier C et al (2007) Feasibility of a RARE-based sequence for quantitative

diffusion-weighted MRI of the spine. Eur Radiol 17:2872–2879

57. Piu MH, Mith A, Rae WI, et al (2005) Diffusion-weighted magnetic resonance imaging of spinal infection and malignancy. J Neuroimaging 15:164–170

58. Griffith JF, Yeung DK, Antonio GE et al (2005) Vertebral bone mineral density, marrow perfusion, and fat content in healthy men and men with osteoporosis: dynamic contrast-enhanced MR imaging and MR spectroscopy. Radiology 236:945–951

59. Chen WT, Shih TT, Chen RC et al (2001) Vertebral bone marrow perfusion evaluated with dynamic contrast-enhanced MR imaging: significance of aging and sex. Radiology 220:213–218

60. Montazel JL, Divine M, Lepage E et al (2003) Normal spinal bone marrow in adults: dynamic gadolinium-enhanced MR imaging. Radiology 229:703–709

61. Chen WT, Shih TT, Chen RC et al (2002) Blood perfusion of vertebral lesions evaluated with gadolinium-enhanced dynamic MRI: in comparison with compression fracture and metastasis. J Magn Reson Imaging 15:308–314

62. Tokuda O, Hayashi N, Taguchi K et al (2005) Dynamic contrast-enhanced perfusion MR imaging of diseased vertebrae: analysis of three parameters and the distribution of the time-intensity curve patterns. Skeletal Radiol 34:632–638

63. Biffar A, Dietrich O, Sourbron S et al (2010) Diffusion and perfusion imaging of bone marrow. Eur J Radiol 76:323–328

64. Erly WK, Oh ES, Outwater EK (2006) The utility of in-phase/opposed-phase imaging in differentiating malignancy from acute benign compression fractures of the spine. Am J Neuroradiol 27:1183–1188

65. Biffar A, Baur-Melnyk A, Schmidt GP et al (2010) Multiparameter MRI assessment of normal-appearing and diseased vertebral bone marrow. Eur Radiol 20:2679–2689

66. Barzin M, Maleki I (2009). Incidence of vertebral hemangioma on spinal magnetic resonance imaging in Northern Iran. Pak J Biol Sci 12:542–544

67. Fox MW, Onofrio BM (1993) The natural history and management of symptomatic and asymptomatic vertebral hemangiomas. J Neurosurg 78:36–45

68. Greenspan A (2004) Orthopedic imaging: a practical approach. 4th ed. Lippincott Williams & Wilkins, Philadelphia

69. Acosta FL Jr, Sanai N, Chi JH et al (2008). Comprehensive management of symptomatic and aggressive vertebral hemangiomas. Neurosurg Clin N Am 19:17–29

70. Templin CR, Stambough JB, Stambough JL (2004) Acute spinal cord compression caused by vertebral hemangioma. Spine J 4:595–600

71. Vinay S, Khan SK, Braybrooke JR (2011) Lumbar vertebral haemangioma causing pathological fracture, epidural haemorrhage, and cord compression: a case report and review of the literature. J Spinal Cord Med 34:335–339

72. Fletcher CDM (1995) Diagnostic histopathology of tumors. Churchill Livingstone, Edinburgh

73. Ross JS, Masaryk TJ, Modic MT et al (1987) Vertebral hemangiomas: MR imaging. Radiology 165:165–169

74. Rodallec MH, Feydy A, Larousserie F et al (2008) Diagnostic imaging of solitary tumors of the spine: what to do and say. Radiographics 28:1019–1041

第 **3** 章

脊柱的影像学解剖及穿刺路径

Alvaro Antonio Diano, Gianluigi Guarnieri, Mario Muto

3.1 引言

脊柱正常解剖的基本概念对于脊柱的微创治疗至关重要。本章将着重讨论在 X 线及 CT 引导下实施经皮穿刺操作具有"路径"作用的脊柱解剖以及椎旁软组织。

脊柱微创治疗（无论何种方法）的主要目的是在最小创伤及最安全途径的前提下进入到椎体及附件的"靶区"部位，进行有效诊断和获得良好的治疗效果。

3.2 一般要点

经皮穿刺操作的基本原则是在影像设备的引导下以最安全有效的途径到达特定的靶点。该技术可以精确设定到达特定解剖学靶点的路径，并可以实时监控操作过程，即时评估穿刺结果。

能够被 X 线及 CT 清晰识别并作为解剖学标记的脊柱内结构有关节突、椎间盘、后弓及神经组织等（图 3-1）。X 线的特点为视野广且空间分辨率高。CT 对椎旁软组织（尤其是肌肉、脂肪组织及血管、神经结构）显影清晰。

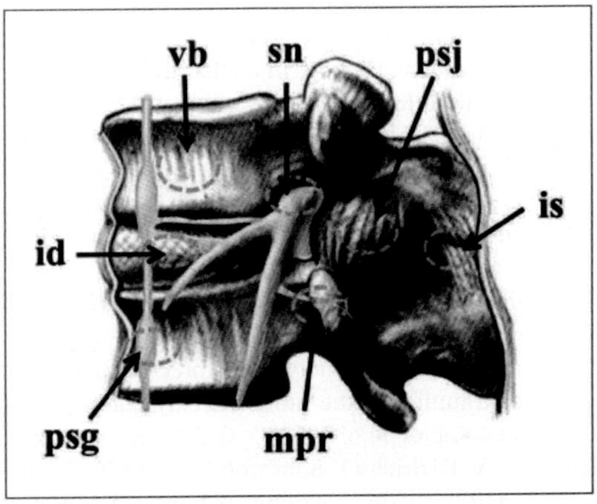

M. Muto（✉）：
Neuroradiology Department, A. Cardarelli Hospital,
Naples, Italy
e-mail: mutomar2@gmail.com

图 3-1 脊柱介入治疗的主要靶点。椎体（vb），椎间盘（id），神经节及脊神经（sn），椎旁交感神经节（psg），后关节面（psj），棘突间隙（is），后内侧支（mpr）。（见彩图）

为实施经皮微创诊疗操作，掌握正常脊柱解剖及恰当的影像学检查方法和表现非常重要。

3.3 脊柱的正常解剖

脊柱共分五段：颈段、胸段、腰段、骶段、尾段，共由 33 节脊椎构成。每个脊椎骨分为椎体和椎弓（包括关节突、横突、棘突）两部分。椎体是一种圆柱形结构，由松质骨及表面的薄层密质骨组成。

脊柱不同节段的基本结构是类似的。然而，随着承受机械力的增加，从第一颈椎至第五腰椎椎体的体积依次增加。其余较大差异包括颈椎的横突孔（内有椎动脉通过）、胸椎的肋横关节以及腰椎的乳状突（图 3-2）。

　　前两节颈椎与其他颈椎相比差异较大。寰椎（第 1 颈椎）无椎体，由前弓、后弓及连接前、后弓的两个侧块构成。它相当于第 2 颈椎的齿状突，侧块的上关节突表面有一椭圆形不规则凹陷（图 3-3），呈一轴向指向前侧面（与正中矢状面夹角约 40°），构成接纳枕骨髁的关节盂。

　　后弓的上关节面有横行的椎动脉沟，其后方有一粗糙的隆起为退化的棘突，称为后结节。第 2 颈椎有明显膨大的齿状突，它是寰椎（第 1 颈椎）的中央核骨化融合的产物。齿状突为一圆锥形骨质结构，向上延伸几乎到达斜坡的下终板。齿状突的前、后面各有 1 个关节面，分别与寰椎前弓、横韧带相连接（图 3-4）。齿状突的两侧各有两个圆形关节面以承担颅骨重量。

　　第 2 颈椎的上关节面覆盖椎体的外侧、下侧及后方，位于椎间盘及关节两大承重结构之间。其横断面扁平微凸，在左侧位 X 线片中，可见骨密质的薄条边缘。后弓与椎体看似不相称，是由于它需将附着在第 2 颈椎上的肌肉组织的压力分散。它的横突很短，椎弓板呈直角，棘突通常长而粗壮[1-7]。

　　为安全地实施脊柱微创介入操作，熟悉脊柱的四个基本结构非常重要：即神经孔、后关节突关节、交感神经系统和脊神经。

3.3.1　神经孔

　　神经孔亦被称为"椎间孔"。其内主要包含神经组织（前运动神经根、后感觉神经根及其神经节）、血管和少量脂肪细胞（分布在上部神经孔）。神经孔的分界清晰，后壁由关节床、前壁由椎体和椎间盘后缘、上壁由上方椎体的椎弓根下缘、下壁由下方椎体的椎弓根上缘构成。在颈椎水平，神经前根与椎动脉伴行，位于椎间孔下方，血管和脂肪组织则位于其上方（图 3-5a）。在胸椎水平，血管与神经位

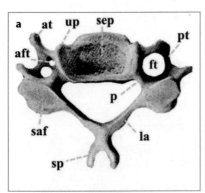

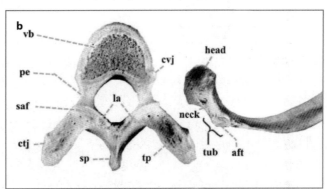

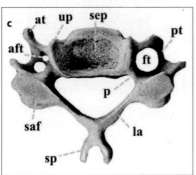

图 3-2　颈椎轴位观（a）、背侧部分结构（b）及颈部结构（c）。上方椎骨的终板（sep），钩状突（up），横突前结节（at），横突后结节（tp），棘突（在颈椎分叉）（sp），椎板（la），副横突孔（aft），椎弓根（p），横突孔（ft），椎体（vb），肋横突关（ctj），肋椎关节（cvj），肋结节（tub），横突关节面（aft），乳状突（mp），椎管（sc）。

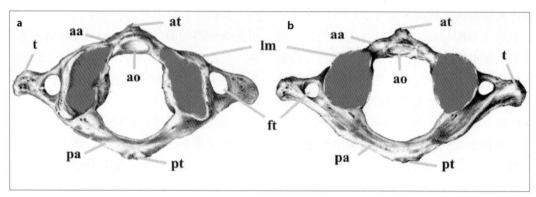

图 3-3 寰椎上面观（a）及下面观（b）。C2 齿状突关节面（ao），前弓（aa），后弓（椎弓根）（pa），切迹（lm）椎动脉与横突孔 / 静脉（ft），后结节（pt），前结节（Pt），横突（t）。（见彩图）

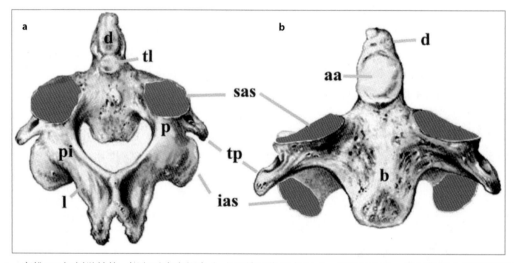

图 3-4 寰椎 C2 解剖学结构：侧方后床突视角（a）和前后位视角（b）。齿状突（d），横韧带经由齿状突切迹（后关节面）（tl），寰椎前关节面（aa），上关节面（sas），下关节面（ias），椎弓峡部（pi），椎弓根（p），椎板（L），横突（tp），C2 椎体（b）。（见彩图）

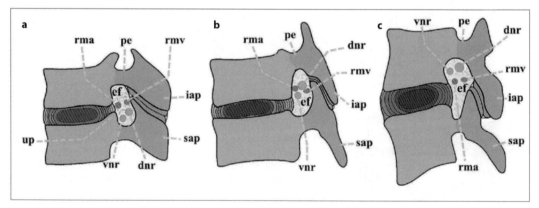

图 3-5 颈椎（a）、胸椎（b）和腰椎（c）神经孔矢状面分布简图。腹侧神经（vnr），背侧神经根（dnr），硬膜外脂肪（f），钩突（up），脊髓动脉（rma），脊髓静脉（rmv），上关节突（sap），下关节突（iap），椎弓根（pe）。（见彩图）

于椎间孔中部（图 3-5b）。而在腰椎水平位于椎间孔上方（图 3-5c）。

这些神经组织（尤其是位于颈部部分）由众多小静脉包绕，CT 增强扫描时在硬膜外可清晰显影，作为标记结构。颈部神经根从 C1 开始计数，第一节神经根由枕骨与 C1 之间行走出椎管，C8 神经根位于 C7-D1 神经孔。因此，胸腰部的神经节与其同序数椎体往下错开一节（C12 神经节位于 D12-L1，而 L5 神经节位于 L5-S1）。其神经孔的倾斜角与矢状面成不同角度。其倾斜角在颈部为倾向前外侧方的锐角而在胸腰部角度较大，倾向外侧方[8-9]（图 3-6）。

3.3.2　后关节突关节

在颈椎水平，关节突起呈圆柱状并与水平面呈 45° 角。关节突起表面为倾斜向下 45° 的关节面。在侧位 X 线上单个关节突呈圆锥状，而相邻关节面的投影类似平行四边形；在其他 X 线投照位上关节突呈椭圆形。在胸椎水平，关节面表面平坦，且直接与下方关节面的下后方相接。在腰椎水平，关节突呈扁平状，位于椎板与椎弓根结合处，在横空后方。上关节突垂直观构成的关节面朝向内侧，覆以软骨。其外侧背部可有小的骨隆突，称为乳状突。下关节突位于椎板下缘，斜向后下方。

下关节突的凸面与下一节椎体的上关节突相对。在 L1-L5，它们之间在矢状面呈一递

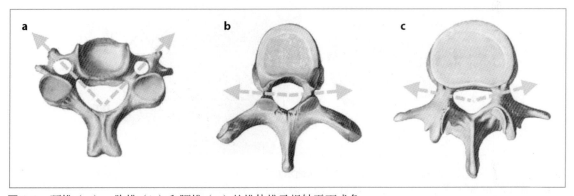

图 3-6　颈椎（a）、胸椎（b）和腰椎（c）的椎体椎弓根轴平面成角。

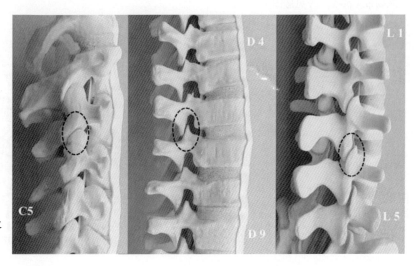

图 3-7　经胸椎脊髓侧面观及腰椎关节面的斜面观。

增的夹角，在 L1–L4 形成近似矢状面的直线，而在 L4–L5 及 L5–S1 呈近似冠状面的直线。然而，相邻椎体间或同一腰椎的两个关节面角度通常会不同。在 L4–L5 及 L5–S1 关节面，70% 的右侧关节面比左侧更靠前[10-13]，而在矢状面，关节面的方向更加垂直（图 3–7）。这一点在进行该部位的介入操作时要特别注意。内关节腔含有关节滑液，通常与炎症反应有关。滑膜皱襞于关节表面延伸，当其发生炎症时可引起疼痛，关节面被相互交叉的关节软骨覆盖，被关节囊包绕。总的来说，关节面由前至后、由内而外包绕关节。关节突为附于其上的囊状

结构，被黄韧带及后纵韧带侧方包绕。椎体含有两个关节凹，上方的一个位于前部，接近椎管与神经组织，与脊神经孔相沟通（图 3–8）。

此外，椎体中还可见两个小的凹面，它们位置不固定，可延续于整个关节面，称为前内侧凹与后外侧凹[14]。关节凹的大小取决于附着的椎体。腰椎的椎体依次前凸，导致上关节面逐渐增宽，而脊柱后凸则会致使后关节面逐渐增宽。因此，在进行下关节面的穿刺时，通常会在患者腹部加垫枕头以减少关节后凸的程度。

脊柱后关节突的神经支配丰富而复杂（图 3–9）。每一侧均由身体同侧对应同一级的脊

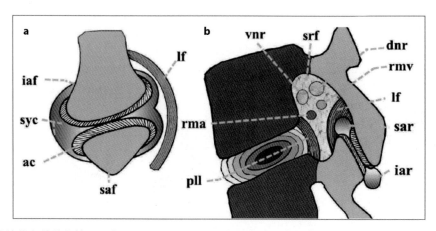

图 3-8 腰椎关节突关节的轴面示意图（a）和 矢状面示意图（b）。黄韧带（lf），关节突关节后上表面（saf），下关节面后表面（iaf），关节面关节软骨（透明）（ac），棘突后关节面的滑膜及关节囊韧带（syc），上关节凹（sar），下关节凹（iar），上神经孔凹（srf），背侧神经根（dnr），腹侧神经根（vnr），脊髓动脉（rma），脊髓静脉（rmv），后纵韧带（pll）。（见彩图）

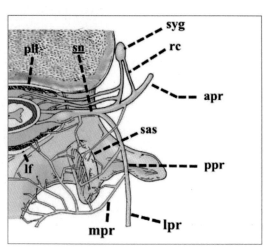

图 3-9 关节面及脊神经的神经支配。交感神经节（syg），神经分支（rc），前主支（apr），后主支（ppr），内侧支（mpr），后外侧支（lpr），后纵韧带（pll），黄韧带（lf），上关节面（sas），脊神经（sn）。（见彩图）

神经分支发出的感觉神经分支。感觉神经分支由上述脊神经发出。

3.3.3　脊柱的交感神经系统

脊髓前角的前神经节细胞经由脊髓前根发出，通过灰质交通支形成交感神经干。神经冲动可引起平滑肌细胞（包括肠道、支气管、血管等的肌层）的收缩，产生分泌作用（腺体），或者结缔组织的营养作用。两条交感神经节延续于颅骨，延伸至尾骨，产生分支。本章不再进行关于交感神经及脊神经的详细叙述。

3.4　脊柱的影像学解剖

3.4.1　颈椎

颈部的影像学检查包括经口进行前两节颈椎椎体的摄片，以及对低位颈椎的前后位、左侧位、斜位摄片。

经口摄片可以最大限度地减少面部骨骼结构的重叠伪影。经口中央 X 线光束经由枕骨隆突（或稍低于）。球管倾斜的程度可显著影响齿槽的显影，微小的位置变动均可引起枕骨的重叠显像，因而摄片操作时需要仔细校正。寰椎的放射解剖学结构由中线依次向外的是：齿状突、寰椎侧块、横突。C1 的下关节面轮

廓分明、下外侧角锐利。C1 的前椎板投影于侧块里形成不透明的光圈。在侧块内面，与横韧带相接的结节清晰可见。C2 椎弓根投射到椎体使椎体外部呈凹陷表现。因投射到椎体里使 C2 后弓和棘突清晰显示。C1 的上关节面与枕骨髁的显示情况或多或少与下颌骨及枕骨（的显示）有关（图 3-10）。

C3-C7 分别可以从前后位、左侧位及左右 45° 斜位来检查。

前后位：C3-T1 的前后位片显示出其椎体、椎间隙、钩状突及钩椎关节（图 3-11）。由于方向关系，其椎弓根通常显示欠清，有时可在椎体上、下缘见到细小的环形致密影。两侧后弓的上下缘一般难以区分，而棘突显像明显。椎体在钩状突及钩椎关节的衬托下清晰可见，而关节突由于重叠及位置角度关系，显影不清晰，在椎体边缘呈现类似"象耳状"。第一胸椎及第一肋骨可以清晰显像。由于气管-咽部-喉部投影，会厌部和喉部软骨的透光性差以及舌骨、脊柱相重叠的影响，在 C4、C5 段常可见伪影。

左侧位：椎体与椎间隙显示清楚。寰椎前弓、后弓轮廓可见，前者类似印戒结构，后者皮质清晰显影。

成人齿状突与前弓直接的距离通常小于等于 2.5mm。侧块因投影于齿状突上故难以分辨。

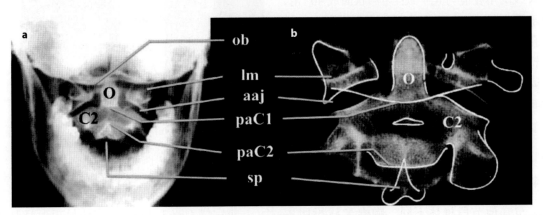

图 3-10　枕骨 - 脊柱水平 X 线片表现（a）及骨骼解剖学特点（b）。齿突尖部（dens）（O），C2 椎体（C2），枕骨（b），C1 侧块（lm），寰枢关节（aaj），C1 后弓（下缘），C2 后弓（上缘），C2 棘突（sp）。

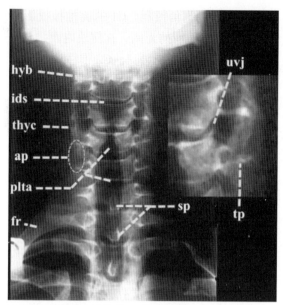

图 3-11 颈椎前后位的 X 线片表现。舌骨（hyb），钩椎关节（uvj），椎间盘（ids），甲状软骨（thyc），气管隆突（plta），横突（tp），关节突（ap），棘突（sp），第一肋（fr）。

正常 C2 椎体后缘与齿状突水平相连，有时亦可形成一定角度。在寰枕关节下方水平，椎体呈矩形排列，前下方因与横突重叠状如"鸟嘴"。椎体后方关节突呈平行四边形，关节突后方为椎板投影，构成"棘突椎板间隙"（可用来评估椎管的狭窄程度）。椎板后方为棘突，C1 棘突不存在，C6、C7 棘突比较发达（图 3-12）。

45° 斜位：通常用来评估椎间孔，因而检查 X 线的角度应与其一致：与额状面成 40° 角，与水平面呈 15°～ 20° 角。在这个投影上，椎间孔呈卵圆形，前方被椎体后外侧角、椎间盘及钩突切分，后方被关节突分隔。同侧椎弓根在同侧斜位检查时显示清晰。对侧椎板投影于椎间孔时而同侧椎板呈几乎垂直的致密阴影。关节面关节突与卵圆形的椎间孔重叠而显影不清。棘突在其后方可见 [2]（图 3-13）。

3.4.2 胸椎

与其他节段椎体不同，胸椎 X 线投照主要是前后位与左侧位两个位置。在某些情况下，

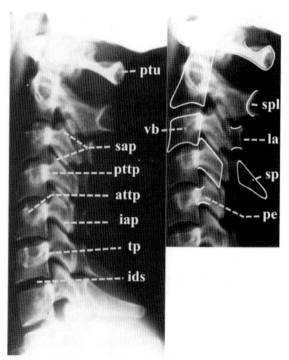

图 3-12 颈椎左侧位片。C1 后弓后方结节（ptu）。横突后结节（pttp），横突前结节（attp），后关节面上关节突（椎骨关节突）（sap），后关节面下关节突（椎骨关节突）（iap），椎板（la），椎弓根（pe），脊椎板层（spl），横突（tp），椎间盘（ids），棘突（sp），C3 椎体（vb）。

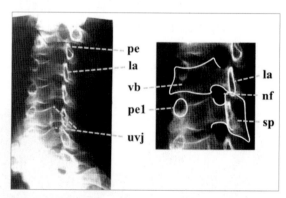

图 3-13 颈椎斜位 X 线片。椎弓根（pe），椎板（la），椎体（vb），神经孔（nf），棘突（sp），钩突关节（uvj）。

可根据此类透照方法细化透照角度，以重点观察胸椎椎体及椎体间隙。

前后位（图 3-14a）：椎体呈矩形且其体积随节段的增加而增加。其终板规则而侧方轻

度凹陷。椎弓根形态变化较大，以圆形常见，投影于椎体的上半部分，并贴近外上角，其大小随胸椎序数的增大而增大，在 T1 最小而到 T11-T12 最大。各个椎体间的椎弓根间距基本恒定。棘突投影于椎体下方。胸椎的椎间隙也基本恒定不变。影像图片最难区分的解剖结构为：椎弓板上缘（在正位上与下位椎体的上终板相重叠）、上下关节面和横突（与肋骨头位置重叠）。

左侧位（图 3-14b）：椎体呈矩形且终板轻度凹陷。椎体前缘垂直或者轻微凹陷，后缘垂直但较前缘显示差。椎弓根扎根于椎体上半部分，其上缘几乎与椎板上端相延续，其下缘内凹。椎间孔呈卵圆形。关节突正位于椎间孔之后，构成一等腰三角形。同一椎间隙的前、后高度基本保持一致，但椎间隙的高度随胸椎序数的增大而增加。由于同肋骨、肺部等组织重叠，胸椎的棘突、横突、下关节面等结构较难分辨[10]。

3.4.3　腰椎

前后位：椎体呈矩形，侧方常内凹。腰椎椎体的影像常因摄片角度而变化。在前后位上，椎弓根投影于椎体的外上角且两侧对称，勾画了椎管的外侧缘。从 L1-L5 其椎弓根距离依次递增。

识别棘突底部椎板深部间隙（inter-apofiso-laminar space）十分重要。此间隙由两相邻脊椎形成类似于钻石形结构，它从上节脊椎的椎板和棘突底部向下延伸至下节椎体的椎板上缘，其边缘以关节突内表面为界。该结构从 L1-L5 依次递增，对于评估椎管狭窄十分重要（图 3-15a）。椎间隙由椎间盘组成，表现为一条透明带。有时，此透明带的高度因椎间盘的钙化或由于椎间盘内气体积聚造成椎间盘空泡变性加重而减小。

左侧位（图 3-15b）：椎体呈四边形排列，骨松质与骨皮质界限分明。其椎体前缘基本平直或轻微前凹，椎体后缘内凹（有时比较明显）。

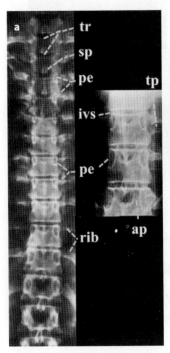
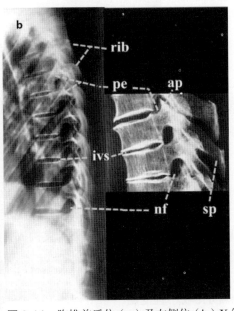

图 3-14　胸椎前后位（a）及左侧位（b）X 线片。气管（tr），棘突（sp），椎弓根（pe），椎间隙（ivs），横突（tp），关节突（ap），椎体（vb），神经孔（nf）。

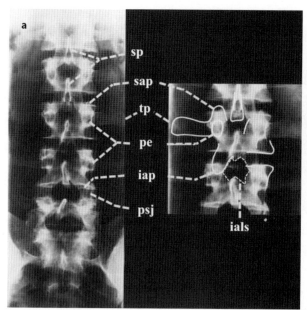
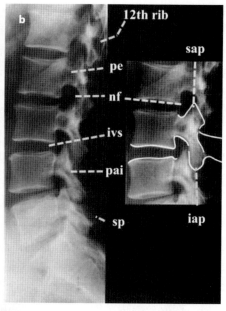
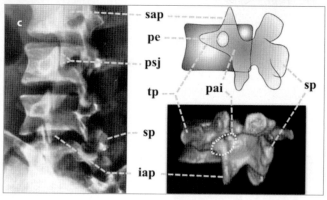

图 3-15 腰椎投影前后位（a）、左侧位（b）及斜位（c）X 线片。内乳突板层（ials），横突（tp），第 12 肋骨（12th rib），椎弓根（pe），椎间隙（ivs），棘突（sp），下关节突（iap），上关节突（sap），椎弓峡部（pai），椎体（vb），神经孔（nf），后关节面（椎骨关节突）（psj）。（见彩图）

L5 椎体后缘呈轻度楔形改变。关节突上、下缘完全重叠，轻度内凹。后关节突相互重叠组成不透明的圆柱状结构，使上、下关节突容易辨认。椎间孔在前方由椎间盘、椎体后缘，后方由关节突表面，以及上位脊椎的下缘和下位椎体的上缘包绕而成。

左侧位（局部点片）：L1-L4 椎间孔形态规则，呈长圆柱形，其大小从上到下减小，由于后方关节突挤压而形成小的切迹。因为与其他椎间孔方位不同，L5-S1 椎间孔较小且变扁平。在正位上，椎间孔的缩小主要由于棘突的先天发育不良、后关节面的过度增生、关节系统病变或脊柱的退变所致。椎间孔的减小（或由椎弓根肥大）可作为椎间盘退变的标志。

斜位（图 3-15c）：主要目的为显示腰椎后弓的峡部和后关节面。在斜位上形成典型的"苏格兰狗"征象：面部由横突构成，耳朵由上关节突投影构成，眼睛由椎弓根构成，前腿由下关节突构成，身体由椎板构成。

3.4.3.1 腰椎的解剖学变异

为减少介入治疗中并发症的发生，了解腰椎结构的解剖学变异十分重要[12]。这些变异在表 3-1 中列出。

表 3-1　腰椎的解剖学变异

- L1 胸椎化。L1 横突延长呈类似肋骨状，可为单侧或双侧
- 横突及关节突永存骨骺。该现象常见于远侧横突或关节面
- 椎体永存骨骺。该现象常见于 L1 椎体，少见于 L2、L3 椎体，应注意同椎体外伤相区别
- "椎体血管窗"。已被证实是 X 线前后透光性不一致造成
- 平行于终板的终板下线状致密阴影，此结构类似于长骨的干骺端（起着生产带的作用）
- 腰椎茎骨突隆起。由于茎骨突隆起增生位于乳头状突之前，上关节突之后。在正位片上呈现为横贯上关节突（穿过横突）的长短不一的长骨状结构
- 椎弓根或者椎关节组织肥大增生可引起椎管狭窄
- 由于乳状突增生肥大而在"苏格兰狗"征象的典型 X 片中出现"项圈征"
- L5 的部分或完全骶化。该现象较为普遍，由于肥大增生的横突（可为 L5 单侧或双侧）与骶骨融合所致。L5 骶化与 S1 腰化之间的区别界限尚不清晰，需从整个脊柱层面进行精确的定义

3.5　介入操作中患者体位及穿刺路径

　　经皮穿刺路径的选择取决于靶点的位置及深度。为方便操作和保障安全性，应尽可能选取一条距离近、又可避开重要解剖学结构的路径。了解卧位时的体表定位非常有助于 X 线引导下的经皮操作（图 3-16）。俯卧位最经常使用，几乎可涵盖整个背部及腰骶部的穿刺路径。于患者腹部下方放置枕头可减轻腰椎前弯，利于大多数椎间盘的进针入路和抵达关

突关节滑膜。卧位时，皮肤进针点通常位于后外侧且旁开棘间正中线一定距离（在某些特殊病例中与中线重合）（图 3-17a）。侧卧位也时常用到，特别是在进行腰骶部的椎间盘操作时 [13-15]。在患者侧位情况下，在其腰肋下垫放枕头可使椎体于正中面排列整齐（图 3-17b）。在颈椎的操作中，仰卧位、头部轻度后仰为最常用的姿势。突出的胸锁乳突肌肌束可作为下方椎体定位的标志（图 3-18）。

　　经口途径作为在第二颈椎的入路被外科医生应用多年 [16-19]。而近年来该路径常被用于经皮颈椎椎体成形术来治疗骨质疏松或椎体肿瘤

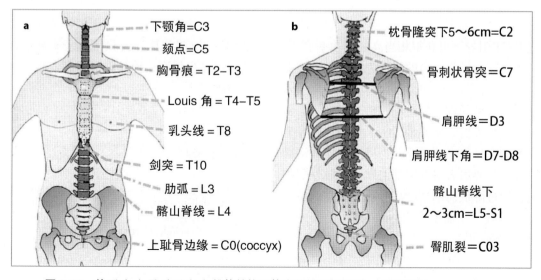

图 3-16　前面（a）及后面（b）椎体结构于体表的投影标记点。（见彩图）

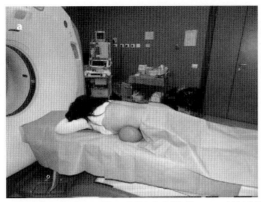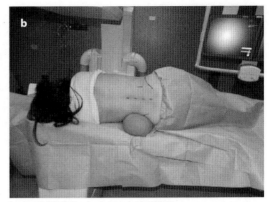

图 3-17　胸椎 – 腰椎 – 骶骨穿刺体位。显示俯卧位（a）及侧卧位（b）。（见彩图）

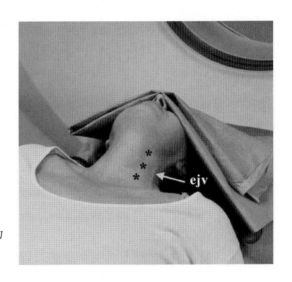

图 3-18　C3–C7 颈椎穿刺时的体位。图示箭头为颈外静脉（ejv）。（见彩图）

造成的椎体压缩性骨折。C2 椎体成形术在 X 线或者 CT 引导下可获得相当高的成功率[20-24]。

经皮穿刺风险较高的位置为高位胸椎或者颈 – 胸结合部位，主要原因是肩胛骨的重叠效应及高位胸椎的椎弓根过小。由于同椎管、胸膜腔及心脏大血管的关系紧密，椎体及椎旁软组织的清晰显影十分重要，为提高其显影清晰度，往往需要患者采取肘部前屈、上肢外展等措施。通过降低肩部高度而显著减少左侧位上的结构重叠，从而使 T2 显示清晰、使经皮穿刺更加准确[25]。

当应用 CT 引导经皮穿刺时，可让患者采取"游泳者姿势"以减少因 X 线束的角度在颈胸产生的伪影（尤其当颈部短粗情况下）。患者仰卧于 CT 机床，一只手枕于头部下方。该体位可减少伪影，使颈胸部的病变组织显示更为清晰[26-27]。

（刘凯　印于　译　陈珑　校）

参考文献

1. Rabischong R, Salvolini U (1987) La "logica" anatomica dell'imaging vertebro-nevrassiale. In: Pistolesi GF, Bergamo Andreis IA (eds) L'imaging diagnostico del rachide. Cortina, Verona 110–120
2. Rabischong P (1989) Anatomie functionnelle du rachis et de la moelle. In: Manelfe C (ed) Imagerie du rachis et de la moelle. Vigot, Paris, 109–134
3. Koritke JG, Sick H (1983) Atlas of sectional human

anatomy. Urban & Schwarzenberger, Baltimore-Munich, pp 65–95

4. Zaccaria F, Marinozzi G, Nesci E, Santoro A (1973) Atlante fotografico a colori di Anatomia macroscopica dell'uomo. Dr. F. Vallardi Società Editrice Libraria, Roma, pp 75–90

5. Lambertini G (1968) Manuale di Anatomia dell'uomo. Piccin Editore, Padova pp 115–135

6. Newton TH, Potts DG (eds) (1983) Modern neuroradiology volume 1: computed tomography of the spine and spinal cord. Clavadel Press, San Anselmo

7. Jinkins JR (2000) Atlas of neuroradiologic embryologic anatomy and variants. Lippincott Williams & Wilkins, Edinburgh, pp 15–25

8. Harnsberger HR, Salzman KL, Osborn AG, Ross JS, Macdonald AJ (2006) Diagnostic and surgical imaging anatomy: brain, head and neck, spine. Amirsys, Salt Lake City, pp 2–4

9. Ebraheim NA, Haman ST, Xu R, Yeasting R (1998) The anatomic location of the dorsal ramus of the cervical nerve and its relation to the superior articular process of the lateral mass. Spine 23:1968–1971

10. Runge M (1988) Rachis dorsal. Encycl Med Chir (Paris, France), Radiodiagnostic 1, 30650 B10.12-1988

11. Runge M (1988) Rachis lombar. Examen radiographique standard. Encycl Med Chir (Paris, France), Radiodiagnostic 1, 30600 A10.12-1988

12. Runge M (1988) Rachis lombar. Données anatomique. Encycl Med Chir (Paris, France), Radiodiagnostic 1, 30650 A10.12-1988

13. Fabris G, Lavaroni A, Leonardi M (1991) Discography. Del Centauro, Udine

14. Benoist M, Deburge A, Busson J. (1984) La chimonucleolyse dans le traitment des sciatique par hernie discale. La Press Medicale 13:733–736

15. Boneville J-F, Clarisse J (1984) Radiologie interventionelle. In: Manelfe C (ed) Imagerie du rachis et de la moelle. Vigot, Paris, 761–784

16. Bonney G, Williams JP (1985) Trans-oral approach to the upper cervical spine. A report of 16 cases. J Bone Joint Surg Br 67:691–698

17. Merwin GE, Post JC, Sypert GW (1991) Transoral approach to the upper cervical spine. Laryngoscope 101:780–784

18. Menezes AH, VanGilder JC (1988) Transoral–transpharyngeal approach to the anterior craniocervical junction: ten-year experience with 72 patients. J Neurosurg 69:895–903

19. Fang HS, Ong GB, Hodgson AR (1964) Anterior spinal fusion: the operative approaches. Clin Orthop 35:16–33

20. Jensen ME, Evans AJ, Mathis JM, Kallmes DF, Cloft HJ, Dion JE (1997) Percutaneous polymethylmethacrylate vertebroplasty in the treatment of osteoporotic vertebral body compression fractures: technical aspects. Am J Neuroradiol 18:1897–1904

21. Martin JB, Gailloud P, Dietrich PY et al (2002) Direct transoral approach to C2 for percutaneous vertebroplasty. Cardiovasc Intervent Radiol 25:517–519

22. Gailloud P, Martin JB, Olivi A, Gailloud P, Martin JB (2002) Transoral vertebroplasty for a fractured C2 aneurysmal bone cyst. J Vasc Interv Radiol 13:340–341

23. Tong FC, Cloft HJ, Joseph GJ Rodts GR, Dion JE (2000) Transoral approach to cervical vertebroplasty for multiple myeloma. Am J Roentgenol 175:1322–1324

24. Arra S. Reddy, Mary Hochman, Shaun Loh et al (2005) CT guided direct transoral approach to C2 for percutaneous vertebroplasty. Pain Physician 8:235–238

25. Bayley E, Clamp J, Bronek MB (2009) Percutaneous approach to the upper thoracic spine: optimal patient positioning. Eur Spine J 18:1986–1988

26. Kane AG, Reilly KC, Murphy TF (2004) Swimmer's CT: improved imaging of the lower neck and thoracic inlet. Am J Neuroradiol 25:859–862

27. Bartynski WS Whitt DS, Sheetz MA, Jennings RB, Rothfus WE (2007) Lower cervical nerve root block using CT fluoroscopy in patients with large body habitus: another benefit of the swimmer's position. Am J Neuroradiol 28:706–708

第 4 章

脊柱疾病的临床评估

Luigi Genovese , Pasqualino De Marinis

4.1　引言

　　临床表现的准确评估是脊柱神经疾病诊断的基础。临床和神经影像评估的完全一致方可保证对疾病的正确诊断和最佳治疗方案的制订。

4.2　临床检查

　　临床评估是通过神经影像学和神经生理学检查手段达到明确诊断的目的，包括准确记录病史资料的病历和神经系统检查。

4.2.1　病史

　　收集准确的病史是非常重要的，应该包括查明：

- 癌症病史；
- 症状持续时间；
- 外伤史；
- 感染史；
- 心理和社会因素。

4.2.2　神经系统检查

　　脊柱疾病包括脊髓病变和（或）神经根病变。病变远端肌肉的瘫痪和伴有反射亢进、张

L. Genovese（✉）：
Neurosurgery Unit, A. Cardarelli Hospital,Naples, Italy
email: luigi_genovese@hotmail.com

力过高的痉挛是上运动神经元受累的征象。沿神经根分布的肌张力减低、反射减弱和肌力低下是典型的下运动神经元损害的征象。最常见的症状是疼痛，其特征和分布对确认病变的类型和平面有所帮助。Byrne 等（见参考文献）认为疼痛可以分为五种类型：

- 局部深部痛：运动时可加剧，见于脊椎退行性变和转移性病变。
- 牵涉痛：伴随局部痛，见于慢性脊椎退行性变，呈累及肩部和胸部的弥漫性、令人讨厌的疼痛。
- 根性痛：急性的刺痛，常伴有感觉异常。这种疼痛是由压迫 / 刺激背侧神经根引起的，并且按照神经根分布。疼痛的原因可能是椎间盘疝出、转移性肿瘤或者神经鞘瘤。
- 伴有睾丸牵扯痛的神经痛：常常扩散到躯干和四肢。这是因为髓内传导途径的敏感性改变所导致。例如典型的低头曲颈触电样征（Lhermitte 征）。见于脊髓空洞症、髓内肿瘤和脊髓炎。
- 肌肉痉挛: 导致颈部疼痛的最常见原因，常表现为颈部运动受限和神经压痛点（Valleix点）阳性。

　　以上疼痛可伴有不同程度的感觉功能异常（感觉异常，感觉迟钝，麻木）和无力。

4.3 颈椎

4.3.1 上段（C0-C4）

表现的症状取决于参与的解剖结构（延髓、上颈髓、后组颅神经、颈神经根、血管）。许多症状和体征比较隐蔽，甚至会引起错误的定位，如：

- 颈部疼痛，颈部活动受限；
- 眩晕；
- 基底型偏头痛；
- 眼球震颤；
- 吞咽困难；
- 耳鸣；
- 听力受损；
- 四肢瘫痪、下肢瘫／单肢瘫；
- 感觉异常。

4.3.2 中下段（C5-T1）

颈椎疼痛和肌肉痉挛常位于颈部的后部区域。

病变症状取决于所涉及的层面。C5-C6 层面的病变会引起肩膀、手臂外侧、前臂、拇指和示指的疼痛，三角肌、肱二头肌和旋后肌的麻痹和发育不良，二头肌、茎突桡骨反射的减弱。C7 层面的病变会引起手臂和前臂以及第二、第三和第四个手指的后表面疼痛和感觉功能消退，肱三头肌、指伸肌和大鱼际肌的麻痹和发育不良，肱三头肌腱反射的减弱。C8-T1 层面的病变临床表现是手臂、前臂及第四和第五手指的内侧疼痛和感觉功能减退，指屈肌、小鱼际肌的麻痹和发育不良及前臂旋前反射的减退（表4-1）。

其他症状的主要特征就是上下肢麻痹性痉挛的中心低于被压缩的层面，膀胱直肠的感觉减退和功能障碍。

4.4 胸椎

脊柱的疾病包括骨性病变和脊髓病变。骨性病变主要有：畸形、关节病、椎间盘疝出、创伤性骨折、脊椎肿瘤和感染等。脊髓疾病包括肿瘤（硬膜外、硬膜内髓外、髓内）、脊髓畸形、脊髓空洞症。病变的体征和症状包括疼痛、麻木以及运动和感觉障碍。

胸椎病变综合征主要表现为束带样疼痛、肋间肌萎缩性麻痹和能够帮助判断脊髓病变平面的腹壁反射受抑制现象。T4 水平面与乳腺区的感觉障碍有关；T6 水平面与剑突区的感觉有关；T9-T10 水平面与脐周区的感觉有关；T12 水平面与腹股沟区的感觉有关。上腹壁的反射抑制与T7-T8感觉平面有关，中间腹壁的反射抑制与T9-T10感觉平面有关；下腹壁的反射抑制与T11-T12感觉平面有关。

其他症状有痉挛性截瘫，感觉减退以及膀胱和肠道功能紊乱。

4.5 腰椎

退化、外伤、肿瘤性、感染性或精神性疾病都可累及腰骶段。腰骶段疾病的临床评估比较困难，因为椎体的节段与脊髓节段水平及相关皮肤感觉平面并不一致：脊髓在 L1-L2 水

表4-1 颈椎间盘综合征的特点

	疼痛部位	乏力	反射减弱	感觉缺失
C4-C5	肩部	三角肌		肩部
C5-C6	上臂，前臂桡侧	肱二头肌	肱二头肌	上臂，拇指，前臂桡侧
C6-C7	示指，中指	肱三头肌	肱三头肌	示指，中指

平结束，然后各神经根继续向尾侧延伸，垂直向下至神经孔，因此脊髓神经损伤的定位更为复杂。疼痛仍是最常见的症状，其次是感觉和运动障碍。根据脊髓层面与椎体层面不一致，概述其临床体征如下。

T11 椎体的病变：主要涉及 L1 和 L2 脊髓节段及 T11、T12、L1、L2 的神经根。病变的症状是腹股沟区及大腿前外侧的疼痛和感觉异常，提睾反射的减弱，腰肌和股四头肌张力减退及肌肉发育不良。其他症状是痉挛性截瘫和括约肌功能障碍。

T12 椎体的病变：主要涉及 L3、L4 和 L5 脊髓节段及腰神经根。病变的症状是大腿前部及腿部的疼痛和感觉功能减退，股四头肌和内收肌张力减退及发育不良，髌反射减弱。其他症状主要有跟腱反射亢进、巴宾斯基征以及早期严重的括约肌功能障碍。

L1 椎体的病变：主要涉及 S1、S2 和 S3 脊髓节段以及腰骶神经根受损。临床症状为：小腿和肛周疼痛，坐骨神经痛，肛周及生殖器感觉迟钝，小腿和坐骨神经区域的运动神经及营养障碍，髌反射及跟腱反射减弱，括约肌失禁，阳痿。

骶髓节段的病变：这是导致脊髓圆锥综合征与括约肌失禁以及肛周生殖器和臀部的麻木、运动障碍的原因。

L1 椎体以下的病变：腰骶神经根受累。

神经根病变常被认为是与骨 – 椎间盘 – 椎间关节退变相关的综合征，特别是椎间盘疝出和椎管狭窄。最普遍的神经根病按照递增的顺序排列与相应的症状详述如下（表 4-2）。

- L4 神经根病：大腿前部和内踝的疼痛和麻木，股四头肌的乏力和膝关节伸直障碍，膝反射减弱。

- S1 神经根病：下肢后部的疼痛及麻木，腓肠肌及双足跖屈肌乏力，足外侧的感觉缺失，以及跟腱反射减弱。

- L5 神经根病：下肢后外部的疼痛，胫骨肌及双足背屈的伸拇长肌乏力，足背的感觉缺失，无腱反射改变。

- 马尾神经综合征是由多神经根参与的病变，其特点是弛缓性截瘫，双侧髌反射和跟腱反射消失，大腿后上部和会阴部感觉减退（类似"鞍麻"后表现），括约肌失禁和阳痿。

4.6 结论

临床评估对脊柱疾病的正确诊疗是非常重要的。准确的病史资料能提供与病因有关的潜在信息；体格检查（感觉功能和运动功能检测，反射）可以提供与病变的水平和类型有关的信息。临床表现和检查结果之间完全一致能确保正确的诊断和诊疗方案的制订。

表 4-2　腰椎间盘综合征的特点

	疼痛部位	乏力	反射减弱	感觉缺失
L3–L4	大腿前侧	后下部	髌反射	内踝
L4–L5	下肢后侧	伸拇长肌，胫骨前肌		
L5–S1	第二趾，中趾	腓肠肌	跟腱反射	足外侧

（李沛城 刘凯 译　陈珑 校）

参考文献

Bassewitz HL, Fischgrund JS (2003) Thoracic degenerative disc disease. In: Vaccaro AR, Betz RR, Zeidman SM (eds) Principles and practice of spine surgery. Mosby, Philadelphia, p 333–345

Byrne T, Benzel E, Waxman S (2000) Clinical pathophysiology of spinal signs and symptoms. In: Byrne T, Benzel E, Waxman S (eds) Diseases of the spine and spinal sord. Oxford University Press, Oxford, p 40–90

Hanson MR, Galvez N (2005) Neurological evaluation of the cervical spine. In: Clark CR (ed) The cervical spine, 4th edn. Lippincott Williams & Wilkins, Philadelphia, p 166–174

Lemma MA, Herzka AS, Tortolani PJ, Carbone JJ (2003) Cauda equina syndrome secondary to lumbar disc prolapse. In: Vaccaro AR, Betz RR, Zeidman SM (eds) Principles and practice of spine surgery. Mosby, Philadelphia, p 347–353

Menezes AH (2006) Abnormalities of the craniocervical junction. In: Fessler RG, Sekhar L (eds) Atlas of neurosurgical techniques. Spine and peripheral nerves. Thieme, New York, p 3–11

Patten J (1977) Neurological differential diagnosis. Springer-Verlag, New York

Perez-Cruet MJ, Samartzis D (2006) Lumbar degenerative disk disease. In: Fessler RG, Sekhar L (eds) Atlas of neurosurgical techniques. Spine and peripheral nerves. Thieme, New York, p 555–566

Post N, Frempong-Boadu AK (2006) Disk disease of the thoracic and thoracolumbar spine. In: Fessler RG, Sekhar L (eds) Atlas of neurosurgical techniques. Spine and peripheral nerves. Thieme, New York, p 378–381

第 5 章

脊柱活检的技术与适应证

Giannantonio Pellicanò, Arturo Consoli, Massimo Falchini , Ernesto Mazza

5.1 引言

脊柱活检的目的是获得椎体或脊椎病变的标本，为细胞学和组织学分析提供生物样品。脊椎活检多用于确定原发性和继发性脊柱肿瘤以及感染性疾病的诊断。

在过去的十年中，随着脊柱微创手术的需求日益增加，包括 MR、CT、X 线透视及超声等引导经皮穿刺活检的影像诊断方法的不断发展，以及工具的改进，经皮穿刺活检已经取代开放性活检。

5.2 脊柱活检的适应证

如上所述，脊柱活检最常用于明确脊柱及椎旁肿瘤或者一些感染性疾病的诊断，而对于一些需要鉴别的代谢性疾病行活检也是有必要的。活检可以区分是脊椎还是椎旁占位，帮助评估不典型或偶发病变，判断不明原因而无影像学特征的孤立性溶骨性椎体病变。在少见情况下，活检可以为一些与其他病变相似的脊柱血管疾病提供鉴别诊断，从而帮助疾病治疗方案的制订及预后的判断[1]。脊柱活检也经常用

G. Pellicano（✉）:
Radiodiagnostic 2-3, Azienda Ospedaliero-Universitaria Careggi, Florence, Italy
e-mail: gianni.pellicano@unifi.it

于脊髓炎、脊柱炎、椎间盘炎及其他一些感染性疾病的诊断。对这些病变进行经皮穿刺活检，不但可以被认为是诊断的金标准，甚至可以通过经皮穿刺活检径路进行治疗。活检的目的是为了进行细胞学和组织学分析，有助于感染的病理学研究。比如化脓性与非结核性椎间盘炎的鉴别非常困难，此时经皮椎体穿刺活检的价值就体现出来了[3-7]。它已经被证明是一种安全、准确、有效的微创手段，具有避免延误诊断的优势[8-10]。经皮穿刺活检对脊柱肿瘤的诊断准确率为 72% ～ 95%，在最近的研究中甚至更高（特别是恶性肿瘤的诊断）[11-14]。经皮椎体活检术不但对于椎体转移瘤的诊断非常有用，而且可以帮助判断尚未明确的原发灶[15]。对于一些代谢性疾病的经皮穿刺活检，如骨质疏松症，还存有较大争议，因为椎体的骨质丢失可以通过 X 线、CT 及 MRI 明确。因此，对于这些患者一般不需要进行活检，但对于骨质疏松症患者可能伴有其他病变的情况下，如溶骨性肿瘤或转移性肿瘤，则需考虑经皮穿刺活检[16]。目前普遍认为胸腰椎的经皮穿刺活检具有重要作用，但骶尾椎活检的优势尚未完全确立[17,18]。

5.3 影像学方法与设备

诊断性影像学设备（包括 X 线、CT、MRI、超声）是引导脊柱活检的基础。MRI 能

够实时监测（MRI 引导下活检），可以进行经皮穿刺路径的多平面分析（开放型磁体和专用设备所必备）。超声也可以进行快速实时的监控和多平面分析，但是骨骼引起的伪影和气体限制了声窗。X 线引导下对经椎弓根途径的穿刺活检特别是胸椎，是比较安全有效的。而 CT 引导是进行穿刺活检的第一选择[19,20]（图 5-1），因为其凭借较高的空间分辨率及轴向位的优势，可以有效引导关键部位的经皮穿刺，减少并发症的发生。

CT 引导下的椎体活检通常在俯卧位进行（少数情况下斜位或侧位）（图 5-2）。通常首先进行初步的层厚 2.5mm 的探测扫描，然后小扫描野检查病灶部位以获得最佳的脊柱影像并控制穿刺针方向（图 5-3），最后确定患者体位。穿刺路径一般与底部垂直，从而方便

侧位时引导穿刺，垂直入路较适用于经椎弓根穿刺（图 5-4）。颈椎的活检通常还需使用造影剂，以确定穿刺路径附近是否有血管。

选择适当的穿刺器材是非常关键的，应根据骨骼病变类型（溶骨性还是成骨性）、部位（颈椎、胸椎、腰椎、尾椎）及检查分析方法（18G 用于组织活检，20G ～ 22G 用于细胞学检测）决定。套管针（4mm 用于腰椎活检，2 ～ 3mm 用于颈胸部）可用于较大的病灶，目前经常使用的是手动或自动的 Tru-Cut® 穿刺针及 14 ～ 20G 穿刺针。

首先在皮肤穿刺点做一个小切口，通过切口成功引入穿刺套管针后，顺时针或逆时针旋转来确保穿刺的安全性及可重复性。在一些影像学设备引导下进行的治疗过程中，椎体活检通常是第一个步骤（图 5-5 至图 5-9），如椎

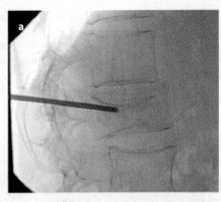
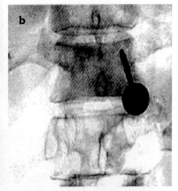

图 5-1　透视引导下的经椎弓根途径穿刺。（a）侧位。（b）前后位。

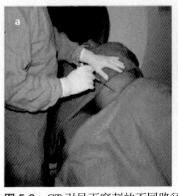
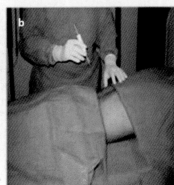
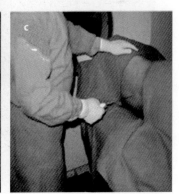

图 5-2　CT 引导下穿刺的不同路径 。（a）斜位。（b）正位。（c）侧位。

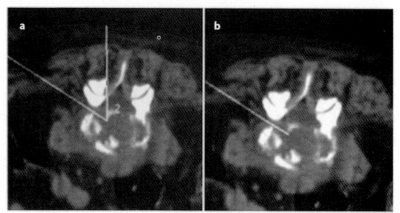

图5-3 （a）CT扫描测量皮肤表面距椎体及椎弓根距离。（b）CT扫描确定穿刺路径正确。

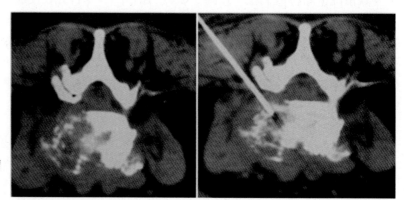

图5-4 CT扫描：椎体内肿瘤的经皮穿刺活检。

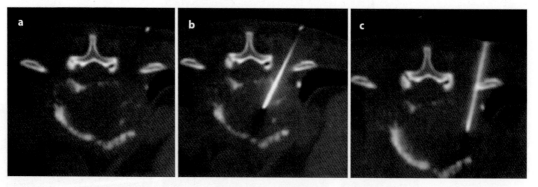

图5-5 CT引导下椎体转移瘤的多次取样。穿刺针的不同位置：（a）皮肤表面，（b）椎体内中央，（c）椎体内左侧。

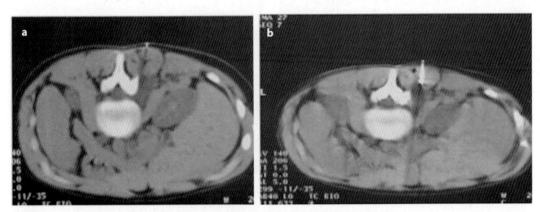

图 5-6　一例椎间盘炎患者液性区的 CT 引导下穿刺。穿刺针所在不同位置：（a）皮肤表面，（b）液性区内。

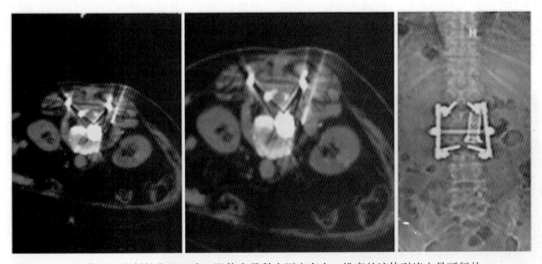

图 5-7　CT 图像显示穿刺针位置正确。即使有骨科内固定存在，椎旁的液体引流也是可行的。

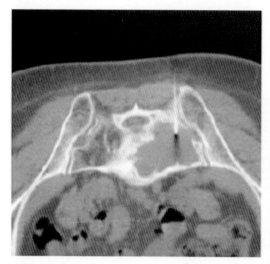

图 5-8   CT 显示穿刺针位于骶椎肿瘤内。

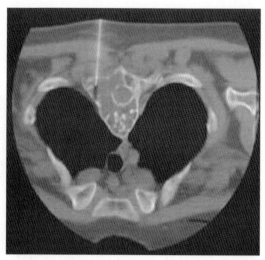

图 5-9   CT 引导下穿刺针置入胸椎肿瘤内。即使邻近胸膜和肺组织，也可在 CT 引导下实施精确而安全的活检。

体射频消融（图 5-10）。当然，操作过程可能会出现一些并发症，比如经背部穿刺活检可能发生血气胸，神经根受损时可能出现脊髓旁血肿、败血症及神经根病。严重的凝血功能障碍，干预血小板功能的药物，肿瘤向硬膜外、硬膜内的扩展，压迫脊髓，严重驼背和不稳定椎体被认为是经皮穿刺活检的绝对禁忌证，需要进一步的评估和处理。尽管如此，CT 引导下经皮穿刺活检仍然被认为是安全有效、价格低廉的方法，并具有较高的诊断价值（图 5-11和图 5-12）。穿刺后患者需要严密观察。

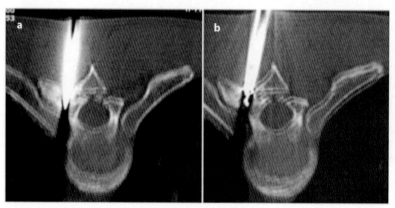

图 5-10   骨样骨瘤经皮射频消融过程中的骨活检。（a）CT 引导下的穿刺针置入，（b）最终穿刺针位置。

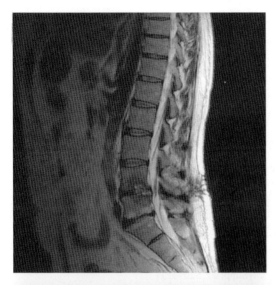

图 5-11　MRI 显示椎间盘外科切除术后，椎间盘内及手术路径的高信号区。

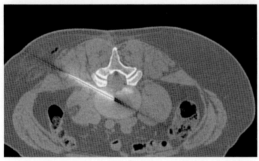

图 5-12　经皮椎间盘活检时测量椎间盘两点距离。（见彩图）

（李沛城　徐云华　译　　陈珑　校）

参考文献

1. Kulcsár Z, Veres R, Hanzély Z, Berentei Z, Marosfoi M, Nyáry I, Szikora I (2012) Rare angioproliferative tumors mimicking aggressive spinal hemangioma with epidural expansion. Ideggyogy Sz 65:42–47

2. Marschall J, Bhavan KP, Olsen MA, Fraser VJ, Wright NM, Warren DK (2011) The impact of prebiopsy antibiotics on pathogen recovery in hematogenous vertebral osteomyelitis. Clin Infect Dis 52:867–872

3. Chew FS, Kline MJ (2001) Diagnostic yield of CT-guided percutaneous aspiration procedures in suspected spontaneous infectious diskitis. Radiology 218:211–214

4. Hadjipavlou AG, Kontakis GM, Gaitanis JN et al (2003) Effectiveness and pitfalls of percutaneous transpedicle biopsy of the spine. Clin Orthop Relat Res 411:54–60

5. Rankine JJ, Barron DA, Robinson P et al (2004) Ther-apeutic impact of percutaneous spinal biopsy in spinal infection. Postgrad Med J 80:607–609

6. Enoch DA, Cargill JS, Laing R et al (2008) Value of CT-guided biopsy in the diagnosis of septic discitis. J Clin Pathol 61:750–753

7. Kornblum MB, Wesolowski DP, Fischgrund JS et al (1998) Computed tomography-guided biopsy of the spine. A review of 103 patients. Spine (Phila Pa 1976) 23:81–85

8. Cottle L, Riordan T (2008) Infectious spondylodiscitis. J Infect 56:401–412

9. Cebrián Parra JL, Saez-Arenillas Martín A, Urda Martínez-Aedo AL, SolerIvañez I, Agreda E, Lopez-Duran Stern L (2012) Management of infectious discitis. Outcome in one hundred and eight patients in a university hospital. Int Orthop 36:239–244

10. Legrand E, Flipo RM, Guggenbuhl P, Masson C, Maillefert JF, Soubrier M, Noël E, Saraux A, Di Fazano CS, Sibilia J, Goupille P, Chevalie X, Cantagrel A, Conrozier T, Ravaud P, Lioté F; Rheumatology Network Organization (2001) Management of nontu-

berculous infectious discitis. treatments used in 110 patients admitted to 12 teaching hospitals in France. Joint Bone Spine 68:504–509

11. Brugieres P, Gaston A, Heran F et al (1990) Percutaneous biopsies of the thoracic spine under CT guidance: transcostovertebral approach. J Comput Assist Tomogr 14:446–448

12. Saad RS, Clary KM, Liu Y et al (2004) Fine needle aspiration biopsy of vertebral lesions. Acta Cytol 48:39–46

13. Akhtar I,Flowers R,Siddiqi A et al (2006) Fine needle aspiration biopsy of vertebral and paravertebral lesions: Retrospective study of 124 cases. Acta Cyto l50:364–371

14. Phadke DM,Lucas DR,Madan S (2001) Fine-needle aspiration biopsy of vertebral and intervertebral disc lesions: specimen adequacy, diagnostic utility, and pitfalls. Arch Pathol Lab Med 125:1463–1468

15. Buyukbebeci O, Karakurum G, Tutar E, Gulec A, Arpacioglu O (2010) Biopsy of vertebral tumour metastasis for diagnosing unknown primaries. J Orthop Surg (Hong Kong) 18:361–363

16. Pneumaticos SG, Chatziioannou SN, Savvidou C, Pilichou A, Rontogianni D, Korres DS (2010) Routine needle biopsy during vertebral augmentation procedures. Is it necessary? Eur Spine J 19:1894–1898

17. Syed R, Bishop JA, Ali SZ (2012) Sacral and presacral lesions: cytopathologic analysis and clinical correlates. Diagn Cytopathol 40:7–13

18. Ozerdemoglu RA, Thompson RC, Jr, Transfeldt EE et al (2003) Diagnostic value of open and needle biopsies in tumors of the sacrum. Spine 28: 909–915

19. Dave BR, Nanda A, Anandjiwala JV (2009) Transpedicular percutaneous biopsy of vertebral body lesions: a series of 71 cases. Spinal Cord 47:384–389

20. Clamp JA, Bayley EJ, Ebrahimi FV, Quraishi NA, Boszczyk BM (2012) Safety of fluoroscopy guided percutaneous access to the thoracic spine. Eur Spine J 21(Suppl 2): S207–211

第 6 章

颈椎间盘和腰椎间盘的经皮治疗

Gianluigi Guarnieri, Matteo Bonetti, Mario Muto, Cosma Andreula , Marco Leonardi

6.1 引言

伴随或不伴随神经根病变的颈部和腰背部疼痛（LBP）是最常见的脊柱疾病。在发达国家中，这类疾病是导致工作能力丧失的主要原因。约 80% 的成年人在一生中曾患过腰背部疼痛，约 55% 曾患过伴有神经根综合征的背部疼痛[1]。沿神经根走行的典型放射性腰背部疼痛的最常见原因为腰椎间盘疝出。

对于颈椎和腰椎椎间盘疝出的自然病史与相关磁共振成像（MRI）表现已由多个流行病学研究所阐述[2-5]。其特征为 ≤ 60% 患者的临床症状可经过约 6 周休息的保守治疗而消失，在背部疼痛发病 8 ～ 9 个月之后，CT 或 MRI 可发现疝出的椎间盘有还纳现象[6-8]。经过 2 年 MRI 随访，已经证实随着椎间盘的变性进展及疝出腰椎间盘发生形态学变化，疝出椎间盘所占据的空间比例已经明显下降[9]。约 88% 的椎间盘疝出患者，在发病后 3 ～ 12 个月其椎间盘疝出物缩小超过 50%，椎间盘疝出部分形态的改变与临床预后有着很好相关性[10]。

对于椎间盘脱出、移位及游离伴有马尾 - 圆锥综合征，进行性跛行及痛敏性神经根病，

M. Muto（✉）:
Neuroradiology Department, A. Cardarelli Hospital, Naples, Italy
e-mail: mutomar2@gmail.com

外科手术为一线治疗方案。这种治疗方法的成功率在短期为 85% ～ 90%[11]，在长期（>6 个月）降到了 80%。成功率的下降主要与腰椎手术失败综合征（FBSS）有关，其特点是术后 20% 的患者椎间盘疝出复发和（或）有严重症状的增生性瘢痕形成。其中约 15% 的手术失败患者为真性的腰椎手术失败综合征[12]。目前，手术后椎间盘疝出复发率是 2% ～ 6%[13]。

目前，神经外科医生越来越多地采取创伤更小的治疗方法。在美国，据估计患有腰痛/坐骨神经痛的患者中只有 3% ～ 4% 通过外科手术治疗。那些轻微的或纤维环完整的椎间盘疝出患者，如果常规的内科保守治疗无效，则可以通过经皮微创方法进行治疗。这些治疗方法的疗效依赖于椎间盘疝出的特性及治疗方案的选择[14]。

6.2 颈、腰背疼痛的发病机制

腰背痛的发病机制是多因素的，主要表现为机械因素（神经根受压）和相关炎症因子[15]。直接的机械因素包括：

- 疝出的椎间盘对脊髓神经节直接压迫（椎间孔内、外疝出）；
- 后纵韧带和喉返神经伤害性感受器刺激环路的机械变形。

间接的机械因素主要有四个。第一个是缺血，是由于小动脉压迫和神经束的微循环改变

（伴随神经纤维束缺氧而脱髓鞘）。第二个是静脉淤血。第三个是神经炎症和周围神经炎症，椎间盘突出引发细胞介导的炎症反应在椎间盘疝出的疼痛病理机制中起到重要的作用。此外，椎间盘的疝出碎块可能引发以巨噬细胞为主的自身免疫细胞介导的炎症过程。第四个是由于磷脂酶 A2 引起的生物性免疫反应，可产生前列腺素（PG）E2 和白三烯。而且，基质金属蛋白酶（MMP）-1、MMP-2、MMP-3 和 MMP-9 在降解椎间盘组织过程中可增加炎症反应。此外，白细胞介素（IL）-1、IL-6 和肿瘤坏死因子（TNF）-α 可引起细胞外基质的降解。

在此文中，应用这些微创方法的基本原理是解除压迫性的机械因素和疝出椎间盘的炎性反应。

6.3 方法

长期随访研究表明，保守治疗比手术有更好的效果。据报道，只有 1/3 行保守治疗的腰痛患者需要进一步手术治疗。这一发现激发了旨在改善治疗效果的微创技术的研究[16]。目前有多种可用的方法，具体如下：

- 自动经皮椎间盘切除术（automated percutaneous lumbar diskectomy, APLD）；
- 经皮椎间盘激光减压术（percutaneous laser disk decompression, PLDD）；
- 椎间盘内电热疗法（intradiskal electrothermal therapy, IDET）；
- 经皮消融髓核成形术（percutaneous coblation nucleoplasty, PCN）；
- 经皮椎间盘切除减压术（decompressor percutaneous diskectomy, DPD）；
- O₂/O₃ 混合物的椎间盘化学消融术并神经根与神经节周围浸润；

- X 线显影凝胶乙醇变性法（Discogel®）。

经皮椎间盘治疗的基础是：

- 正确和完整的临床评价，鉴别关节突关节综合征或梨状肌综合征引起的根性疼痛，从脊椎性疼痛识别椎间盘源性的部位；
- 高质量的影像图像评价（X 线、CT、MRI）和肌电图（EMG）；
- 最佳的治疗方法应由一个多学科的团队来参与评估，包括介入和神经诊断学专家、神经外科医生、疼痛医生、理疗医生、心理学医生。

总的来说，这些治疗对于依从性好的患者有较好的预后和较低的花费。患者仅需要短期的住院治疗。采用正确的治疗方法会减少例如感染、瘢痕增生等并发症的风险。这些并发症会导致疼痛复发[12]。所有经皮治疗的目的是减少椎间盘内的压力，获取椎间盘还纳和吸收所需的空间。

6.3.1 自动经皮椎间盘切除术（APLD）

Hijkata 等人首先描述利用开窗探针法行经皮椎间盘切除术[11]。在这个经验的基础上，1985 年 Onik 等[17] 介绍了一种"自动经皮椎间盘切除术"或"髓核吸除术"。治疗所使用的仪器包含一个气泵，它通过一个空气压缩机与一个外径为 2mm 的"吸气切割"探针相连。这个探针在透视下通过一个套管针（直径 2.5mm）引入椎间盘内。髓核抽吸是通过探针头部的侧孔进行，切割刀片在探针同轴方向移动以粉碎椎间盘，并使其碎粒排出体外。

这个技术的成功率为 70% ～ 80%[17-20]，但是，如果不考虑排除标准，这个成功率将会降到 49.4%[18]。这项技术的支持者认为它会比经皮激光椎间盘切除术和 IDET 风险更小[20]。如果这个操作过程实施方法不正确，可能会损伤神经根或硬膜组织。其最严重的并发症是马尾综合征，其特点是肛周鞍状麻痹、尿 / 大便潴留、尿 / 大便失禁和双下肢无力[21-22]。

6.3.2 经皮椎间盘激光减压术（PLDD）

Daniel Choy 在 1980 年介绍了经皮穿刺椎间盘激光减压术（PLDD）。1986 年 2 月，奥地利的 Graz 首次尝试了此方法。美国食品药物管理局在 1991 年批准了其临床应用。

在局麻下实施 PLDD。在透视引导下，将一个直径为 0.8mm 的软针置入疝出椎间盘的髓核内。操作者使用激光使小部分的髓核水汽化，从而使椎间盘内的压力降低。PLDD 方法是基于椎间盘是一个"封闭式的液压系统"，它包括纤维环和被其包绕的髓核（由水组成）。髓核组织内水含量的增加导致椎间盘内压力不成比例的增加[23]（图 6-1）。

对于每一位患者来说，单次激光脉冲功率、脉冲的数量、每个脉冲之间的间隔和分配的总功率必须个体化[24]。

据报道，PLDD 的成功率为 75% ～ 87%[25-28]。

然而，由激光产生的高温可引起患者术后的疼痛和痉挛，并导致并发症的高发[26]。椎间盘感染性炎症和无菌性炎症是最常见的并发症，会导致 0% ～ 1.2% 的患者复发[26-29]。无菌性椎间盘炎症是由于激光对椎间盘和相邻椎板的作用所致。但是现在缺乏一种对照方法来评估激光治疗的有效性和安全性[31-33]。

6.3.3 椎间盘内电热疗法（IDET）

IDET 是 Saal 等人在 1997 年发明的一种经皮微创治疗椎间盘源性腰背部疼痛的方法。膨出或包容性疝出的椎间盘为其经皮治疗的适应证。不同于其他治疗方法，IEDT 作用于纤维后环，并不作用在髓核中。

IDET 将穿刺针（在透视引导下）置入需治疗的椎间盘。再通过此针将一电热柔性导管送入髓核和纤维环之间的边缘带。导管尖端的电阻应放置到邻近纤维环的后缘，并加热至 90℃，持续 16 ～ 17 分钟后取出（图 6-2）。纤维环的升温能够通过胶原纤维的重组、椎间盘的强化、疼痛感受器的消融，达到缓解症状、稳定椎间盘病变的目的[34]。

IDET 的预后是有争议的[35]。Pauza 等[36]在一个随机试验中评估了 IDET 对椎间盘源性疼痛的治疗作用，发现大多数经治疗患者的疼痛症状有所改善。然而，在 6 个月的随访中，仅有 40% 的患者症状缓解 >50%。Saal 等[37-39]报道了用 IDET 治疗的患者进行 6、12、24 个

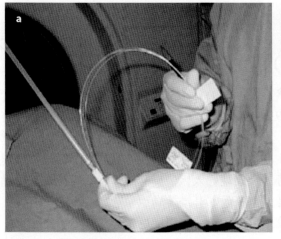
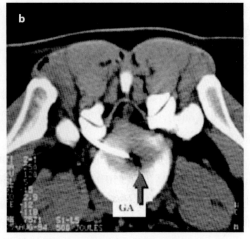

图 6-1 L5-S1 椎间盘向左后外侧疝出患者接受 CT 引导下经皮椎间盘激光减压术治疗（a）。患者取俯卧位，经后外侧穿刺路径治疗后的 CT 轴位像（b）。

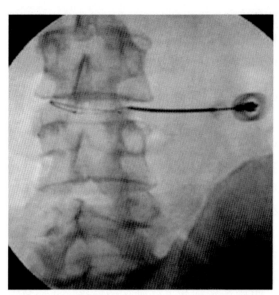

图 6-2　前后位透视显示采用右后外侧入路将 IDET 导管置入 L3–L4 椎间隙。

月随访的经验，结论是 71% 的患者疼痛得到缓解。

在一项从 1998 年至 2005 年的分析中，根据视觉模拟量表（VAS）评估，IDET 可将疼痛评分平均减少约 2.9 分。根据 SF–36 简明量表评估，体力活动平均提高 21.1 分，根据 Oswestry 功能障碍指数（Oswestry Disability Index, ODS）评估，平均改善 7.0 分。并发症的平均发生率是 0.8%，其中预后最差、发生率最高的并发症是骨坏死[40]。

6.3.4　经皮消融髓核成形术（PCN）

PCN 是另一种微创的方法，用于治疗症状性的椎间盘疝出（而非脱出）。PCN 在 1999 年被批准可广泛使用。

不同于传统射频消融（radiofrequency abla-tion, RFA）应用高温（150℃ ~ 200℃），持续时间较长（15 ~ 17 分钟）的操作，PCN 是在低温下进行（50℃ ~ 70℃），消融时间较短（2 ~ 3 分钟），可取得与 RFA 相同的效果。其特点为组织损伤更小，患者的风险更低。

RFA 采用经皮穿刺方法（在透视引导下），将一个热凝固器（Perc–D 消融探针）置入髓核。采用双极电流作用于探针末梢产生射频电场，破坏区域内的胶原蛋白。髓核内生成的"电离等离子体"包括简单的分子和电离气体，如 O_2、H 和 NO，这些气体可以通过导管针（电极针在此导针引入）排出。射频消融产生的热量不超过 70℃，弥散限制 2mm 内，在髓核里留下一个"热损伤通道"。360° 旋转探针 6 次，可产生 6 个髓核快速脱水形成的热损失通道，导致椎间盘容积减少 10% ~ 20%。随着胶原纤维的收缩，使压迫神经根的突出椎间盘减小和还纳，从而达到减压的目的。

纤维环的完整性是椎间盘还纳的必要条件。椎间盘近似一个封闭的液压系统，甚至除去小部分物质，即可使内部液压大幅下降。一项对照试验已经证实，70% 的患者治疗后疼痛症状缓解，并持续到 6 个月后。

这个方法并发症的风险很低。可能发生的并发症有椎间盘炎和由探针导致的椎间盘前部穿孔，马尾综合征也曾被报道[41-44]。

PCN 还可应用于颈椎间盘突出的治疗。Bonaldi 等研究了 55 例椎间盘疝出患者的治疗结果，他们报道在 2 ~ 6 个月之内，80% 的患者获得良好疗效，神经根与脊髓受压症状消失，仅 1 例发生椎间盘炎[45]。

6.3.5　经皮椎间盘切除减压术（DPD）

DPD 改良了椎间盘切除术的减压探针，其直径仅为 1.5mm，可以通过微小的通道去除椎间盘内的髓核。在局部麻醉下，DPD 可在 CT 或透视引导下实施。减压探针通过套管针同轴置入，像旋转螺丝钉一样持续运动置入髓核内。开动旋转引擎后，放射医师前后往返移动探针。疝出的髓核经探针被排出体外（图 6-3）。如果没有更多的物质被排出或者放射医师感到已经取得了满意的减压效果时，DPD

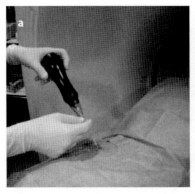
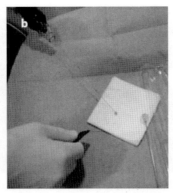
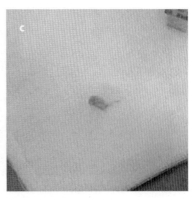

图 6-3　CT 引导下经皮椎间盘切除减压系统（a）。经减压探针去除疝出的髓核组织（b，c）。（见彩图）

操作即可结束。

Kennet Robert 介绍了 DPD，并认为其具有几个优点：

- 探针为 16G，直径 1.5mm，减少了损坏后纵韧带和纤维环的风险；
- 在入路困难时，探针和套管针可根据设计用手工弯曲；
- 探针的旋转系统不仅可抽吸出中央或旁正中的疝出物，也可抽吸出向椎间孔及椎间孔外疝出的椎间盘。DPD 可达到疝出椎间盘的减压，而不损伤神经根的效果。

去除少量的椎间盘组织，即可导致椎间盘边缘处的压力显著降低。一项研究报道，在 DPD 治疗的 70% ～ 72% 患者中，疼痛缓解率大于 70%[46, 47]。然而，椎间盘疝出的位置是影响治疗效果的最重要因素：在 79% 的椎间孔侧后方及椎间孔外侧椎间盘疝出的患者中症状缓解率大于 70%，而在正中后方的椎间盘疝出患者中症状缓解率仅有 50%[48]。DPD 可能的并发症例如探针断裂已有报道[49]（探针可以在近端和尾端断裂）。

6.3.6　椎间盘化学消融术

利用 O_2 和 O_3 混合物的椎间盘化学消融术以及对神经根和神经节周围浸润是近年来经皮治疗椎间盘疝出的新方法，并在欧洲（特别是意大利、德国、西班牙）得到广泛应用。

O_3 是一种不稳定、无色气体，有刺激性气味，具有防腐、杀菌、抗病毒的特性，制备后需立即使用。通过一个特殊的发生器将一定浓度的 O_2 转化为 O_2-O_3。O_2-O_3 的混合物可注入椎间盘内（3 ～ 4mL）和椎间孔内（10mL）。治疗椎间盘病变的给药剂量是 30 ～ 40μL，实验研究表明此剂量是使髓核脱水、减少炎症和降低并发症风险的最佳剂量[50]。这种方法的治疗原理是疼痛源于机械压迫神经根并伴有神经节和神经根周围的炎性改变[51-52]。

椎间盘化学消融术可以在透视或 CT 引导下进行，后者能够更好地评估气体在椎间盘内和神经节周围分布的情况。对于椎间盘轻度压迫神经根但神经根炎性变化明显严重的情况，可进行椎间孔内、外的注射。

在 CT 显示椎间盘水平后，将一个 18 ～ 20G 的穿刺针以斜行的脊椎旁途径置入特定的髓核靶区内（图 6-4）。有时，由于解剖原因，经典的斜行途径进入非常困难（特别是在 L5-S1 水平），可将穿刺针在头尾方向进一步倾斜 30°，以穿刺抵达特定椎间盘间隙。若这种方法仍然不能进入，则可运用经椎板内侧路径，无需担心穿过硬膜囊到达椎间盘（图 6-5）。

一旦穿刺针抵达椎间盘中心，即可将 O_2-O_3 的混合物慢慢注入髓核里，然后在盘外（硬膜外水平和椎间孔内）注射，发挥其局部

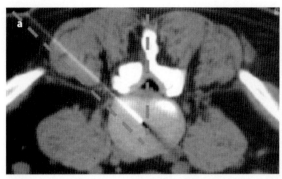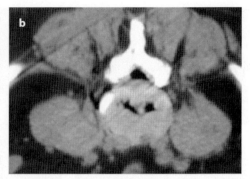

图 6-4　患者俯卧位，应用左后外侧的入路途径，对 L4–L5 椎间盘的 O_2–O_3 混合物的盘内浸润 CT 轴位像，显示穿刺针在椎间盘的中央位置良好（a）。最后的 CT 轴位像显示气体分布于椎间盘中央和神经节周围间隙（b）。（a 见彩图）

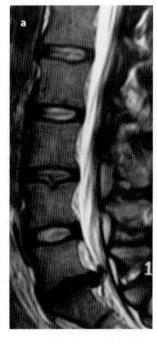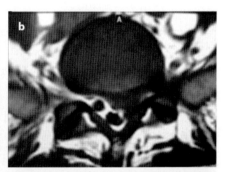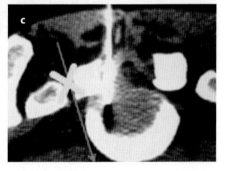

图 6-5　MRI 的 T2WI 的矢状位和冠状位像显示 L5–S1 椎间盘的左后外侧疝出（a，b）。轴位 CT 像显示应用左侧椎板入路的 O_2–O_3 混合物的盘内浸润，患者取俯卧位，穿刺针位于椎间盘内（c）。（c 见彩图）

抗炎作用。

　　不同于其他经皮治疗的方法，O_2–O_3 的混合物浸润还可较安全地用在颈椎节段，操作与腰椎节段有所不同，适应证严格受限。适应证为不伴有中央椎管狭窄或椎间孔狭窄的无钙化椎间盘疝出。有明显上肢运动障碍的颈椎间盘疝出是治疗禁忌证，其适合外科手术治疗。治疗前需要进行影像学检查（包括 CT、MRI、EMG）。颈椎节段的治疗有几个技术差异要点：

　　● 用于颈椎节段治疗的穿刺针比用于腰椎的细小。

　　● 颈椎间盘化学消融术的患者体位为仰卧位，可在 CT 或透视引导下进行操作。

　　● 颈椎间盘化学消融术采用右前外侧入路进行穿刺，用手推移颈动脉鞘（图 6-6）。

　　● O_2–O_3 混合物使用量小于腰椎节段，颈椎间盘注入量为 1 ～ 2cm³。

　　● 椎间盘化学消融术不应与麻醉药联用（以避免呼吸障碍）。

　　● 如同腰椎节段，可联合应用椎间孔周围

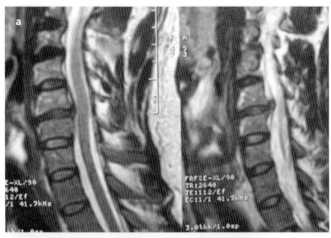

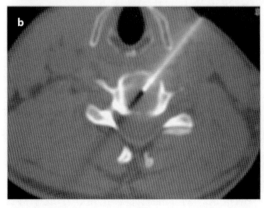

图6-6　MRI的T2WI矢状位像显示C5–C6椎间盘疝出（a）。轴位 CT 像显示患者取仰卧位的右前外侧入路，O_2–O_3 混合物盘内浸润，穿刺针位于椎间盘内（b）。

糖皮质激素注射。

O_2–O_3 混合物治疗的作用机制还正在研究中，主要有以下方面[53]：

• 通过对疼痛化学介质的氧化作用而起到抗炎作用。

• 改善毛细血管的血液灌注，通过对压迫部位组织的更好氧化，缓解静脉淤滞，以及缓解缺血性疼痛和根性水肿。

• 氧化的直接作用。

Tian 等[54]通过对猪进行注入高浓度 O_3 的试验，发现 O_2–O_3 混合物进入脑脊液或蛛网膜下隙，并不引起任何结构的损伤。实验研究已经证明一定浓度的 O_2–O_3 混合物注入椎间盘后可产生与类固醇和细胞因子相同的作用而减少疼痛[55]。O_2–O_3 混合物治疗椎间盘疝出引起的神经根性疼痛的效果已经被大家所认识。与保守治疗相对照的随机研究证实，O_2–O_3 混合物治疗的成功率达 70% ～ 80%，无并发症发生。目前，尚无有关注射 O_2–O_3 混合物后引起的早期或晚期神经系统或感染性并发症的报道[55-65]。

6.3.7　X 线显影凝胶乙醇变性法（Discogel）

Discogel 由包含乙醇和纤维素衍生物的无菌黏性溶液再加入 X 线显影元素（钨）组成，将其注射到椎间盘可缓解腰背部疼痛以及神经根性疼痛。96% 的纯乙醇能够使局部的髓核组织坏死。其作用是使肿大并突出的椎间盘（压迫脊柱外周神经根，造成极度疼痛）脱水，达到机械性的减压作用。Discogel 操作需在 CT 或透视引导下进行，由后外侧入路进入胸椎或腰椎节段，颈椎节段则由前外侧入路进入。

一般来说，胸腰椎用 18G 的穿刺针，颈椎用 20G 的穿刺针。Discogel 的注入量根据椎间盘的大小及疝出的程度决定。一般来说，颈椎的用量是 0.2mL，胸椎的用量是 0.35 ~ 0.5mL，腰椎的用量是 0.6 ~ 0.8mL。

在注射开始时，患者的注射部位可能经历一个短暂的"灼热"感，而后在注射过程中逐渐消失。Discogel 必须非常缓慢地注射来减少并发症风险。一旦注射完成，穿刺针必须停留 2 分钟后方可撤出。

Discogel 的黏度可根据温度而变化。由于凝胶在高于室内温度的条件下呈稀薄液态，失去最佳适黏度，因此，应避免在高于室内温度的条件下使用。为了增加黏度，Discogel 可在注射前进行短时的冷藏（图 6-7）。

Discogel 不适用于孕妇和那些已知对其中任一成分过敏的患者，或严重抑郁症患者（或疼痛难以解释的任何其他状况）。

猪的实验研究表明，Discogel 在接触神经或肌肉时不产生形态或结构的变化，也无组织学变化。然而，在椎旁、肌肉和结缔组织发现有一些炎症细胞（淋巴细胞、单核细胞）和静脉淤积，并伴有苏木精 - 伊红染色呈黑色的颗粒状物质（钨）。与 Discogel 接触后，髓核、椎间盘、软骨黏液纤维和神经节均正常，髓核和纤维环无形态和结构的变化[66]。据报道成功率达89% ~ 91%，无轻微或严重并发症发生[67-69]。

6.3.8 患者的选择：适应证与禁忌证

患者的选择是保证上述微创治疗方法获得成功的最重要因素。微创治疗是经典外科手术的替代方法，已经通过国际外科协会指南验证而达到标准化。一般来说，微创治疗方法的排除标准是：

- 脱出型椎间盘疝出；
- 椎间盘游离块；
- 椎间盘或椎体的近期感染；
- 进展的上下肢运动障碍；
- 圆锥马尾综合征；
- 敏感性坐骨神经痛。

最后三种情况是外科手术治疗的绝对适应证。IDET 治疗失败可能是由于患者肥胖，也可能由于疝出的椎间盘宽大、椎间隙明显狭窄和由于三个或更多的椎间隙病变导致的复杂综合征。利用 O_2 和 O_3 混合物的椎间盘化学消融术无绝对禁忌证。

据报道，对于椎管形态正常，小或中等无钙化椎间盘疝治疗效果最佳。预后不佳的因素有：钙化性椎间盘疝出、高度椎管狭窄、椎管侧隐窝处存在向下移位的小的椎间盘疝出、下腰椎手术失败综合征和复发性椎间盘疝出。

实施微创治疗方法的临床标准是腰背部疼

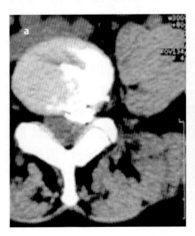
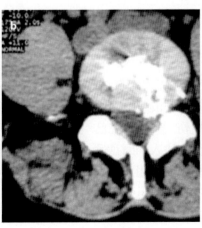

图 6-7 L3–L4 椎间盘注射 Discogel® 之后的轴位 CT 显示 X 线显影凝胶乙醇分布于椎间盘中央（a）和椎间盘的疝出通道（b）。

痛和坐骨神经痛，并经过保守治疗、物理治疗和其他治疗无效（例如：≥ 2～3 个月的针灸）。IDET 的适应证是不伴神经根压迫症状、超过 6 个月药物和物理治疗无效的腰背部疼痛患者。

需要注意神经功能标准，包括相关皮区感觉异常及感觉迟钝，以及无力和神经节刺激征。另一个重要的是心理学标准。了解患者疼痛是真实的还是心理障碍的表现，这非常重要。同时，必须确定患者是否愿意进行随后的姿势和运动康复理疗。

有关神经影像学标准（应用 CT 和 MRI）如下：

• 与症状相关的轻度和中度的椎间盘疝出，伴或不伴由椎间盘改变（突出、疝出）而复杂化的退行性椎间盘或脊椎病变的证据；

• 在 IDET、髓核成形术和 APLD 实施期间，在病变椎间盘内低压注射对比剂而诱发疼痛；

• （微创）椎间盘切除术后残余椎间盘疝出复发和（或）增生纤维性瘢痕形成。

DPD 适用于中央型和后外侧型椎间盘疝出及椎间孔、椎间孔外椎间盘疝出。利用 O_2 和 O_3 混合物的椎间盘化学消融术似乎比其他方法更有用，更简单易行，且创伤小。另外，DPD 还可用于下腰椎手术失败综合征（因为 O_3 对慢性炎症和静脉淤血治疗有效），无明显症状的大的疝出或椎间盘游离块。

6.3.9 影像引导的选择：CT 或 X 线透视

本章描述的所有方法均需要影像设备的支持，无论是 CT 还是 X 线透视。其选择取决于手术者和设备的可用性。

IDET、髓核成形术和 APLD 可在透视引导下进行，而用 O_2-O_3 混合物的治疗应在 CT 引导下进行，这样放射学专家可评价在腰大肌后是否有肠段的存在（治疗绝对禁忌证），以

及椎间盘内的气体分布情况。如果为包容性疝出，可在透视引导下行 PLDD，在椎间盘的中心和后部释放激光能量。如果为非包容性疝出，但与椎间盘相连，最好在 CT 引导下行 PLDD，以便更好地评估椎间盘与疝出部分的连接情况。在这种方式中，可在疝出椎间盘的多个位置释放激光能量，导致椎间盘疝出的更好汽化和更大还纳，从而使神经根减压和症状缓解。因此，PLDD 在 CT 或透视引导下均可进行。APLD 和 IDET 需要术前行椎间盘造影以充分评价：包容性疝出、神经根的椎间盘压迫、椎间盘压力。使用 O_2-O_3 混合物治疗则不需要椎间盘造影，因为它不能提供诊断信息。CT 引导下操作可使术者避免在椎间盘内注射对比剂，因为即使少量对比剂也可减少 O_3 的吸收，并可导致椎间孔内 O_2-O_3 混合物的注射障碍。

6.4 结论

对于治疗椎间盘源性的腰背部疼痛和坐骨神经痛，经皮穿刺微创治疗是外科手术的良好替代方法。每种方法并发症的发生率都较低，操作比较简单。患者住院时间很短，即使经皮穿刺方法治疗不成功，仍可以再进行外科手术。

在这里介绍的所有经皮穿刺方法中，O_2-O_3 混合物的椎间盘化学消融术合并神经根与神经节周围浸润治疗效果最好，并发症发生率最低，费用最少。外科手术适应证为急性圆锥马尾综合征、有进行性的神经功能障碍、痛敏性坐骨神经痛和上肢神经根病。

（李沛城　徐桂丽 译　陈珑 校）

参考文献

1. Long MD (2001) Decision making in lumbar disc disease. Clin Neurosurg 39:36–51
2. Bozzao A, Gallucci M, Masciocchi C, Aprile I, Barile A, Passariello R. (1992) Lumbar disk herniation: MR imaging assessment of natural history in patients

treated without surgery. Radiology 185:135–141

3. Splendiani A, Puglielli E, De Amicis R, Barile A, Masciocchi C, Gallucci M. (2004) Spontaneous resolution of lumbar disk herniation: predictive signs for prognostic evaluation. Neuroradiology 46:916–922

4. Casey E (2011) Natural history of radiculopathy. Phys Med Rehabil Clin N Am 22:1–5

5. Awad JN, Moskovich R.(2006) Lumbar disc herniations: surgical versus nonsurgical treatment. Clin Orthop Relat Res. 443:183–197

6. Muto M, De Maria G, Izzo R, Fucci G (1997) Nondiscal lumbar radiculopathy: combined approach by CT and MR. Riv Neuroradiol 10:165–173

7. Bush K, Cowan N, Katz DE, Gishen P. (1992) The natural history of sciatica associated with disc pathology. A prospective study with clinical and independent radiologic follow-up. Spine 17:1205–1212

8. van de Velden J, de Bakker DH (1990) Basis rapport: morbiditeit in de huisartsenpraktijk. Nivel, Utrecht

9. Masui T, Yukawa Y, Nakamura S et al (2005) Natural history of patients with lumbar disc herniation observed by magnetic resonance imaging for minimum 7 years. J Spinal Disord Tech 18:121–126

10. Takada E, Takahashi M, Shimada K (2001) Natu-ral history of lumbar disc hernia with radicular leg pain: spontaneous MRI changes of the herniated mass and correlation with clinical outcome. J Orthop Surg 9:1–7

11. Singh V Piryani C Liao K (2002) Percutaneous disc decompression using coblation in the treatment of chronic discogenic pain Pain Physician 5: 250–259

12. Gangi A, Dietemann JL, Mortazavi R et al. (1998) CT-guided interventional procedures for pain management in the lumbosacral spine. Radiographics 18:621–633

13. Gallucci M, Splendiani A, Masciocchi C (1997) Spine and spinal cord: neuroradiological funcional anatomy. Riv Neuroradiol 11:293–304

14. von Tulder MW, Koes BW, Bouter LM (1997) Conservative treatment of acute and chronic non-specific low back pain. Spine 22:2128–2156

15. Saal J (1995) The role of inflammation in lumbar spine Spine 20:1821–1827

16. Wilco CP, van Houwelingen H, van der Hout WB et al for the Leiden–The Hague Spine Intervention Prognostic Study Group (2007) Surgery versus prolonged conservative treatment for sciatica. New Engl J Med 356:2245–2256

17. Onik G, Helms CA, Ginsberg L et al. (1985) Percutaneous lumbar discectomy using a new aspiration probe Am J Neuroradiol 6:290–296

18. Kaps H, Cotta H (1989) Early results of automated percutaneous lumbar discectomy. In: Mayer HM and Brock M (eds) Percutaneous lumbar discectomy. Springer-Verlag, Berlin, p 153–156

19. Hammon W (1989) Percutaneous lumbar nucleoto-my. Western Neurological Society 635

20. Onik G, Mooney V, Maroon JC, Wiltse L et al (1990) Automated percutaneous discectomy: a prospective multi-institutional study. Neurosurgery 26:228–232 (discussion 232–233)

21. Mathews RS (2000) Automated percutaneous lumbar discectomy. In: Savitz MH, Chiu JC, Rauschning W et al (eds) The practice of minimally invasive spinal techniques. Wyndham Hall, Ohio p 97–100

22. Onik G, Maroon J, Jackson R (1992) Cauda equina syndrome secondary to an improperly placed nucleotome probe. Neurosurgery 30:412–414

23. Choy DSJ, Michelsen J, Getrajdman D et al (1992) Percutaneus laser disc decompression: an update: spring 1992. J Clin Laser Med Surg 10:177–184

24. Schenk B, Brouwer PA, Peul WC, van Buchem MA (2006) Percutaneous laser disk decompression: a review of the literature. Am J Neuroradiol 27:232–235

25. Choy DSJ, Case RB, Fielding W et al (1992) Percutaneous laser disc decompression, a new therapeutic modality. Spine 17:949–956

26. Choy DS (1998) Percutaneous laser disc decompression (PLDD): twelve years experience with 752 procedures in 518 patients. J Clin Laser Med Surg 16:325–331

27. Gupta AK, Bodhey NK, Jayasree RS et al (2006) Percutaneous laser disc decompression: clinical experience at SCTIMST and long term follow up. Neurol India 54:164–167

28. Nerubay J, Caspi I, Levinkopf M (1997) Percutaneous carbon dioxide laser nucleolysis with 2- to 5-year follow-up. Clin Orthop 337:45–48

29. Agarwal S, Bhagwat AS (2003) Ho:YAG laser-assisted lumbar disc decompression: a minimally invasive procedure under local anesthesia. Neurol India 51:35–38

30. Ohnmeiss DD, Guyer RD, Hochschuler SH (1994) Laser disc decompression: the importance of proper patient selection. Spine 19:2054–2058

31. Turgut M (2007) Extensive damage to the end-plates as a complication of laser discectomy: an experimental study using an animal model. Acta Neurochir Wien 139:404–410

32. Takeno K, Kobayashi S, Yonezawa T et al (2006) Salvage operation for persistent low back pain and sciatica induced by percutaneous laser disc decompression performed at outside institution: correlation of magnetic resonance imaging and intraoperative and pathological findings. Photomed Laser Surg 24:414–423

33. Gibson JNA, Grant IC, Waddell G (2003) Surgery for lumbar disc prolapse (Cochrane Review). In: The Cochrane Library. Oxford: Update Software, Is-sue 2

34. Eckel TS (2002) Intradiscal electrothermal therapy. In: Williams AL, Murtagh FR (eds) Handbook of diagnostic and therapeutic spine procedures. Mosby, St. Louis, 229 –244

35. Boswell MV, Shah RV, Everett CR, Sehgal N et al. (2005) Interventional techniques in the management of chronic spinal pain: evidence-based practice guidelines. Pain Physician 8:1–47

36. Pauza KJ, Howell S, Dreyfuss P. (2004) A randomized, placebo-controlled trial of intradiscal electrothermal therapy for the treatment of discogenic low back pain. Spine J 4:27–35

37. Saal JA, Saal JS. (2000) Intradiscal electrothermal treatment for chronic discogenic low back pain: a prospective outcome study with minimum 1-year follow-up. Spine 25:2622–2627

38. Saal JA, Saal JS (2002) Intradiscal electrothermal treatment for chronic discogenic low back pain: Prospective outcome study with a minimum 2-year follow-up. Spine 27:966–974

39. Saal JA, Saal JS (2002) Intradiscal electrothermal treatment for chronic discogenic low back pain. Clin Sports Med 21:167–187

40. Appleby D, Andersson G, Totta M (2006) Meta-analysis of the efficacy and safety of intradiscal electrothermal therapy (IDET). Pain Med 7:308–316

41. Singh V Piryani C, Liao K, et al (2002) Percutaneous disc decompression using coblation (Nucleoplasty) in the treatment of chronic discogenic pain. Pain Physician 5:250–259

42. Sharps LS, Isacc Z (2002) Percutaneous disc decompression using nucleoplasty. Pain Physician 5:121–126

43. Hellinger J (1999) Technical aspects of the percutaneous cervical and lumbar laser-disc decompression and nucleotomy. Neurol Res 21:99–102

44. Kelekis AD, Somon T, Yilmaz H et al (2005) Interventional spine procedures. Eur J Radiol 55:362–383

45. Bonaldi G, Baruzzi F, Facchinetti A, Facchinetti P, Lunghi S (2006) Plasma radio-frequency–based diskectomy for treatment of cervical herniated nucleus pulposus: feasibility, safety, and preliminary clinical results. Am J Neuroradiol 27:2104–2111

46. Aco KM, Wrigiat RE, Brandt SA (2004) Percutaneous lumbar discectomy: clinical response in an initial cohort of fifty consecutive patients with chronic radicular pain. Pain Pract 4:19–29

47. Amoretti N, Huchot F, Flory P et al (2005) Percutaneous nucleotomy: preliminary communication on a decompression probe (Dekompressor) in percutaneous discectomy. Ten case reports. Clin Imaging 29:98–101

48. Amoretti N, Davida P, Grimaud A et al (2006) Clinical follow-up of 50 patients treated by percutaneous lumbar discectomy. Clin Imaging 30:242–244

49. Domsky R, Goldberg ME, Hirsh RA et al (2006) Critical failure of a percutaneous discectomy probe requiring surgical removal during disc decompression. Regional Anesthesia Pain Med 31:177–179

50. Muto M (2004) Alterazioni indotte da infiltrazioni intradiscali e intramuscolari di ossigeno-ozono: studio anatomo-patologico. Risultati preliminari. Riv. Italiana di Ossigeno-Ozonoterapia 3:7–13

51. Andreula C, Muto M, Leonardi M (2004) Interventional spinal procedures Eur J Radiol 50:112–119

52. Muto M, Andreula C, Leonardi M (2004) Treatment of herniated lumbar disc by intradiscal and intraforaminal oxygen-ozone injection. J Neuroradiol 31:183–189

53. Andreula CF, Simonetti L, Leonardi M (2003) Minimally invasive oxygen-ozone therapy for lumbar disk herniation. Am J Neuroradiol 24:996–1000

54. Tian JL Zhang JS, Xiao YY et al (2007) Changes of CSF and spinal path-morphology after height concentration ozone injection into the subarachnoid space: an experimental study in pigs. Am J Neuroradiol 28:1051–1054

55. Muto M, Avella F (1998) Percutaneous treatment of herniated lumbar disc by intradiscal oxygen-ozone injection. Interv Neuroradiol 20:279–286

56. Iliakis E (1995) Ozone treatment in low back pain. Orthopaedics 1:29–33

57. Fabris G, Tommasini G, et al (1999) Oxygen-ozone therapy in percutaneous treatment of lumbar HNP. Riv Neuroradiol 12:23

58. D' Erme M, Scarchilli A, Lasagni M, et al (1999) Ozone therapy in lumbar sciatic pain. Radiol Med 95:21–24

59. Muto M, Guarnieri G, Rotondo A et al (2008) Low back pain and sciatica: treatment with intradiscal-intraforaminal O2-O3 injection. Our experience. Radiol Med 113:695–706

60. Bonetti M, Cotticelli B et al (2000) Oxygen-ozone therapy versus epidural steroid injection. Riv Neuroradiol 13:203–206

61. Leonardi M, Barbara C et al. (2001) Percutaneous treatment of lumbar herniated disk with intradiscal injection of ozone mixture. Riv Neuroradiol 14:51–53

62. Andreula C (2002) Lumbar herniated disk and degenerative changes. Interventional spinal treatment with chemiodiscolysis with nucleoptesis with O2-O3 and perigangliar infiltration in 150 cases. Riv Neuroradiol 14:81–88

63. Andreula CF, Simonetti L, Leonardi M et al (2003) Minimally invasive oxygen-ozone therapy for lumbar disk herniation. Am J Neuroradiol 24:996–1000

64. Gallucci M, Limbucci N, Masciocchi C et al (2007) Sciatica: treatment with intradiscal and intraforaminal injections of steroid and oxygen-ozone versus steroid only. Radiology 242:907–917

65. Bonetti M, Fontana A, Leonardi M et al (2005) Intraforaminal O2-O3 versus periradicular steroidal infiltra-tions in lower back pain: randomized controlled trial. Am J Neuroradiol 26:996–1000

66. Guarnieri G, de Dominicis G, Muto M (2010) Intradiscal and intramuscular injection of discogel® - radiopaque gelified ethanol: pathological evaluation.

Neuroradiol J 23:249–252

67. Theron J, Cuellar H, Sola T, Casasco A, Courtheoux P (2010) Percutaneous treatment of cervical disk hernias using gelified ethanol. Am J Neuroradiol 31:1454–1456

68. Theron J, Guimaraens L, Casasco A, Sola T, Cuellar H, Courtheoux P (2007) Percutaneous treatment of lumbar intervertebral disk hernias with radiopaque gelified ethanol: a preliminary study. J Spinal Disord Tech 20:526–532

69. Stagni S, Simonetti L, Stafa A et al (2012) A minimally invasive treatment for lumbar disc herniation: DiscoGel® chemonucleolysis in patients unresponsive to chemonucleolysis with oxygen-ozone. Interv Neuroradiol 18:97–104

第 7 章

腰椎关节突关节的治疗

Stefano Marcia, Salvatore Masala, Mariangela Marras , Alberto Cauli

7.1 引言

腰椎关节突关节因其关节结构拥有丰富的神经支配，是导致慢性背部疼痛的常见原因。1993 年，Ghormley 将由关节突关节病变所引起的一系列症状命名为"关节突关节综合征"（facet joint syndrome, FCS）。≤ 15% 的慢性腰背部疼痛是由 FCS 引起。其以疼痛发生隐匿为特征，是由关节突关节的任何一个结构（如纤维囊、滑膜、透明软骨、肌腱、骨骼）受到机械或炎症刺激痛觉感受器所引起。腰椎关节突关节疼痛的标准治疗方法为关节内注射糖皮质激素或关节突关节神经的内侧支的射频去神经支配（radiofrequency denervation, RFD）。本章主要讲述腰椎关节突关节的解剖和生理以及诊断方法和治疗。

7.2 解剖

腰椎关节突关节将相邻的椎骨椎弓后部连接在一起，包括透明软骨、滑膜和一个纤维囊。主要功能是支持和保护椎间盘免于过度负荷及限制椎骨移位。颈椎关节面呈冠状排列，

与水平呈 30° ～ 40° 角。胸椎的关节面与水平呈 60° 角，而腰椎关节面呈矢状和斜面排列。关节突关节排列结构方向上的不对称导致容易发生骨关节炎。每个小关节由两个内侧支神经支配，分别来自同节段及邻近上一节段关节突关节背侧主支的内侧支[1, 2]。根据这个原则，L4–L5 关节突关节的下关节突由 L4 内侧支神经支配，而 L4–L5 的上关节突由 L3 内侧支神经支配。L1–L4 脊神经背侧支的内侧支行经各自横突，穿越横突间韧带走行至下一个节段。每支神经再向下走行，沿椎板分出多个分支（图 7–1）[3–5]。L5 神经有所不同，其背侧支本身沿髂骨翼走行。其内侧支在最低关节突关节的下

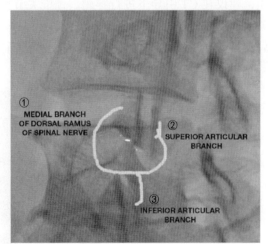

图 7-1　内侧支神经在横突和关节突之间向下走行，然后，它分成两个关节分支：上支分布于下关节突，下支分布于同一脊椎的上关节突。①脊神经背侧支内侧支；②上关节支；③下关节支。

S. Marcia (✉) :
Radiology Department, SS. Trinita Hospital, ASL Cagliari,
Cagliari, Italy
e-mail: stemarcia@gmail.com

外侧角向上走行。因此治疗该节段时，考虑到解剖差异，应针对背侧支而非内侧支。

7.3　经皮治疗的患者选择

腰部的关节突关节综合征是一个经典的关节突关节介入治疗的适应证。该综合征在中老年人中发病率较高，多继发于关节异常负荷承受或反复的应力损伤所引起的骨关节退行性病变。少数情况下，关节突关节综合征会伴发滑膜炎和关节积液（非特异性炎症或创伤后）、半月板嵌顿、滑膜撞击、关节半脱位、软骨软化、关节囊受损或压缩。关节突关节综合征所引起的腰痛通常与后弓的不稳定性有关。

关节突关节综合征通常不易诊断，因为它与脊柱其他疾病引起的疼痛相似。腰部的疼痛一般由多因素引起，最常见的症状是正中部腰痛，并放射至臀部和大腿后侧，伴有不精确的神经皮肤区域感觉障碍。一般来说，疼痛不放射至下肢膝关节。疼痛通常在早晨或休息过后加重，在伸展和向患侧做扭转运动后也可加重症状。神经系统检查和肌电图通常是正常的。在某些患者中，关节旁滑膜囊肿可使神经根受压，建议在 CT 引导下进行穿刺。颈椎关节突关节病的患者经常发生椎旁疼痛并在扭转运动后加重，这种疼痛常常放射至肩部并引起头痛。

传统放射学检查可以揭示退行性改变及屈曲和伸展的范围。CT 和 MRI 可显示脊椎炎或关节面的不对称性（如果存在）。在疼痛加重的患者中，MRI 可显示关节积液（尤其是关节不稳的患者）和骨水肿。顺磁性对比剂增强扫描显示受累关节及周围软组织均可摄取增强。在腰椎疼痛和关节不稳的患者中，立位 MRI 扫描可以显示关节半脱位和（或）关节积液（图 7-2）。

根据患者临床表现，结合影像学资料，可以做出正确的诊断。在一些困难的病例中，需要诊断性麻醉神经阻滞。大多数情况下，麻醉注射可以减轻疼痛（如果疼痛是持续性的可以重复）。对由于关节突关节病变而引起的长期慢性疼痛，可考虑使用内侧支神经切断术以达到持久的镇痛，诊断性阻滞试验阳性的患者才能考虑接受这项治疗[5]。绝对禁忌证罕见，包括药物过敏、凝血障碍或局部感染。相对禁忌证包括糖皮质激素及碘对比剂过敏（大多数情况下可避免）。

注射在局部麻醉下实施，可在门诊或一日手术中心进行，患者无需特殊准备。神经毁损术则需要镇静与局部麻醉，因此，该技术应在医院内实施。

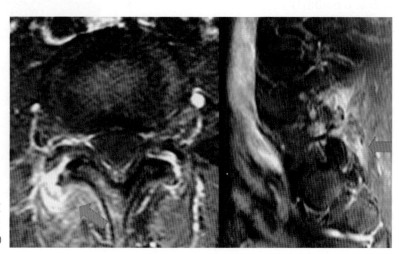

图 7-2　应用钆对比剂增强 MRI 显示右侧关节突关节以及邻近软组织强化（箭头）。（见彩图）

7.4 诊断性神经根阻滞

神经阻滞试验为在关节压痛处注射 1mL 利多卡因。经反复两次阻滞（间隔一周）后疼痛缓解，被认为是判断 RFD 治疗有效的因素。尽管假阳性 [9, 10] 和假阴性的阻滞已有报道 [10, 11]，但许多指南和文献仍然认为诊断性神经根阻滞对于关节相关性疼痛 [6-8] 的诊断是至关重要的。

7.5 糖皮质激素注射

关节内注射糖皮质激素治疗关节突关节相关性疼痛存有争议。关节突关节内注射治疗可以在透视或 CT 引导下进行。C 形臂应该向靶关节侧倾斜 30° ~ 40°，以确保 X 射线束垂直于关节突关节。将一个 25G 的穿刺针从关节间隙下部（此处滑膜隐窝较宽）刺入。向关节内注入对比剂（0.1 ~ 0.3mL），评估穿刺针的位置。然后注入 1 ~ 2mL 的糖皮质激素和局部麻醉剂的混合溶液。为避免关节囊破裂，注入的混合溶液应 ≤ 2mL。也可以采取关节旁注射，可注入更多的混合溶液。然而，关节内和关节旁注射取得的效果相似，这一点在文献中已经得到证实。在 CT 或透视引导下，关节突关节穿刺注射糖皮质激素易于成功。

7.6 射频去神经支配（RFD）

RFD 可在 CT 或 X 线透视引导下作为日间手术实施。患者取俯卧位。在透视引导下斜位图像可清晰地显示穿刺靶点：横突和关节突之间的沟槽（图 7-3）。脊神经背侧支发出的内支在此沟槽内走行，此处的内支尚未分出两大终末。此处是穿刺针与神经根平行置入的最佳位置（图 7-4）。由于解剖学的差异，如上所述，L5 神经背侧支而非其内侧支走行于骶骨翼上方，恰位于上关节突的外侧（图 7-5）。

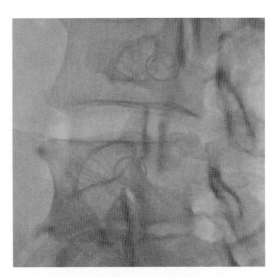

图 7-3 斜位像：圆圈显示引导穿刺针尖抵达的正确靶点：横突和关节突之间。（见彩图）

皮下注射 1mL 利多卡因之后，应用 10cm 长带有 10mm 裸露针尖的 22G 穿刺针实施穿刺。确定穿刺针处于适当位置后（正、侧位透视引导下观察），置入电极。电阻抗为 350 ~ 800Ω 时，表明穿刺针定位准确。为确认穿刺针邻近内侧支，可采用感觉刺激试验（50Hz，0.2 ~ 0.7V）观察患者是否出现典型疼痛感。也应采用运动刺激测试（2Hz，1V）排除运动功能性病变。然后，保持电极针不动，通过加热到 90℃ 持续 60 秒消融神经根。然后根据神经解剖学，对邻近节段的内侧支实施热消融。治疗两个邻近关节时，必须对三个节段进行治疗。一些新型射频仪器可同时消融 4 个分支。治疗后，患者需要在医院内观察 2 小时后出院。

7.7 并发症

关节突关节治疗（关节内注射、诊断性神经阻滞、RDF）的严重并发症是非常罕见的。糖皮质激素沉积对代谢的副作用及对内分泌的影响尚缺乏调查，但一般认为是非常小的。然而，下丘脑 – 垂体 – 肾上腺轴的抑制作用必须

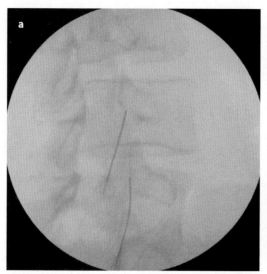
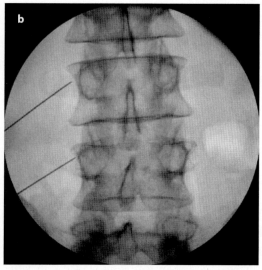
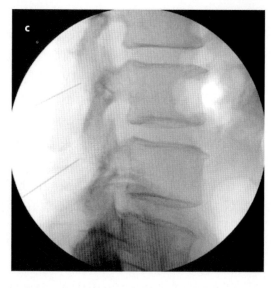

图 7-4 透视引导下穿刺针置入的正确位置。斜位像（a），前后位像（b）及侧位像（c）：在沟内，穿刺针尽可能平行于神经。

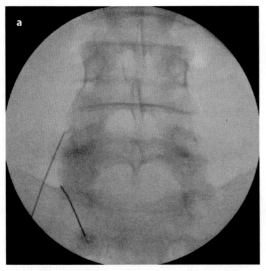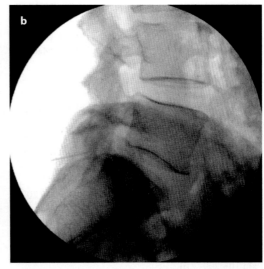

图 7-5　消融 L5 神经根的电极针正确的置入位置位于骶骨翼上方，关节突的外侧。前后位像（a）和侧位像（b）。

考虑在内，同样需要考虑的是由胰岛素的敏感性减弱引起的血糖升高作用[11]。关节内注射的可能并发症是感染。尽管少见，但小关节腔内注射后化脓性关节炎，硬膜外脓肿及脊膜炎已有报道[12, 13]。脊髓性感觉缺失和头痛也有个案报道[14]。关于 RFD 可能的副作用，应考虑麻木感和（或）感觉迟钝（虽然这些症状往往是短时和自限的）[15]。射频治疗期间的灼热感很少出现，有可能由漏电故障或设备故障导致[16]。小关节的 RFD 治疗后最常见的不良反应是神经炎，据报道其发生率 < 5%[17]。有报道使用糖皮质激素或己酮可可碱可降低术后疼痛的发生[18]。

7.8　随访

总体而言，关节突关节内注射皮质类固醇操作成功率高，短期内可缓解疼痛。通过对治疗的患者 6 个月的随访，平均 50% 的患者出现复发。据报道 60% ~ 90% 接受治疗的患者获得良好疗效，30% ~ 50% 获得长期疗效。关于 RFD 治疗，若患者至少有一支神经的阻滞试验呈阳性，一般来说，均可获得长期的治疗效果，如疼痛缓解和功能改善[19, 20]。然而，相反的数据和低成功率的结果也有报道。

（刘凯 李明明 译　倪才方 校）

参考文献

1. Pedersen HE, Blunck CF, Gardner E (1956) The anatomy of the lumbosacral posterior rami and meningeal branches of spinal nerves (sinuvertebral nerves) with an experimental study of their function. J Bone Joint Surg (Am) 38:377–391

2. Bogduk N (1997) Clinical anatomy of the lumbar spine and sacrum, 3rd edn. Churchill Livingstone, Edinburgh, p 127–144

3. Bogduk N, Wilson AS, Tynan W (1982) The human lumbar dorsal rami. J Anat 134:383–397

4. Bogduk N (1983) The innervation of the lumbar spine. Spine 8:286–293

5. Schwarzer AC, Aprill CN, Derby R, Fortin J, Kine G, Bogduk N (1994) Clinical features of patients with pain stemming from the lumbar zygapophysial joints: is the lumbar facet syndrome a clinical entity? Spine 19:1132–1327

6. Carrino JA (2007) Selective sacroiliac joint and facet joint injections. In: Schweitzer ME, Laredo JD (eds) New techniques in interventional musculoskel-etal radiology. Informa Healthcare, London, p 133–149

7. Dreyfuss PH, Dreyer SJ, Herring SA (1995) Lum-bar

zygapophysial (facet) joint injections. Spine 20:2040–2047

8. Dreyer SJ, Dreyfuss PH (1996) Low back pain and the zygapophysial (facet) joints. Arch Phys Med Rehabil 17:290–300

9. Bogduk N (1997) International Spinal Injection Society guidelines for the per- formance of spinal injection procedures. Part I: zygapophysial joint blocks. Clin J Pain 13:285–302

10. Schwarzer AC, Aprill CN, Derby R, Fortin J, Kine G, Bogduk N (1994) The false-positive rate of uncontrolled diagnostic blocks of the lumbar zygapophysial joints. Pain 58:195–200

11. Ward A, Watson J, Wood P, Dunne C, Kerr D (2002) Glucocorticoid epidural for sciatica: metabolic and endocrine sequelae. Rheumatology 41:68–71

12. Alcock E, Regaard A, Browne J (2003) Facet joint injection: a rare form of epidural abscess formation. Pain 103:209–210

13. Orpen NM, Birch NC (2003) Delayed presentation of septic arthritis of a lumbar facet joint after diagnostic facet joint injection. J Spinal Disord Tech 16:285–287

14. Goldstone JC, Pennant JH (1987) Spinal anaesthesia following facet joint injection: a report of two cases. Anaesthesia 42:754–756

15. Tzaan WC, Tasker RR (2000) Percutaneous radiofrequency facet rhizotomy: experience with 118 procedures and reappraisal of its value. Can J Neurol Sci 27:125–130

16. Shealy CN (1975) Percutaneous radiofrequency denervation of spinal facets: treatment for chronic back pain and sciatica. J Neurosurg 43:448–451

17. Kornick C, Kramarich SS, Lamer TJ, Sitzman BT (2004) Complications of lumbar facet radiofrequency denervation. Spine 29:1352–1354

18. Dobrogowski J, Wrzosek A, Wordliczek J (2005) Radiofrequency denervation with or without addition of pentoxifylline or methylprednisolone for chronic lumbar zygapophysial joint pain. Pharmacol Rep 57:475–480

19. Marcia S, Masala S, Marini S et al (2012) Osteoarthritis of the zygapophysial joints: efficacy of percutaneous radiofrequency neurotomy in the treatment of lumbar facet joint syndrome Clin Exp Rheumatol 30:314

20. Masala S, Nano G, Mamuccari M et al (2012) Medial branch neurotomy in low back pain. Neuroradiology 54:737-44

第 8 章

硬膜外和骶髂关节注射治疗

Massimo Gallucci, Federico D'Orazio

8.1 硬膜外注射

8.1.1 硬膜外腔解剖

硬膜外腔位于椎管内，环绕于硬脑膜周围（硬脑膜包绕神经轴突、硬膜囊以及神经根间隙）。硬膜外腔内含脂肪组织、神经结构以及血管组织（主要为静脉丛），其后方有黄韧带和脊椎后弓限制，侧方开放并与椎间孔相延续。因此，行椎间孔内注射可使药物到达硬膜外腔。每一个椎间孔内有包绕神经鞘的神经根和根动脉走行。在一个或者多个脊柱节段可见根髓动脉与脊髓前动脉连接。硬膜外腔终止于骶骨后方与尾骨之间的骶管裂孔。

8.1.2 应用

硬膜外注射皮质类固醇激素可用于缓解神经根及脊柱疼痛。脊柱疼痛可由椎间盘病变、小关节退变引起（导致神经结构受压迫），或由椎间盘疝出治疗的手术失败引起（腰背部手术失败综合征）。此外，硬膜外干预治疗还包括使用"自体血贴"治疗低颅压症候群。

M. Gallucci (✉):
Neuroradiology Department, San Salvatore Hospital,
L'Aquila, Italy
e-mail: massimo.gallucci@cc.univaq.it

8.1.3 治疗的适应证和禁忌证

硬膜外皮质类固醇激素注射治疗的适应证包括由椎间盘病变或椎管退行性狭窄引起的单个或多个节段的神经根痛，以及各种与神经根病变相关或不相关的椎关节病变所引起的背部疼痛。然而，由于硬膜外类固醇激素注射对无放射至特定区域的轴性疼痛、肌筋膜疼痛或神经性跛行，以及严重或逐渐加重的神经功能障碍的患者疗效欠佳，因此准确的临床评价十分重要[1]。术前必须明确疼痛是否完全（或部分）由关节突关节综合征、骶髂功能不良或髋关节疾病引起。在治疗前需进行 CT 或 MRI 检查以除外其他疾病，并明确治疗节段。

硬膜外注射有多种途径，应根据临床需要选择。最常用的途径（尤其在麻醉中）是经后路椎间隙入路（可在盲穿下进行）。在透视或 CT 引导下的硬膜外注射是最安全、最准确的方法[1]。椎间孔内注射也十分常用，但必须在专用设备导引下完成。可选择性治疗特定神经根病变，并同时使注射药物进入硬膜外腔。神经根周围注射是一种超选择的治疗，并具有诊断作用。事实上，临床上可通过镇痛阻滞效果确定或排除判断症状是否为欲阻滞的神经根所致。尾椎部硬膜外注射很少应用，可经骶管裂孔途径进行，但选择性较差[1]。

硬膜外皮质类固醇激素注射的禁忌证包括：无法纠正的凝血功能障碍，血小板减少症，使用抗凝药物，局部或全身性感染以及已知对所应用药物过敏。类固醇激素注射术应避免或谨慎应用于糖尿病、青光眼以及免疫抑制的患者。术前无需特殊准备，但是在硬膜外的注射可能穿刺到椎间盘的情况下，需预防性使用抗生素[2, 3]。

8.1.4 治疗技术

8.1.4.1 硬膜外腔注射途径

经椎板间隙注射：经椎板间隙途径是到达硬膜外腔简单、安全的方法。根据临床症状的准确评估明确需要治疗的节段[1, 2]。

腰椎节段的注射可在透视或 CT 引导下进行。在透视引导下，通过正位观察选择正中线作为进针点。在表皮、皮下、肌肉逐层麻醉后，将穿刺针穿刺至棘上韧带（术者可感觉到穿刺阻力增大），当针尖抵达棘突间韧带后，去除针芯并连接装有生理盐水（0.9%）的注射器。继续将穿刺针缓缓穿过棘突间韧带，感受进针过程中阻力大小。如果操作在透视引导下进行，则将 C 形臂调整至侧位观察，确定进针深度（图 8–1）。当穿刺针穿破黄韧带时即可感受到阻力突然降低，此时必须确定针尖位于神经鞘外及血管外。判断方法是负压状态下的注射器无液体或血液进入。确认穿刺成功后，即可将皮质类激素与局麻药物或生理盐水的混合液注入。常用皮质类激素的注射剂量：曲安奈德 40～80mg，醋酸甲泼尼龙 40～80mg，地塞米松 4～8mg，倍他米松 6～12mg。激素由局麻药（2% 罗哌卡因 2～3mL）稀释。注射总量应 ≤ 15mL。CT 引导下进行的注射方式与透视引导下类似。注射药物之前可先注入空气或者臭氧，以了解气体在硬膜外腔的弥散情况[1]（图 8–2）。

胸椎节段穿刺注射，因棘突排列方向不同，穿刺针需向头足位方向倾斜置入[1]。在颈椎节段，穿刺操作比较困难，风险也较大。因此，

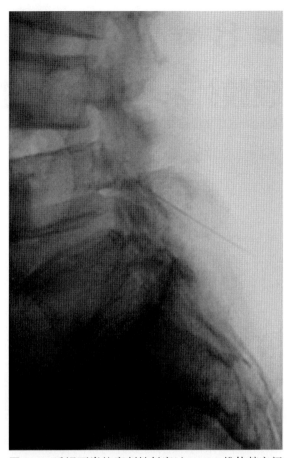

图 8-1 透视下脊柱穿刺针斜穿过 L4–L5 椎体棘突间隙（侧位像）。

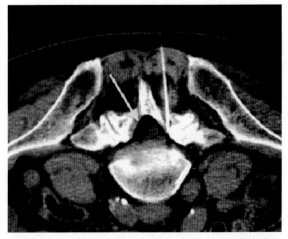

图 8-2 CT 显示注射针通过椎间隙穿入。硬膜外腔显示臭氧弥散情况（箭头）。

要求术者操作经验娴熟，并严格把握患者的手术指征。透视引导下的穿刺过程与上述腰椎注射术基本相同，仅在穿刺黄韧带时，操作者可能会感到微小的阻力差别。这就是在药物注射到硬膜外之前必须注射对比剂的原因。液体的注射总量必须≤ 4 ～ 8mL。注射过程中，一旦患者感觉疼痛或不适应立即停止[1]。

经椎间孔注射：在透视引导下行经椎间孔穿刺注射时（图 8-3），患者应取俯卧位，将 C 形臂调整至侧斜位，以使 "靶椎间孔" 获得最佳显示。沿着 C 形臂倾斜方向置入穿刺针。穿刺针必须抵达椎间孔的后上部，以使注射药物在神经根周围和硬膜外得到更好的弥散，并减少神经根损伤的风险。如果在 CT 引导下进行注射，患者取俯卧位，选择椎旁路径穿刺。在此情况下，可清晰显示移位的神经根，可避免神经根意外损伤的发生（可通过是否出现神经根痛进行判断）[1-3]。

神经根周围注射：腰椎神经根周围注射与同水平的椎间孔内注射十分相似，两者常被混淆。在斜位透视的引导下，穿刺针抵达椎体下外侧角的上方和内侧各 2mm 处，使得药物易于沿椎间孔区与椎间孔外区神经根的结合部弥散，而不进入硬膜外间隙。一般每个治疗节段

的麻醉剂用量为 3 ～ 4mL，皮质类固醇激素用量为 1 ～ 1.5mL[1, 2]（图 8-4）。

在颈椎水平，椎间孔内和神经根周围注射的差异性不大，两者是一致的。患者取仰卧位，在 45°～ 50° 斜位的透视引导下，采用前外侧入路途径进行穿刺。术者向外侧推移神经血管束，沿 C 形臂的倾斜角度，将穿刺针置入至椎间孔后部。正位透视图像可通过观察穿刺针抵达选择层面椎体的外侧皮质缘，明确穿刺针的深度。注射药物之前，应先注入对比剂（0.5 ～ 1mL），以除外穿刺针进入硬膜内或血管内[1]。

骶管注射：骶管入路是硬膜外注射非常安全的方法。该操作位于骶骨裂孔水平，在正位透视下骶骨裂孔形状呈倒 "U" 形（图 8-5）。穿刺针以头尾方向呈 45° 角置入，穿刺针通过骶尾韧带时的阻力较大；当进入硬膜外间隙后，该阻力消失。随即减少进针角度，并继续进针 1cm。然后，注入麻醉剂与皮质类固醇激素混合液 10 ～ 20mL。该部位应注射入足够剂量的混合液，以便能够沿着腰、骶椎神经根充分弥散[1]。

8.1.5　潜在并发症

硬膜外注射很少引起严重并发症。除了过

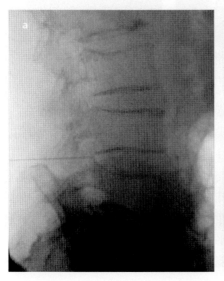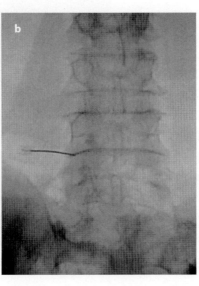

图 8-3　透视下穿刺针通过椎间孔进入 L4/5 椎间隙：侧位像（a）和正位像（b）。

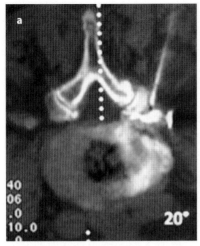
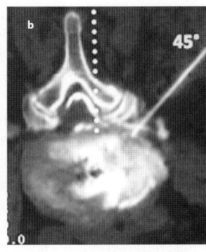

图 8-4 CT 显示当穿刺针呈 20° 倾斜时，注射的造影剂局限在神经节周围（a）。当穿刺角度为 45° 时，造影剂分布于椎间孔，大量造影剂进入椎间盘（b）。

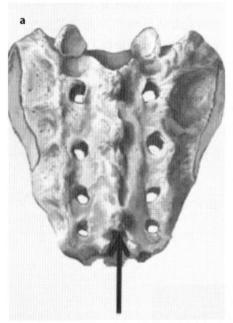
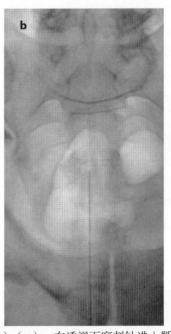
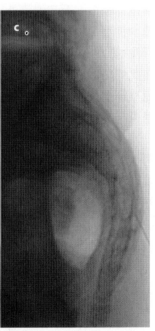

图 8-5 尾部注射。骶管裂孔解剖位置（箭头）（a）。在透视下穿刺针进入骶管裂孔水平（正位像）（b）。侧位像可明确穿刺针的方向和深度（c）。（a 见彩图）

敏反应以及皮质类固醇激素全身吸收导致的并发症之外，也有与操作相关的风险。硬膜穿刺引起的直立性头痛（特别是在经椎板间隙注射后）相对常见，不过若使用的穿刺针较为细小，这种头痛通常为短暂性，或经保守治疗即可缓解[1]。若低颅压症候群的症状持续存在，可应用自体血贴阻塞脑脊液漏口。若未发现穿刺针误入硬膜内，并在蛛网膜下隙内注射皮质

类固醇激素及麻醉剂，则可导致严重并发症。鞘内注射类固醇激素通常不会引起损伤（但也有报道在注射甲泼尼龙之后出现蛛网膜炎，其发生可能与制剂的防腐剂有关[4]）。腰段或胸段水平，蛛网膜下隙内的麻醉剂注入可能引起严重而短暂的感觉或运动功能障碍。在颈段或上胸段水平，麻醉剂注入位置不当可引起完全的脊髓功能障碍（可导致呼吸功能抑制），而

交感神经阻滞可能引起严重的低血压。相对于经椎间孔注射,这些并发症在椎板间隙注射中更为常见,但是经椎间孔注射一旦发生硬膜内注射,则可导致神经根鞘直接受损[1]。髓内的药物注射极少发生,但其可使几乎所有的患者发生脊髓中毒和缺血损伤,导致严重的神经功能障碍。在硬膜外注射时,药物误注入根髓动脉可引起脊髓缺血的严重并发症,这种情况易发生于经椎间孔注射过程。在颈段水平,药物误注入椎动脉可引起脑椎基底动脉供血区域缺血的风险。为了避免潜在的并发症(主要是皮质类固醇激素误注入动脉内),在注射药物之前需注射对比剂明确穿刺针尖的位置,这是一种利于注射安全的方法[1]。然而,皮质类固醇激素具有形成微粒沉积的潜在风险,因此,应

避免在经椎间孔注射中应用,并应选用无微粒形成的皮质类固醇激素[4]。硬膜外脓肿、脊膜炎、蛛网膜炎以及硬膜外血肿为十分罕见的并发症,但均有过报道。只要谨慎操作,可最大限度地避免这些并发症的发生(图 8-6)。

8.1.6　随访

为了解治疗效果以及评估是否需要进一步治疗(即使方法不同),需对患者进行随访。如果注射治疗有效,患者的临床症状通常在术后 1 ～ 3 个月有明显改善。如果患者症状无明显改善,在此期间之后,可考虑进行重复治疗。但鉴于高剂量皮质类固醇激素的危害,因此 6 个月内注射治疗不宜超过 3 次。

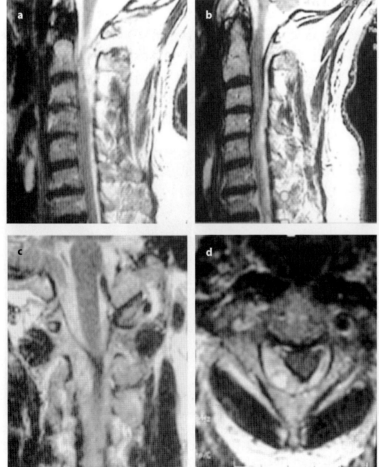

图 8-6　未借助影像引导进行颈部硬膜外腔注射的并发症:颈部硬膜外血肿(a ～ c)。右椎动脉因无法辨认,穿刺受损后引起血肿(d)。

8.1.7 血贴修补

脑脊液（cerebrospinal fluid, CSF）容量减少可为硬膜穿刺、手术、创伤所致，或为自发性。自发性CSF漏的发生机制包括：硬膜结构薄弱，胶原蛋白病变（如马方综合征、Ehlers-Danlos综合征又称先天性结缔组织发育不全综合征），硬膜发育不良（神经纤维瘤病1型），以及神经根周围、硬膜外周围的蛛网膜囊肿。总体上，CSF量减少常见于40～50岁的女性[1]。当CSF的丢失量超过CSF的产生量，即可发生CSF低压，从而导致硬膜、硬膜外静脉以及颅神经受牵拉。常见的临床症状为体位性头痛、恶心以及颈部疼痛。然而，大脑下垂有可能造成中脑受压或颅神经缺血性牵拉，导致永久性神经功能障碍的严重并发症。已有因自发性颅内脑脊液低压造成昏迷甚至死亡的报道[5]。近60%患者的CSF容量减少可自行缓解。这是由于CSF为持续产生，而硬膜漏可在无任何干预的情况下自行修复，使得CSF平衡获得恢复。然而，对于症状性患者的保守治疗和介入治疗具有积极的临床意义。

硬膜外血贴（epidural blood patch, EBP）治疗除注射物为自体非凝固血液外，其余操作与皮质类固醇激素硬膜外注射的方法相同。EBP已被证实在接近75%的患者中有效[7]。血贴由患者的血液（7～20mL）、1/10稀释的脊髓造影用对比剂及5000单位肝素钠混合而成。MRI可显示CSF漏的位置（特别是近期未接受干预治疗的患者）。T2压脂序列利于明确治疗部位和判断"非靶向"模式注射治疗脑脊液漏（例如颈-胸段的注射）（图8-7）。由于漏出的CSF可在硬膜外腔循环，因此"非靶向"模式也同样有效[1]。

在实施EBP治疗时，将穿刺针置入经证实的CSF漏入硬膜外腔的节段。在注射前，应用穿刺针的突破感（阻力消失感）技术或注射对比剂的硬膜外造影证实穿刺针是否位于硬膜外腔的正确位置。确定穿刺针正确位置后，经穿刺针缓慢注入未凝固的血液。术后患者必须俯卧位≥2h，卧床休息≥24h。在这种介入治疗中，影像引导的作用十分重要。研究表明，如果操作过程不使用影像引导而"盲穿"，25%患者的硬膜外腔不能被正确识别[8]。

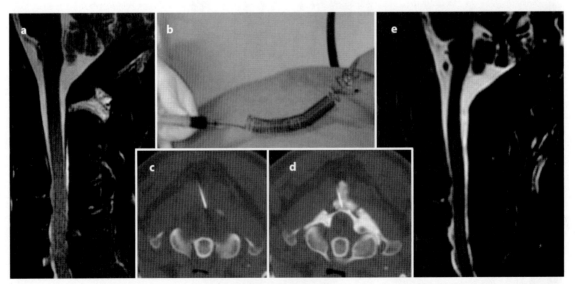

图 8-7 硬膜自体血补片修补术治疗 C1-C2 水平硬膜漏患者。MRI（矢状位）T2 加权脂肪饱和自旋回波证实硬膜后壁脑脊液漏（a）。注入未凝血液（b）。CT 下控制穿刺针位置（c），显示注入 10mL 自体血液与 1mL 对比剂的混合液（d）。MRI（矢状位）T2 加权脂肪饱和自旋回波显示漏完全消失（e）。

8.2　骶骨注射

8.2.1　疼痛性骶髂功能障碍

整体人群中的 80% ~ 90% 曾受到腰背部疼痛的困扰，而骶髂功能障碍所致的腰背部疼痛为 ≤ 47%。有几项关节被动试验可判断疼痛是否起源于骶髂关节（sacro-iliac joints, SIJ），包括分离试验（distraction）、推腿试验（thigh thrust）、伸髋试验（Gaenslen）、挤压试验（compression）以及推骶试验（sacral thrust）[9]。为了解骶髂功能障碍的概念，必须理解"结构闭合"和"应力闭合"的概念。这两个概念最早由 Snijders、Vleeming 以及 Stoeckhart 提出 [10, 11]。

结构闭合涉及关节的稳定性，其通过在骶髂水平关节面之间的相互摩擦而实现。结构封闭可通过以下途径实现：

- 关节面凸（骶骨斜坡）与凹（骨盆侧）相互之间的完全贴合。
- 对应面的不同组成结构（骶骨侧的透明软骨及髂骨侧的纤维软骨）。
- 关节面近乎完全的垂直空间走向。
- 具有活动性的固有与非固有性关节韧带。

应力闭合有助于关节产生的动态稳定，在此节段上，骨盆关节链有一个额外的闭合应力。其由 3 个系统参与：①被动性（关节囊、韧带）；②主动性（稳定的肌肉）；③控制性（神经支配）[9]。图 8-8 总结了结构闭合和应力闭合的概念。并概述了它们在骶髂节段的相互作用。

骶髂关节功能障碍主要分为 3 个模式。在关节生物力学及不同临床表现方面，每种类型的功能障碍均有产生类似结果的病因。通过以下描述可对 3 种不同类型的功能障碍进行划分。

体位性功能障碍是由于肌肉活动的长度和方式发生改变所致。此类型发病机制的典型表现是在骶髂关节体位性功能障碍的患者中体现的下肢不对称。

低活动性功能障碍发生于轻微外伤以及退行性变，或炎性过程导致的关节强直或关节错位。

不稳定性功能障碍是由于对一种或多种结构封闭和（或）应力封闭组成部分的损害所致。结构封闭的损害常为关节面（骶骨、髂骨）或 L5 脊椎关节突关节的形态改变。而应力封闭的损害常为韧带不稳，或者腰椎 / 骨盆肌肉活动效能减弱。另外，不稳定可被划分为解剖型（手术或外伤导致的关节稳定的被动性子系统缺失）和临床型（神经肌肉稳定的子系统功能缺失）[9]。

Hendrix（1979）首次系统地描述了在透视引导下行骶髂关节内注射的操作过程。在此之前，腰部疼痛的来源几乎都归因于腰椎间

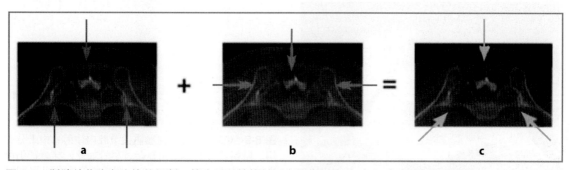

图 8-8　骶髂关节稳定连接的机制。箭头显示结构封闭力的作用线（a），应力封闭的作用线（b），以及骶髂关节依靠这两种力量获得稳定的作用线（c）。

盘病或关节突关节病变。近期的研究[12]证实15%～47%的腰部疼痛来源于骶髂关节。这类疼痛的程度轻重不一，临床体征各不相同。骶髂关节功能障碍很少出现相关神经系统体征，比如感觉异常或迟钝，除非同时伴有梨状肌（其内有坐骨神经走行）挛缩。因此，在关节过度负荷的基础上，产生双侧的对称性疼痛是来源于骶髂关节的特征性表现。单侧疼痛是由创伤性骨关节炎所致[9]。常见的疼痛部位主要有：髂骨后上方，上腰椎或下腰椎区域，臀部，腹股沟，大腿的内侧、前侧、外侧及后侧，小腿的前侧、后侧及外侧，或下腹部。临床区别坐骨神经痛与骶髂关节功能障碍所致的疼痛较为困难，但使用上述关节被动活动试验有助鉴别诊断[9]。

8.2.2　骶髂关节介入治疗

8.2.2.1　关节腔内浸润

　　多年来，关节腔穿刺常以三种方法进行：盲穿、透视引导以及 CT 引导[13]。关节腔盲穿浸润的有效性及便利性已受到质疑，在某些情况下，接受治疗患者的症状缓解成功率（尤其是与安慰剂治疗相比）≤ 25%[14]。此外，研究显示使用关节盲穿浸润方法，将穿刺针置入关节腔的成功率仅有 22%[14]。由于盲穿方法成功率太低，被认为可由 CT 引导下的方法所取代（CT 引导下的穿刺成功率接近 100%）。因此，我们认为在 CT 引导下实施骶髂关节浸润最为可靠。在临床工作中，使用该方法可以快速、安全地将穿刺针置入骶髂关节间隙内[1, 15]（图 8-9 至图 8-12）。

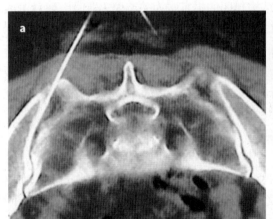
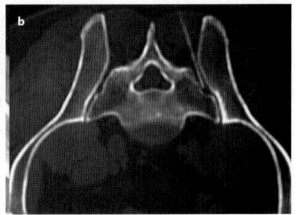
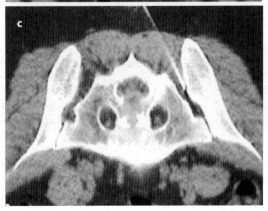

图 8-9　CT 引导方法在骶髂关节腔内注射术中十分有用。骶髂关节解剖结构复杂，尽管如此，穿刺针仍可准确定位于关节间隙（a）。调整窗宽窗位可以同时显示穿刺针与骨骼（b）及软组织（c）的位置。

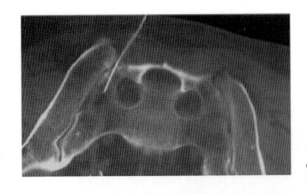

图 8-10　该病例中，先行盲穿法进行局部浸润，但 CT 显示脊柱穿刺针的进针位置不佳。

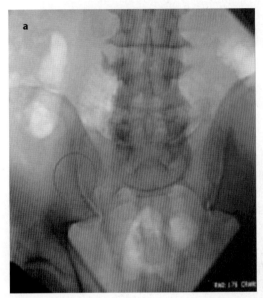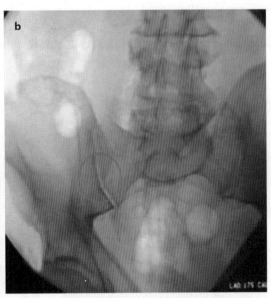

图 8-11　C 形臂透视下行骶髂关节注射术的正确定位：正位（a）和斜位（b）。将 C 形臂稍做调整后即可清晰显示内外关节面。（见彩图）

进行骶髂关节注射时，患者应取俯卧位，将枕头垫于骨盆下方，使用低剂量快速 CT 扫描模式确定每个关节的最佳进针点（在双侧关节治疗的情况下）。然后，在皮肤上用标记线定位进针途径，全面无菌消毒骶部与臀部皮肤。在局部皮肤与软组织浸润麻醉下，用 22G 脊柱穿刺针沿体标记线穿刺。然后，在每次低剂量单层 CT 扫描模式的引导下，将朝向关节腔的穿刺针逐步进入，术者可根据每次扫描检查进针的位置。一旦穿刺针进入关节腔，即可注入 2% 甲哌卡因 1mL 与曲安奈德 1mL（40mg/mL）的混合液，并随后注入 O_2-O_3 混合气体 3mL（28μg/mL）。

8.2.2.2　射频去神经支配

骶髂关节的神经分布伴随解剖变异具有明显的个体差异，临床医生对其中几个部分仍存在争议。但普遍认为该关节是由多支神经共同支配。骶髂关节前部主要由 L1 ～ S2 神经根的后支支配，或同时接受闭孔神经、臀上神经及腰骶神经干支配。骶髂关节后部主要由 L4 ～ S3 神经根的后支支配[9]。

　　射频去神经支配是使用探针通过特定解剖标记抵达关节支配神经，该探针可通过外部传感器发射射频，使上述分支的局部温度升高至 90℃，从而实现病变解剖部分去神经化的一种方法[1]（图 8-13）。该方法的主要限制是解剖结构难以辨识，因为骶髂关节的神经分布存在

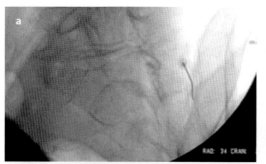
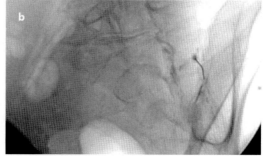
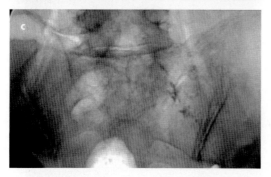

图 8-12　CT 引导下骶髂关节腔内注射，通过注射造影剂显示穿刺针位于关节腔。首先将穿刺针朝向关节腔插入（a），通过穿刺针注入少剂量造影剂（b）当关节面出现造影剂浓聚时即表明穿刺针成功进入关节腔（c）。

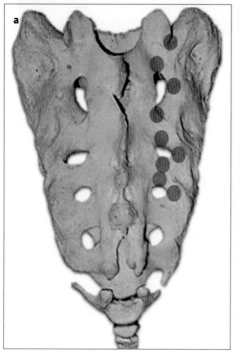
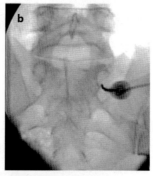
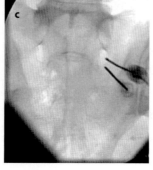

图 8-13　骶髂关节射频消融神经阻滞术，穿刺针可能的进针位置汇总（a）。透视下显示射频针位于 S1 和 S2 之间的骶孔（b），同一患者放置另一根射频针（c）。

变异，探针并不能抵达所有的神经分支（特别是关节内的神经分支），甚至有时关节仅分布有散在的神经分支。这可能需要对同一患者行多种方法重复治疗，以达到更好的镇痛效果，获得较关节腔内浸润更持久的疗效[1]。

8.3　建议

CT 引导下关节腔内浸润已在外科广泛使用，尚未出现需要治疗的并发症。据文献报道，若接受治疗者的首次关节腔内浸润疗效不佳，则再次治疗的疗效仍然不佳，提示患者在治疗后出现症状加重的情况下，不应重复地进行浸润治疗。应考虑通过射频去神经支配实现的神经切断术，因其有较长的疗效。因此，在 CT 引导下的抗炎药物与局麻药物的浸润，有助于识别来源于骶髂关节的疼痛，并使患者的症状得到迅速改善（与全身系统用药相比，使用的药物剂量较低）。尽管疗效会随时间有所减弱，但该治疗风险低、无严重并发症发生。因此，对于治疗后复发，且无其他治疗手段替代的患者，可重复治疗。与之相比，射频神经切断术仅适用于对关节腔内麻醉剂、皮质类固醇激素及臭氧浸润有效的患者。对于来源于骶髂关节的疼痛，射频神经切断术的疗效缓解时间更长，甚至可以实现疼痛症状完全消失。

（李国英　李胜辉　译　孙钢　校）

参考文献

1. Gallucci M, Limbucci N, Marcia S, Ricci A (2011) Interventistica articolare del rachide in Caudana. In: Masciocchi G (ed) Radiologia Interventstica Muscolo-scheletrica. Elsevier-Masson, Milano, p 180–208
2. Johnson BA (2004) Epidural steroid injections and selective nerve blocks. In: Matis JM (ed) Image-guided spine interventions. Springer-Verlag, Heidelberg, p 149–170
3. Delmer O, Dousset V (2006) Foraminal injections of corticosteroids under tomodensitometric control. In: Kastler B (ed) Interventional radiology in pain treatment. Springer-Verlag, Heidelberg, p 49–55
4. Abram SE, O'Connor TC (1996) Complications associated with epidural stroid injections. Reg Anesth 21:149–162
5. Watanabe L (2004) Epidural blood and fibrin patches. In: Matis JM (ed) Image-guided spine interventions. Springer-Verlag, Heidelberg, p 322–333
6. Chung SJ, Kim JS, Lee MC (2000) Syndrome of cerebral spinal fluid hypovolemia: clinical and imaging features and outcome. Neurology 55:1321–1327
7. Safa-Tisseront V, Thormann F, Malassiné P, Henry M, Riou B, Seebacher J (2001) Effectiveness of epidural blood patch in the management of post dural puncture headache. Anesthesiology 95:334–339
8. White AH, Derby R, Wynne G (1980) Epidural injections for the diagnosis and treatment of low back pain. Spine 5:78–86
9. Vanti C, Ferrari S, Ramponi S (2004) Valutazione clinico funzionale. In: Vanti C, Ferrari S, Ramponi S. L'articolazione sacroiliaca. Fisiopatologia, clinica e trattatmento. Masson, Milano, pp. 84-93
10. Vleeming A, Stoeckart R, Volkers AC, Snijders CJ (1990) Relation between form and function in the sacroiliac joint. Part I: clinical anatomical aspects. Spine 15:130–132
11. Vleeming A, Stoeckart R, Volkers AC, Snijders CJ (1990) Relation between form and function in the sacroiliac joint. Part II: biomechanical aspects. Spine 15:133–136
12. Slipman CW, Whyte II WS, Chow DW, Chou L, Lenrow D, Ellen M (2001) Sacroiliac joint syndrome. Pain Physician 4:143–152
13. Rosenberg JM, Quint TJ, de Rosayro AM (2000) Computerized tomographic localization of clinically-guided sacroiliac joint injections. Clin J Pain 16:18–21
14. Laslett M (2008) Evidence-based diagnosis and treatment of the painful sacroiliac joint. J Man Manip Ther 16:142–152
15. Stallmeyer MJB, Zoarski GH (2004) Sacroiliac joint injections. In: Matis JM (ed) Image-guided spine interventions. Springer-Verlag, Heidelberg, p 234–244

第 9 章

椎体成形术治疗骨质疏松性骨折

Mario Muto, Gianluigi Guarnieri, Roberto Izzo , Alvaro Antonio Diano

9.1 引言

椎体强化法是旨在缓解骨质疏松性骨折脊柱疼痛的一种微创治疗方法。疼痛缓解是通过椎体内的骨水泥注射使得椎体稳定而实现。椎体成形术（vertebroplasty, VP）和椎体后凸成形术（kyphoplasty, KP）都是在影像引导下，经皮微创治疗脊柱疼痛的方法，但两种方法有所差异。VP 是将骨水泥（polymethylmethacrylate, PMMA）通过穿刺针直接注入椎体，而 KP 先是通过充盈的球囊在松质骨内产生一个腔隙后，再注入骨水泥。

1987 年，Galimbert 和 Deramond 首次应用 VP 治疗一例 C2 椎体血管瘤患者。1998 年，在美国首次应用 KP 治疗一例骨质疏松患者 [1-3]。目前，世界各地的神经放射医生、放射医生、整形外科医生、神经外科医生、麻醉科医生、疼痛治疗师、风湿科医生已使用此类方法治疗了大量患者。在 VP 的临床应用初期，不同专家对适应证的掌握并不统一（例如，影像引导的方式）。这些差异导致各治疗中心的疗效及并发症发生率各不相同。

骨质疏松症是 VP 公认的适应证。骨质疏松症与长期皮质类固醇激素治疗有关，或是癫痫、胃肠功能紊乱和肾功能障碍治疗的副作用。VP 治疗骨质疏松症的基本原理是镇痛及稳固椎体，所稳固椎体可伴有或不伴有塌陷椎体的生理高度恢复。这项技术可用于减少椎体畸形，恢复正常的椎体生物力学。因此，可避免脊柱疼痛患者的长期并发症发生。这些并发症（例如：心肺功能障碍、胃肠功能障碍、肾功能不全、心理问题等）可使患者死亡率增加 ≤ 20% [4-6]。

《新英格兰医学杂志》在 2009 年发表了两项 VP 治疗骨质疏松椎体骨折与假性治疗的随机对照临床试验结果。这些研究引发了关于 VP 临床疗效的讨论、批评和质疑 [7-8]。然而，其他随机对照临床试验证实了 KP 及 VP 相对于内科治疗的有效性和安全性 [9]。

椎体塌陷或骨折（良性或恶性）患者疼痛的来源主要与微骨折对骨膜纤维的牵拉有关。然而，这也可能是由于神经结构的直接受压，致使疼痛传导至椎旁神经丛，再经神经节和脊髓丘脑束到大脑顶叶所致（仅一个皮质区负责疼痛的观念已转变为"疼痛矩阵"的观念）[10-11]。

对骨质疏松性椎体骨折来说，经保守治疗和物理治疗疼痛缓解不佳的患者是 VP 治疗的主要适应证。也就是说，如果患者因为疼痛需要接受镇痛治疗，但无法耐受物理治疗，而药物治疗又可产生诸如意识混乱、过度镇静及便秘等副作用的情况下，VP 治疗是一个很好的

M. Muto（✉）：
Neuroradiology Department, A. Cardarelli Hospital, Naples, Italy
e-mail: mutomar2@gmail.com

选择[12-16]。

9.2　VP 的作用机制

VP 治疗骨质疏松患者的作用机制是基于在塌陷椎体内注射骨水泥（PMMA 或者其他种类骨水泥），阻止产生疼痛的骨小梁和骨皮质微骨折的运动。疼痛的产生主要与牵拉沿皮质骨分布的神经纤维有关。PMMA 的注射填充稳定了椎体，并随之产生止痛效果。然而，骨水泥的椎体内注入，不仅稳固了塌陷的椎体并引发止痛效果，还有助于改变脊柱生物力学：

- 恢复脊柱排列序列。
- 根据注入骨水泥的性能和特点不同，注入骨水泥对椎体的刚度产生不同的影响。
- 轴向负荷的分布不同。
- VP 改变了功能性脊柱单元（functional spinal units，SU）的刚度和疲劳强度，有可能增加相邻椎体或远处椎体再骨折发生率。

9.2.1　生物力学

在 VP 中，注入的骨水泥穿插填塞于上下终板之间的骨折椎体内。在这种状态下，压力负荷自上终板传导经穿插填塞的骨水泥柱到达下终板。而薄弱的松质骨并不像 KP 术后那样需要承受压力负荷。Kim 等人在一项观察骨水泥注入后重塑骨结构生物力学性能变化的试验中，发现 VP 治疗的椎体样本在重复的压力负荷下，高度无明显丢失[17]。

多项尸体脊柱的生物力学试验表明，注入 PMMA 的 VP 可增加术后相邻椎体的负荷，作者详述了由 PMMA 引发的硬度改变而导致骨折形成的可能性[18-19]。据一些作者的研究，VP 治疗后的脊柱，强化椎体的相邻椎体的骨折发生率增加。在此类研究中，骨折发生率的差异很大[20-22]。增加骨折发生率的促成效应似乎是由于"水泥柱"导致髓核内压增加和相邻椎体终板的过度偏斜，从而改变了载荷分布。

这一现象也解释了有骨水泥椎间盘渗漏（尤其是尖钉状渗漏）患者的新骨折发生风险增加[23]。

不同的骨水泥对功能性脊柱单元（SU）的强度和刚度影响程度不同，导致再骨折发生率也不同。所有骨水泥均被验证了抗轴向和扭转负荷的能力，并以兆帕（MPa）为单位进行了量化测量。例如，PMMA 骨水泥可产生 100MPa 的修正抗压强度，而磷酸钙骨水泥（calcium phosphate cement，CPC）则产生 80MPa 的修正抗压强度[26]。因此，使用 CPC 的 VP 术后，相邻椎体骨折的发生率低于使用 PMMA 的 VP。相反，使用 PMMA 进行强化的椎体强度显著增高。用 CPC 强化的椎体刚度显著低于椎体的原始状态，而强度较原始状态无明显变化。CPC 作为骨填充材料可能优于 PMMA，因为尽管 CPC 填充的椎体面临塌陷的风险，但它们可由新骨逐渐取代，并由此可产生足够的抗压强度和刚度。CPC 可诱导骨性愈合，与 PMMA 相比，降低了诱发相邻椎体新骨折发生的风险。

与标准量 PMMA 骨水泥相比，低模量 PMMA 骨水泥引起强化椎体刚度的变化较小。许多研究探讨了骨水泥注射量对椎体结构的生物力学影响。过多的骨水泥填充可增加并发症的发生（例如骨水泥栓子、骨水泥渗漏），这可能由于骨水泥注射过程中椎体内压增高所致。与正常状态相比，向骨折椎体内注入高弹性模量的传统骨水泥，有更大部分的负荷经过中央强化的骨小梁结构传导。强化椎体内骨水泥的硬化作用产生了异常的负荷传导，导致相邻椎体的衰竭加速，在一定程度上，降低了原本简单有效的介入治疗效果。有限元模型表明了相邻椎体的衰竭机制。在这些模型中，强化椎体内的骨水泥，像"柱子"一样阻止终板塌入椎体内，从而增加了相邻髓核内压力，随之增加了相邻椎体的压力[23]。Wang 等进行了一项研究，从 6 个人的脊柱中，选取 9 个新鲜的骨质疏松胸部的 4 个运动节段，通过轴向施加压力负荷，探讨 VP 之后的相邻椎体及强化椎体骨折发生的机制。在 PMMA 注入的椎体标本，进行三级疲劳载荷试验（5Hz 持续 5 小时），垂直负荷从 650N、950N 到 1150N 逐步增加。对完好的、压缩性骨折的、骨水泥强化的、疲劳载荷试验后的标本进行 X 线摄片，并测量椎体、椎管、椎孔的变形程度。疲劳载荷试验后对脊椎标本进行切片及微形态学的分析。在衰竭负荷后，椎骨高度丢失最大的部位是在强化椎骨的后部区域。在强化的椎体中，骨水泥与骨的界面可见有裂隙存在。这些裂缝将骨水泥和骨小梁分裂，并延伸至椎骨和终板。相邻上位椎骨的骨小梁区域紧密度明显高于完好的下位相邻椎骨。作者认为，VP 后强化椎体的骨折起始于骨水泥 – 骨界面的裂隙，反之，此裂隙可能是由于椎骨的不均匀变形所致。而相邻上位椎骨的骨折则是由于椎骨内骨小梁的塌陷所致[24]。

9.3　有关 VP 的整体考虑

VP 的主要适应证包括：疼痛性骨质疏松性椎体骨折（图 9–1），转移瘤性椎体骨折，椎体多发性骨髓瘤，疼痛性或侵袭性椎体血管瘤。椎体压缩性骨折的定义为椎体高度降低

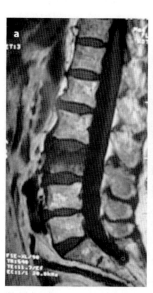
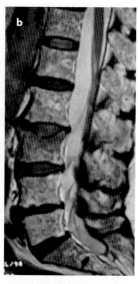

图 9-1　72 岁，骨质疏松症女性患者，突发性背部疼痛，内科治疗效果不佳。MRI 的矢状位 T1WI 和 T2WI 显示 L3 椎体急性骨折（a, b）。VP 术后 L3 椎体左侧位和前后位透视显示椎体内骨水泥弥散均匀，无静脉或椎间盘渗漏（c, d）。

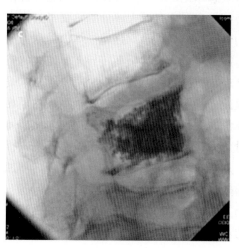
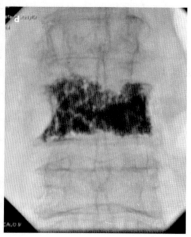

20% 或 4mm[25]。

VP 和 KP 均是治疗骨质疏松症的方法。在欧洲，每年有大约 438 750 例椎体塌陷性骨折（近似于 117 例 /10 万人）的发生与骨质疏松症有关。该病的自然病程可影响患者的生活质量（quality of life，QoL），引发心理问题，并影响患者生存寿命[26]。在年龄 > 50 岁的女性人群中，骨质疏松性椎体塌陷的发生率据估计为每年 26%，这一比例随着年龄的增长而增加，在 > 80 岁的女性中，可达到每年 40%[26]。此外，有证据表明，曾发生过首次骨质疏松性压缩骨折的女性患者，随后一年的新发骨折危险率约为 19.2%[26-30]。

正确的诊断方法是非常重要的。建立多学科团队的合作可获得最佳效果。通常脊柱的疼痛是局限性、非神经根性，按压病变椎体棘突可使疼痛加重。急性骨质疏松性骨折患者的临床病史通常遵循一个模式，即患者表现为急性胸段或腰段的脊柱疼痛。经过询问病史和临床评估，首先建议给予内科治疗（镇痛药和卧床）并短期随访（一般为两周）。若脊柱疼痛在两周内无缓解，第二步是拍摄胸椎和腰椎的平片，以明确椎体有无异常。第三步的时间点（通常在症状出现并持续 ≥ 4 ～ 6 周）是建议患者行磁共振检查，依据矢状位 T2 短时反转恢复（short-term inversion recovery，STIR）序列（或任何其他 T2 脂肪抑制序列）的检查决定是否治疗及需治疗椎体的个数。在 T2 的 STIR 序列检查中，急性骨折或未愈合骨折呈高信号，并可发现在常规摄片上未显示的隐匿性骨折（图 9-2）。

在 VP 实施之前，需要近期的 MRI 检查。因为如果检查和治疗的时间间隔过长，可能导致未识别的隐匿性骨折（平片和 CT 检查未显示，仅 MRI 显示）得不到治疗，而影响治疗的最终结果。

众所周知，影像学检查可显示良恶性病变，但鉴别诊断有时较为困难，特别是由多发性骨髓瘤引起的椎体骨折。在这种情况下，CT 可以较好地显示病变，而通过穿刺活检明确病变性质是必要的。另外，CT 对于明确椎体转移性病变的类型（溶骨性、混合性、成骨性）效果较好。骨扫描或正电子发射计算机断层扫描（PET-CT）的应用价值也很高。MRI 显示存在骨质疏松性骨折（T2-STIR 序列呈现与骨髓水肿相关的高信号），但患者无疼痛症状，则

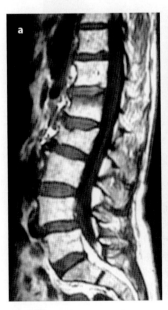
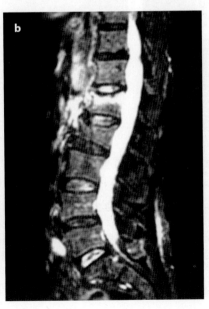

图 9-2 78 岁，骨质疏松症女性患者，突发性背部疼痛，内科治疗效果不佳。MRI 的矢状位 T1WI 和 T2-STIR 显示 L1 椎体急性骨折，在 T2-STIR 中呈高信号（a, b）。既往椎体骨折显示为正常骨髓信号（非治疗适应证）。

不是治疗指征。

表 9-1 列出了 VP 治疗的绝对和相对禁忌证[13, 16, 31]。扁平椎并不是骨质疏松症的典型和特有的表现，其也见于其他良恶性病变，包括动脉瘤样骨囊肿、骨巨细胞瘤、转移性肿瘤或多发性骨髓瘤，在这种情况下，活检往往是必不可少的。必须注意骨折碎片和椎体后缘的向后移位，应使用较细的活检针。

骨质疏松性骨折导致的骨坏死，可在椎体内呈现真空裂隙征（Kummel 病，图 9-3），为 VP 一个很好的适应证。此空腔内可以填充更多的 PMMA（通常每个椎体 ≤ 20mL）。

表 9-1 VP 治疗的绝对和相对禁忌证

绝对禁忌证	相对禁忌证
局部或全身感染	原发性或继发性脊柱肿瘤患者，硬膜外或椎间孔有软组织延伸，并伴有神经功能障碍（如神经根或脊髓的症状）
对 PMMA 过敏	扁平椎
无法纠正的凝血功能障碍	混合性或硬化性的转移性肿瘤
无痛性椎体骨折	后壁破坏

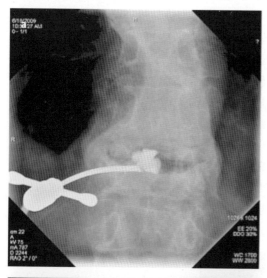
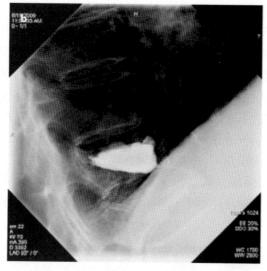
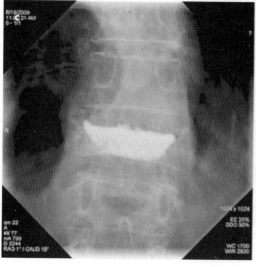

图 9-3　82 岁，Kummel 病的男性患者，T11 水平椎体骨折伴有裂隙征（未显示）。在前后位透视引导下实施 VP，经单侧经椎弓根入路途径穿刺之后，骨水泥向椎体空腔的弥散初期（a）。VP 术后，左侧位及前后位的透视显示骨水泥在 T11 椎体内均匀弥散，无静脉和椎间盘渗漏（b, c）。

裂隙的另一种类型常含有囊性成分，在 T2 的 STIR 序列中可清楚显示。这种裂隙往往是良性病变的典型标志。

为了评估椎体裂隙与"活动性骨折"的关系，可在左侧位透视下要求患者做吸气和呼气动作，观察椎体的高度如何变化。特别是对于有"活动性椎体骨折"的患者，VP 可获得非常满意的椎体强化效果（图 9–4）。VP 也可用于治疗多发性骨髓瘤和脊柱转移瘤[13, 31]。

骶骨为骨水泥注射的另一部位（骶骨成形术）。骶骨成形术可用于治疗骶骨骨质疏松性应力性骨折或肿瘤性病变。骶骨应力性骨折常伴有内科治疗无效的下腰部疼痛，在 T2 的 STIR 序列中呈高信号。有时骨折线可表现为一"H"形（图 9–5）。骨扫描可以显示在骶骨应力性骨折区放射性核素摄取增强。为避免并发症的发生，应进行临床和血液学检查（如血细胞计数、凝血酶原时间、部分凝血活酶时间）。

正在接受抗凝和抗血小板治疗的患者在术前必须中断此类治疗≥ 1 周，或换用低分子肝素。在治疗前及治疗过程中应静脉冲击给予广谱抗生素，避免感染性并发症。

关于 VP 手术时机没有绝对规定。经皮椎体成形术与最佳疼痛内科治疗（optimal pain medication treatment，VERTOS）的对照性研究表明，椎体压缩性骨折患者在急性症状发生的数周内进行 VP 治疗，所取得的疗效比卧床休息及最佳疼痛内科治疗更好。然而，在发病 6 个月后，仍有明显疼痛，MRI 的 T2–STIR 序列显示典型异常信号的患者，VP 治疗仍然可以取得较好的疗效。研究证实，在疼痛出现的 6 ～ 8 周内，2/3 的椎体骨质疏松性骨折临床症状可缓解，若疼痛在 8 周后仍持续存在，并有 MRI 显示异常信号，也属于 VP 治疗的适应证[32]。

9.4　VP 的操作

在透视引导下进行双侧或单侧经椎弓根途径的穿刺，患者应取俯卧位，以利于更好地填充椎体。实施单侧经椎弓根途径的入路，穿刺针必须抵达椎体最中央的位置。实施双侧经椎弓根途径的入路，可置穿刺针于偏外侧的位置。对于复杂的和高龄的骨质疏松患者，应用高质量的透视引导是减少副作用和降低因穿刺针置入位置不当所致并发症发生的必要条件。

其他常用的途径包括经椎体、经椎弓根旁、经肋横关节（胸椎）、前外侧（颈椎）、对于 C2 椎体的经口腔穿刺。因颈、胸、腰段解剖的不同，需要采用不同的穿刺路径（与腰段相比，颈段、胸段椎体的椎弓根要小一些）。CT 与透视相结合的影像引导对一些特殊部位

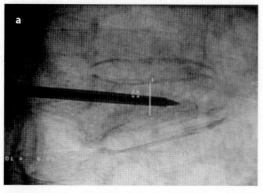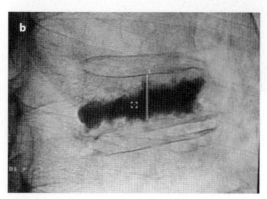

图 9-4　在左侧位透视引导下，经单侧椎弓根途径穿刺 L1 椎体（a）。VP 术后，左侧位透视显示骨水泥分布良好，无静脉及椎间盘渗漏，椎体强化效果良好（b）。

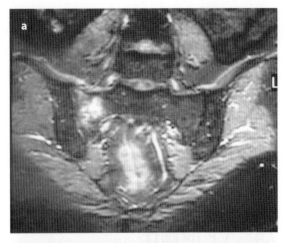

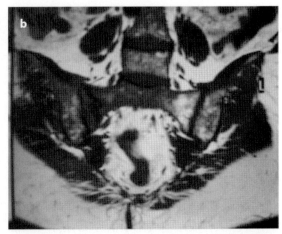

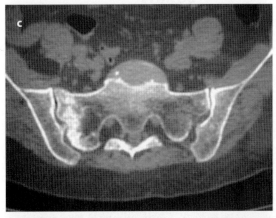

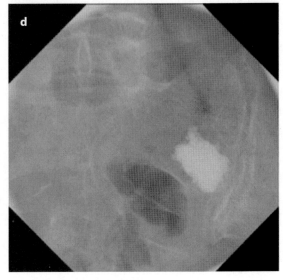

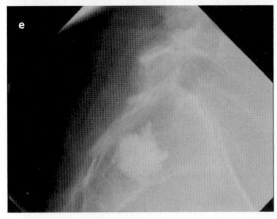

图 9-5 79 岁，骶骨疼痛的女性患者，内科治疗效果不佳。冠状位 T2-STIR 显示右侧骶骨呈高信号（骨髓水肿）：有骨质疏松性应力性骨折（a）。冠状位 T1W 显示右侧骶骨呈低信号（b）。轴位多排 CT 扫描显示右侧骶骨骨质疏松性应力性骨折，伴外围骨质硬化（c）。骶骨成形术后，左侧位及前后位透视显示在骨折的骶骨中骨水泥分布良好（d，e）。

（如低位颈椎、高位胸椎或骶椎）的穿刺是很有帮助的。这种情况下，应在 CT 引导下置入穿刺，而在透视引导下注射骨水泥。KP 的操作时间长于 VP。

一般 VP 的操作是在局部麻醉或小剂量的安定镇痛下进行。术前需行心肺功能评估。多数患者难以保持俯卧位，所以通常在侧卧位下进行。2% 局部麻醉剂的用量应 ≤ 20mL，以免发生心律失常或血管功能紊乱等不良反应。

所用穿刺针通常十分细小（13G 或 15G）。针尖呈菱形或斜坡形。对于一期治疗的椎体数目并无确切规定，但一般应 ≤ 3 ～ 4

个椎体。然而，在某些情况下，对于因胶原病、克罗恩病、癫痫、过敏性鼻炎等长期服用皮质类固醇激素所导致的骨质疏松性椎体骨折，一期可治疗≤ 10 ～ 12 个的椎体（图 9-6）。

在皮肤、皮下、骨膜局部麻醉下，穿刺针经椎弓根途径抵达椎体后壁，同时不超越椎弓根内侧缘。在穿刺针穿过椎体后壁之前，椎弓根内侧缘是一个避免椎管损伤的重要解剖标记。

注入椎体内的骨水泥量可多可少，从 2mL

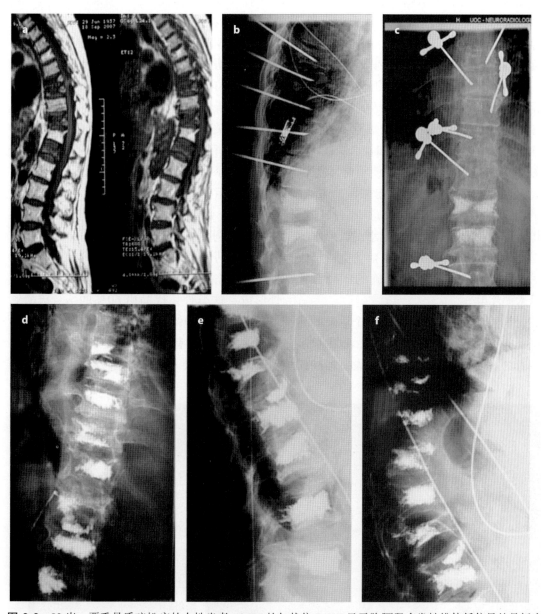

图 9-6　82 岁，严重骨质疏松症的女性患者。MRI 的矢状位 T1WI 显示胸腰段多发性椎体低信号的骨折表现，需应用 VP 治疗（a）。左侧卧位和前后位透视引导下，经单侧椎弓根途径，多个胸腰段椎体的一期 VP 治疗（b，c）。多个胸腰段椎体的一期 VP 治疗后，左侧卧位和前后位透视显示骨水泥弥散良好，无静脉或椎间盘渗漏（d ～ f）。

到 8 ～ 10mL 不等，主要根据椎体部位（颈椎、胸椎、腰椎）和塌陷程度来决定。关于每个椎体的骨水泥注入量并无明确规定。骨水泥的填充应自上终板到下终板，并跨越中线，以确保最佳的稳定性及生物力学效果。有时由于软骨下的硬化反应，可能无法达到最佳的填充效果。然而，无需特殊关注此情况，因为其代表了骨折椎体的局部强度增加。过度骨水泥填充，可导致静脉和椎间盘渗漏的发生。

目前市场可购得的不同的 VP 装置与附加系统，包括旋进式或 1mL 骨水泥注射器。有些公司产品配备有利于骨重塑的刮匙，使骨水泥能够得到更好的弥散。骨水泥最重要的特性是其 X 线的显影、黏度及工作时间。正是具有良好的 X 线显影与黏度，才使得骨水泥可在透视引导下注射，并减少了静脉渗漏的风险。较长的工作时间（≤ 27 分钟）意味着操作者不需担心骨水泥的过早聚合。骨水泥成形术的全部操作均需要有透视的监测（血管造影机或移动式 C 形臂机），以确保正确的穿刺针置入和骨水泥注射。

放射剂量对于医生和患者是一个重要的问题。因此，应尽可能减少透视时间，以保护术者和患者的过度暴露。可通过一些设备增加放射源和注射位点之间的距离，以减少辐射量。

一般不提倡预防性 VP 治疗，此类治疗的疗效缺乏随机对照试验数据支持。在某些情况下，可用于预防生物力学导致的新发骨折。例如，对 L2 和 L4 椎体骨折（"三明治骨折"）的患者，进行 L3 骨折的预防性 VP 治疗，或对于脊柱后凸角度较大、上下椎体轴向应力较大的胸腰段椎体（图 9-7 和图 9-8），建议进行预防性 VP 治疗。对于胶原病患者（例如，多发性大动脉炎、马方综合征、克罗恩病）也可进行预防性 VP 治疗。此类患者先前骨折之后的再发新骨折危险性高于常规的骨质疏松症患者[33]。关于骶骨成形术，可在 CT 或透视引导下置入 1 ～ 4 支穿刺针（13 ～ 15G），应密切观察穿刺针的位置及弥散的骨水泥与骶骨神经孔的相互关系。

最近，新型骨诱导骨水泥也进入临床。骨替代品（例如 Cerament™）（图 9-9）和甘油三酸酯钙骨水泥（Kryptonite™）（图 9-10）也用于塌陷椎体内的注射，从而诱导正常的新骨形成。这类骨替代品由 60% 的 α - 硫酸钙（α -CaS）和 40% 的羟基磷灰石（HA）组成。此类骨水泥也具有稳定骨折与镇痛效果，可明显改善临床症状（>90% 经治疗的患者疼痛缓

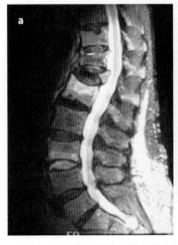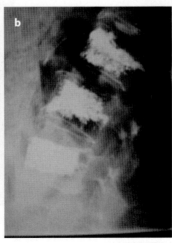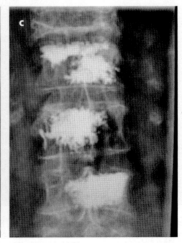

图 9-7　75 岁，严重骨质疏松症的女性患者。MRI 的矢状位 T2WI 显示 T12 椎体完全塌陷，L1 与 L3 椎体呈高信号（a）。左侧位及前后位透视显示 VP 治疗后的 L1 ～ L3 椎体（b, c）。

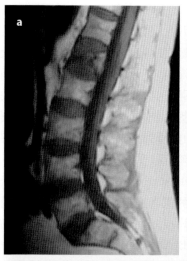
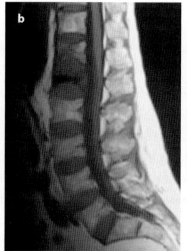
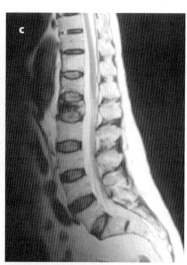

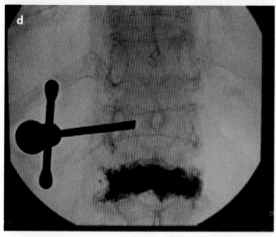
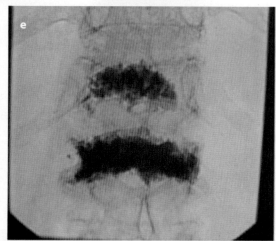

图 9-8　78 岁，严重骨质疏松症的女性患者。MRI 的矢状位 T1WI 显示急性骨折的 L1 椎体呈低信号，需用 VP 治疗（a）。VP 治疗后 3 个月，MRI 的矢状位 T1WI 与 T2WI 复查，T1WI 显示 L1 椎体注入 PMMA 的低信号，T12 椎体也为低信号（b，c）。L1 椎体 VP 治疗后，前后位透视显示经单侧椎弓根入路的 T12 椎体穿刺（d）。L1 与 T12 VP 治疗后的前后位及左侧位透视显示 T12 和 L1 椎体内骨水泥弥散良好，无静脉及椎间盘渗漏（e，f）。

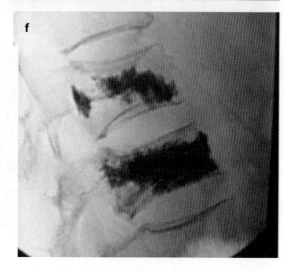

解）。然而，此类材料不能用于转移肿瘤、骨血管瘤或 Kummel 病[34]。并且，此类骨诱导骨水泥的价格比标准 PMMA 骨水泥的高 4 倍。

在骨质疏松症的治疗中，VP 可稳固椎体，具有良好的镇痛效果，可使 80% ～ 95% 的患者疼痛缓解，并能早期活动，但这些数据是来源于不同的疼痛评价标准[35, 38]。应在术前和术后使用客观的方法评价患者情况。可用的评分标准很多，其中一些易于患者的理解和掌握。例如，视觉模拟评分法（visual analog scale，VAS），Oswestry 功能障碍指数（Oswestry Disability Index，ODI），改良 MacNab 疗效评定标准。也有一些不容易理解和掌握的评分标准，例如，健康状况调查问卷简表–36（Short Form36，SF36），McGill 疼痛问卷。

对于以镇痛为目标的 VP 治疗，已有多项关于疼痛缓解、后凸畸形矫正及并发症（例如，骨水泥渗漏、椎间盘渗漏、肺栓塞、相邻椎体或远处椎体新发骨折）的研究。KP 的骨水泥渗漏风险低于 VP，而相邻椎体或远处椎体新发骨折的发生率主要与骨质疏松有关[39, 40]。

VP 治疗后的适当内科治疗也会影响 VP 的长期疗效。因此，与内分泌科医生合作以及进行需要的实验室检查是重要的。关于骨质疏松症患者治疗效果应考虑的另一个重要方面是，我们也常常需要处理其他疾病，诸如与关节突关节和骶髂关节退行性变相关的椎弓崩裂和骨软骨炎，可考虑关节突关节的皮质类固醇激素浸润和射频治疗[41]。

Anselmetti 等对 1634 例疼痛性骨质疏松性压缩性骨折的患者进行了 VP 治疗和长期随访。所有患者均成功完成 VP 治疗，未发现临床并发症。平均 VAS 评分由治疗前的 7.94 分降到治疗后的 1.12 分。ODI 中位值由治疗前的 82% 降到治疗后的 6%。治疗前 1279 例患者需支具辅助活动，而治疗后 1167 例（91.2%）患者的活动已不需支具。561 例（34.3%）患者发生骨水泥渗漏。有关再发骨折的发生，在 1634 例骨质疏松性骨折患者中，214 例（13.1%）发生疼痛性新发骨折，其中 36.4% 的新发骨折发生于远处椎体，63.6% 发生于相邻椎体。在这些患者中，42.7% 的新发骨折位于治疗椎体

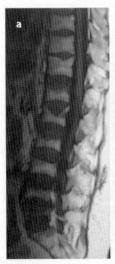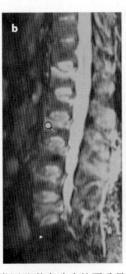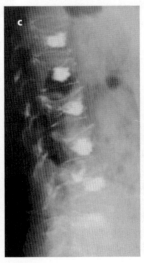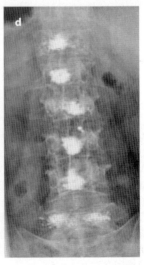

图 9-9　65 岁，长期皮质类固醇激素治疗的严重骨质疏松症女性患者。MRI 的矢状位 T1WI 显示多发性椎体骨折，自 T12 至 L5 椎体均呈低信号（a）。MWI 的 T2–STIR 序列显示自 T12 至 L5 椎体均因骨髓水肿呈高信号（b）。在透视引导下行一期多椎体经单侧椎弓根途径的 VP 治疗后，左侧位及前后位透视显示自 T12 至 L5 椎体骨水泥（Cerament™）弥散良好，无静脉及椎间盘渗漏（c, d）。

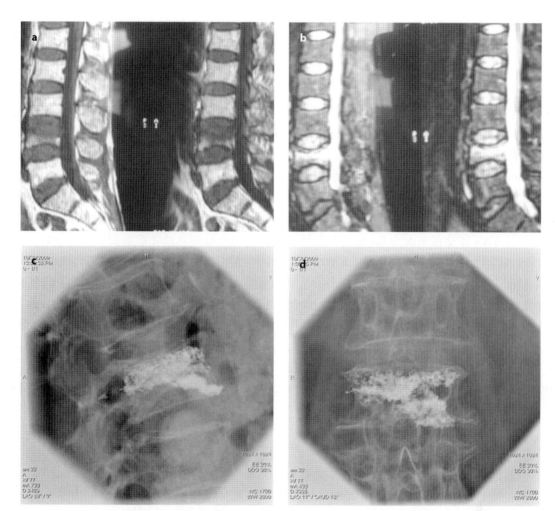

图 9-10　55 岁，L4 椎体骨折的男性患者。MRI 的矢状位 T1WI 显示骨折的 L4 椎体呈低信号（a）。MRI 的矢状位 T2WI 显示 L4 椎体因骨髓水肿呈高信号（b）。L4 椎体用骨水泥（Kryptonite™）行 VP 治疗后，左侧位及前后位透视显示无静脉及椎间盘渗漏（c, d）。

的下方，36% 位于治疗椎体的上方，21.3% 位于治疗椎体的上方和下方[42]。

我们团队对 485 例患者的 805 个椎体进行了 VP 治疗，包括骨质疏松症患者（310 例）、转移瘤（160 例）及椎体血管瘤患者[16, 43]。患者 VP 治疗的成功率，4 ～ 72 小时内的骨质疏松性骨折为 90%，椎体血管瘤为 100%，椎体转移瘤为 77%。39 例患者发生椎体外血管或椎间盘的骨水泥渗漏，仅有 2 例患者发生与硬膜外受累有关的神经根性痛。骨质疏松症患者

在相邻椎体发生新发骨折 25 例，在远处椎体发生新发骨折 19 例。

Kim 等对 159 例骨质疏松性压缩性骨折患者进行了 VP 治疗，并随访 > 5 年。根据 VAS 评价疼痛程度：平均评分由治疗前 7.0 分降至围术期 2.1 分，降低了 4.9 分。46% 患者 VAS 评分降低 ≥ 5 分，并持续保持。22 例患者发生 33 个椎体的新发骨折（新发骨折率为 32%）[44]。

Kotwica 和 Saracen 对 200 例骨质疏松性

椎体压缩骨折的患者进行了 VP 治疗，并随访 1 ～ 2 年。VP 治疗 12 小时后，85% 的患者疼痛明显缓解；治疗后第 7 天和第 30 天，96% 的患者疼痛明显缓解。随访 6 个月、12 个月的疼痛缓解率分别为 92% 和 90%。随访达 2 年的 80 例患者中，3 例患者出现疼痛复发，随后诊断为新发的骨质疏松性骨折[45]。

Tanigawa 等对 194 例患者的 500 个骨质疏松性椎体压缩骨折进行了 VP 治疗，并随访 7 年。治疗前的 VAS 评分平均为 7.6 分。治疗后的平均 VAS 评分在 1 天为 3.1 分，1 个月为 2.3 分，4 个月为 1.7 分，1 年为 1.5 分，2 年为 1.2 分，3 年为 1.0 分，4 年为 1.1 分，5 年为 0.9 分，6 年为 0.9 分，7 年为 1.0 分。65 例（33.5%）患者的 103 个椎体发生新发椎体压缩性骨折，其中 65 个（63.1%）位于相邻椎体，38 个（36.9%）位于非相邻椎体。213 个椎体出现骨水泥渗漏（42.6%）[46]。

9.5 并发症

全部操作均应在最好的设备（数字减影血管造影机或 CT 透视设备）引导下实施，以避免轻微或严重并发症的发生，诸如椎管渗漏（图 9–11）或静脉渗漏（图 9–12）。椎旁肌肉内血肿是较为罕见的并发症（图 9–13）。VP 与 KP 相关并发症见表 9–2。

减少并发症风险的第一步是穿刺针及套管的正确置入。该步骤需要在能够清晰显示解剖结构的高质量设备引导下完成。正如前面所述，椎弓根内侧缘是穿刺针置入过程中非常重要的解剖标志。并发症常与骨水泥异常分布至椎间盘、硬膜外或血管内有关，但异常渗漏通常并无临床症状[13, 31]。某些类型的渗漏仅导致轻度的神经根疼痛或硬膜囊受压，而血管渗漏可产生无症状性或症状性的肺栓塞、脑梗死或心血管夹层。椎间盘渗漏患者可能与相邻椎体骨折的发生率高相关。为减少并发症的风险，应注意两个主要技术要点：①使用黏度较高的骨水泥；②应缓慢注射。一个非常重要的解剖标志是椎体后壁，操作绝不能越过椎体后壁。这是避免椎管内骨水泥渗漏的关键，因为椎管内的渗漏可导致截瘫或四肢麻痹。

9.6 结论

椎体强化，如 VP 是治疗椎体压缩性骨折、原发性或继发性脊柱肿瘤的一种安全和有效的

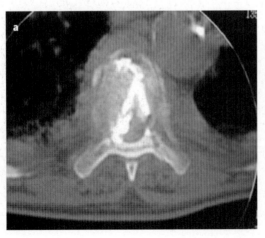
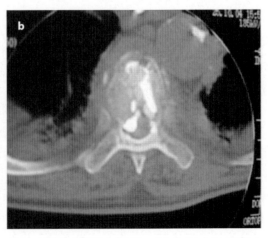

图 9-11　79 岁，T8 椎体急性骨质疏松性骨折的女性患者。T8 椎体水平的轴位 CT 扫描显示椎管内骨水泥渗漏，原因为经单侧椎弓根入路的途径有误（a，b）。

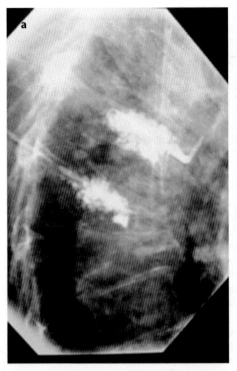

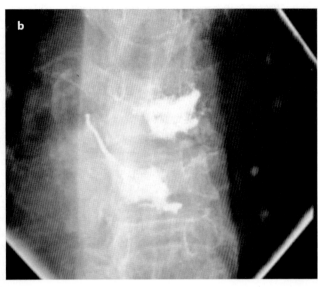

图 9-12　胸段两个椎体 VP 治疗后的左侧位和前后位透视显示静脉与椎间盘的骨水泥渗漏（1mL）（a，b）。

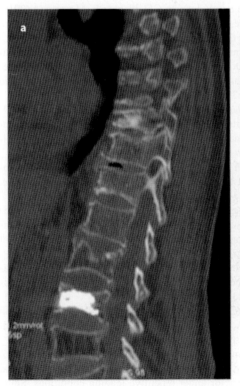

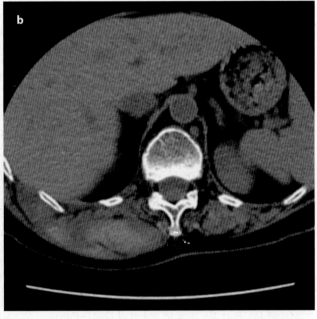

图 9-13　L4 椎体 VP 治疗后的多排 CT 矢状位重建图像（a）。胸腹部交界区的轴位 CT 扫描显示右后侧肌肉内血肿（b）。

表 9-2　椎体成形术与椎体后凸成形术相关并发症

椎间盘和静脉渗漏	主动脉夹层及动脉栓塞
肺栓塞	硬膜外血肿
脑栓塞	气胸
感染	腹膜后出血
硬脑膜撕裂	脊髓损伤及神经根受压或破坏
截瘫和四肢瘫痪	死亡
呼吸功能障碍	

方法，并且疗效显著。相对于 KP，VP 治疗有很多优势：

- 对于某些疾病，可完成一期多椎体的治疗。
- 特定解剖位置（例如，颈 – 胸段交界区，骶骨）的治疗。
- 椎体裂隙（囊性或积液）的治疗。
- 椎体血管瘤的治疗。

与 KP 相比，VP 的治疗费用低，仅需局部麻醉，这些也是决定选择进行何种类型椎体骨水泥成形术的重要参考因素。

（彭兆辉 姜庆军 译　孙钢 校）

参考文献

1. Wong X, Reiley MA, Garfin S (2000) Vertebroplasty/kyphoplasty. J Women's Imaging 2:117–124
2. Pflugmacher R, Kandziora F, Schroder R et al (2005) Vertebroplasty and kyphoplasty in osteoporotic fractures of vertebral bodies: a prospective 1-year follow-up analysis. RöFo 177:1670–1676
3. Galimbert P, Deramond H, Rosat P et al (1987) Preliminary note on the treatment of vertebral angioma by percutaneous acrylic vertebroplasty. Neurochirurgie 33:166–168
4. Gangi A, Guth S, Imbert JP et al (2003) Percutaneous vertebroplasty: indications, technique, and results. Radiographics 23:10–20
5. Mathis JM, Barr JD, Belkoff SM et al (2001) Percutaneous vertebroplasty: a developing standard of care for vertebral compression fractures. Am J Neuroradiol 22:373–381
6. Muijs SP, van Erkel AR, Dijkstra PD (2011) Treatment of painful osteoporotic vertebral compression fractures: a brief review of the evidence for percutaneous vertebroplasty. J Bone Joint Surg Br 93:1149–1153
7. Kallmes DF, Heagerty PJ, Turner JA et al. (2009) A randomized trial of vertebroplasty for osteoporotic spinal fractures N Engl J Med 361:569–579
8. Buchbinder R, Osborne RH, Murphy B et al (2009) A randomized trial of vertebroplasty for painful osteoporotic vertebral fractures. N Engl J Med 361:557–568
9. Wardlaw D, Cummings SR, van Meirhaeghe J et al (2009). Efficacy and safety of balloon kyphoplasty compared with non-surgical care for vertebral compression fracture (FREE): a randomized controlled trial. Lancet 373:1016–1024
10. Legrain V, Iannetti GD, Plaghki L, Mouraux A (2011) The pain matrix reloaded: a salience detection system for the body. Prog Neurobiol 93:111–124
11. Mouraux A, Diukova A, Lee MC, Wise RG, Iannetti GD (2011) A multisensory investigation of the functional significance of the "pain matrix". Neuroimage 54:2237–2249
12. Guarnieri G, Ambrosanio G, Vassallo P et al (2009) Vertebroplasty as treatment of aggressive and symptomatic vertebral hemangiomas: up to 4 years of follow-up. Neuroradiology 51:471–476
13. Peh WC, Gilula LA (2003) Percutaneous vertebroplasty: indications, contraindications, and technique. Br J Radiol 76:69–75
14. Guglielmi G, Andreula C, Muto M, Gilula L (2005) Percutaneous vertebroplasty: indications, contraindications, technique and complications. Acta Radiol 46:256–268
15. Cotten A, Boutry N, Cortet B et al (1998) Percutaneous vertebroplasty: state of the art. Radiographics 18:311–320
16. Ambrosanio G, Lavanga A,Vassallo P, Izzo R, Diano AA, Muto M. (2005) Vertebroplasty in the treatment of spine Ddisease. Interven Neuroradiol 11: 309–323
17. Kim JM, Lindsey DP, Hannibal M, Alamin TF (2006) Vertebroplasty versus kyphoplasty: biomechanical behavior under repetitive loading conditions. Spine 31:2079–2084
18. Wilke HJ, Mehnert U, Claes LE et al. (2006) Biome-

chanical evaluation of vertebroplastyand kyphoplasty with polymethyl methacrylate or calcium phosphate cement under cyclic loading. Spine 31:2934–2941

19. Nouda S, Tomita S, Kin A et al. (2007) Adjacent vertebral body fracture following vertebroplasty with polymethylmethacrylate or calcium phosphate cement biomechanical evaluation of the cadaveric spine. Spine 34:2613–2618

20. Uppin AA, Hirsch JA, Centenera LV et al. (2003) Occurrence of new vertebral body fracture after percutaneous vertebroplasty in patients with osteoporosis. Radiology 226:119–24

21. Kim SH, Kang HS, Choi JA et al. (2004) Risk factors of new compression fractures in adjacent vertebrae after percutaneous vertebroplasty. Acta Radiol 45:440–445

22. Trout AT, Kallmes DF, Kaufmann TJ (2006) New fractures after vertebroplasty: adjacent fractures occur significantly sooner. Am J Neuroradiol 27:217–223

23. Furtado N, Oakland RJ, Wilcox RK, Hall RM (2007) A biomechanical investigation of vertebroplasty in osteoporotic compression fractures and in prophylactic vertebral reinforcement. Spine 32:E480–E487

24. Wangn JL, Chiang CK,Yang BD (2012) Mechanism of fractares of adjacentand augmented vetebrae following simulated vertebroplasty. J Biomech [In press]

25. Black DM, Palermo L, Nevitt MC et al; The Study of Osteoporotic Fractures Research Group (1999) Defining incident vertebral deformity: a prospective comparison of several approaches. J Bone Miner Res 14:90–101

26. Anita A, Uppin MD, Joshua A et al (2003) Occurrence of new vertebral body fracture after percutaneous vertebroplasty in patients with osteoporosis. Radiology 226:119–124

27. Bajaj S, Saag KG (2003) Osteoporosis: evaluation and treatment. Curr Womens Health Rep 3:418–124

28. Lindsay R, Silverman SL, Seeman E et al (2001) Risk of new vertebral fracture in the year following a fracture. JAMA 285:320–323

29. Silverman SL (1992) The clinical consequences of vertebral compression fracture. Bone 13: S27–S31

30. Voormolen MH, Lohle PN, Juttmann JR et al (2006) The risk of new osteoporotic vertebral compression fractures in the year after percutaneous vertebroplasty. J Vasc Interv Radiol;17:71–76

31. Guglielmi G, Andreula C, Muto M, Gilula L (2005) Percutaneous vertebroplasty: indications, contraindications, technique and complications. Acta Radiol 46:256–268

32. Jensen ME, McGraw JK, Cardella JF, Hirsch JA; American Society of Interventional and Therapeutic Neuroradiology; Society of Interventional Radiology; American Association of Neurological Surgeons/ Congress of Neurological Surgeons; American So-

ciety of Spine Radiology (2007) Position statement on percutaneous vertebral augmentation: a consensus statement developed by the American Society of Interventional and Therapeutic Neuroradiology, Society of Interventional Radiology, American Association of Neurological Surgeons/Congress of Neurological Surgeons, and American Society of Spine Radiology. Am J Neuroradiol 28:1439–1443

33. Yen CH, Teng MM, Yuan WH, Sun YC, Chang CY (2012) Preventive vertebroplasty for adjacent vertebral bodies: a good solution to reduce adjacent vertebral fracture after percutaneous vertebroplasty. Am J Neuroradiol 33:826–832

34. Masala S, Nano G, Marcia S, Muto M, Fucci FP, Simonetti G (2012) Osteoporotic vertebral compression fractures augmentation by injectable partly resorbable ceramic bone substitute (Cerament™|Spine Support): a prospective nonrandomized study. Neuroradiology 11 [In press]

35. Maestretti G, Cremer C, Otten P, Jakob RP (2007) Prospective study of standalone balloon kyphoplasty with calcium phosphate cement augmentation in traumatic fractures. Eur Spine J 16:601–610

36. Fuentes S, Metellus P, Fondop J et al (2007) Percutaneous pedicle screwfixation and kyphoplasty for management of thoracolumbar burst fractures. Neurochirurgie 53:272–276

37. Theodoru DJ, Theodorou SJ, Duncan TD et al (2002) Percutaneous balloon kyphoplasty for the correction of spinal deformity in painful vertebral body compression fractures. J Clin Imaging 26:1–5

38. Deramond H, Salioub G, Aveillana M et al (2006) Respective contributions of vertebroplasty and kyphoplasty to the management of osteoporotic vertebral fractures. Joint Bone Spine 73:610–613

39. Teng MM, Wei CJ, Wei LC et al (2003) Kyphosis correction and height restoration effects of percutaneous vertebroplasty. Am J Neuroradiol 24:1893–1190

40. Matthew J, Parker SJ, Wolinsky JP et al (2009) Vertebroplasty and kyphoplasty for the treatment of vertebral compression fractures: an evidenced-based review of the literature Spine J 9:501–508

41. Kamalian S, Bordia R, Ortiz AO (2012) Post-vertebral augmentation back pain: evaluation and management. Am J Neuroradiol 33:370–375

42. Anselmetti GC, Manca A, Hirsch J et al (2011) Percutaneous vertebroplasty in osteoporotic patients: an institutional experience of 1,634 patients with long-term follow-up. J Vasc Interv Radiol 22:1714–1720

43. Muto M, Perrotta V, Guarnieri G et al (2008) Vertebroplasty and kyphoplasty: friends or foes? Radiol Med 113:1171–1184

44. Kim JH, Yoo SH, Kim JH. (2012) Long-term follow-up of percutaneous vertebroplasty in osteoporotic compression fracture: minimum of 5 years follow-up. Asian Spine J 6:6–14

45. Kotwica Z, Saracen A. (2011) Early and long-term outcomes of vertebroplasty for single osteoporotic fractures. Neurol Neurochir Pol 45:431–435

46. Tanigawa N, Kariya S, Komemushi A et al (2011) Percutaneous vertebroplasty for osteoporotic compression fractures: long-term evaluation of the technical and clinical outcomes. Am J Roentgenol 196:1415–1418

第 10 章

骨质疏松的药物治疗

Annamaria Colao, Laura Vuolo, Manila Rubino, Carolina Di Somma

10.1 引言

骨质疏松症是一种多因素引起的以骨量丢失和骨微结构破坏为特征的骨骼疾病。这些特性使该病患者发生骨折的风险增加。根据世界卫生组织标准，在相同的种族、性别的年轻成人中，如果骨矿物质密度（bone mineral density, BMD）低于平均峰值 2.5 个标准差（T 值 <-2.5 个标准差），骨质疏松症诊断成立。双能 X 线吸收测量法是测量 BMD 的"金标准"。其他诊断方法包括计算机断层扫描（computed tomography, CT）、外围定量 CT 和超声（不能提供关于骨质量的额外信息）。

成人骨骼经历着持续终生的骨吸收和骨形成（"骨重塑"）过程，这个过程由大量位于局部骨组织内的"骨多细胞单位"（bone multicellular units, BMU）主导。每个 BMU 的寿命为 6 ~ 9 个月，它们每年会引起整个骨架大约 10% 的骨质更新、转换。参与骨转换高度协调过程的细胞有破骨细胞（骨吸收细胞）、成骨细胞（成骨的细胞）和骨细胞（机械感觉细胞）。破骨细胞是一种多核细胞，起源于多能造血细胞；成骨细胞是单核细胞，来源于

间充质细胞。这两种细胞的增殖、分化和死亡决定骨重建的程度。骨重建对于维持体内钙平衡、去除和预防累积骨损伤是必需的。骨骼更新的不平衡将导致骨质疏松症。骨质疏松症可分为高转换或低转换两种形式：前者破骨细胞的活性增加，骨吸收导致的空隙更深更多；而对于低更新的骨质疏松症，正常的骨转换过程中成骨细胞无法成骨。

骨质疏松症最严重的后果是脊柱、髋和手腕的脆性骨折。这些后果影响广泛，包括剧烈疼痛、长期的残疾和畸形。也可发生骨折远端的关节退变和反射性交感神经营养不良。为改善生活质量和提高器官功能，应行药物治疗以及某些类型的物理或职业治疗。继发于骨质疏松症的髋部骨折比椎体骨折少见，但其致残率、死亡率及所耗费的医疗成本更高（髋部骨折患者急性治疗后在康复医院或疗养院住院时间更长）。髋部骨折可以导致患者第一年内死亡率增加 15%，而且大于 70% 的幸存者行走功能显著减弱，这使许多患者需要手术固定或髋关节置换。椎体骨折并症发生率也很高。虽然一些椎体骨折患者最初可无症状，但会导致身高降低、脊柱后凸畸形、长期疼痛以及步态不稳。一旦骨折发生，无论 BMD 如何，在其他常发骨折部位发生脆性骨折的风险都会增加。多个椎体骨折会增加肺炎和死亡的风险。此外，重度残疾患者经常会患抑郁症和焦虑。

治疗性干预措施的目标是减少骨折的风险

A. Colao (✉):
Department of Molecular and Clinical Endocrinology and Oncology, Federico II University of Naples, Naples, Italy
e-mail: colao@unina.it

以保障患者的生活质量。这一目标可以通过减少骨吸收或者加强骨形成来实现。常见的治疗包括促进骨合成代谢制剂和抑制骨吸收制剂。促合成代谢制剂通过增加成骨细胞的前体细胞来刺激成骨细胞的成熟，同时增强成骨细胞功能和存活能力。抑制吸收制剂通过增强破骨细胞的程序化细胞死亡（细胞凋亡）来影响骨骼强度。目前，已有许多抗骨折制剂。双磷酸盐（bisphosphonates, BP）、激素替代疗法（hormone replacement therapy, HRT）、选择性雌激素受体调节剂（selective estrogen receptor modulators, SERM）、雷尼酸锶（strontium ranelate, SR）和 NF-κB 配体受体激活剂的抑制剂（receptor activator of nuclear factor-kappa B ligand, RANKL）都是抗吸收制剂，而甲状旁腺激素（PTH）的类似物是促合成代谢制剂（表 10-1）。阿仑膦酸钠、利塞膦酸钠、唑来膦酸、狄诺塞麦和 SR 等能够有效减少椎体、髋关节和其他部位骨折的发生（表 10-2）。

10.2　抗吸收治疗

10.2.1　双磷酸盐（BP）

BP 是抗骨质疏松症的一线治疗药物，被用于治疗一些以破骨细胞功能和骨脆性发生改变为特点的骨代谢疾病（如骨 Paget 病、多发性骨髓瘤、骨转移瘤、恶性肿瘤相关的高钙血症）。BP 具有给药方法简单、价格低廉等特点，随着人们对于其他抗吸收药物长期治疗的安全性越来越关注，近 20 年来 BP 的应用稳步增加。

BP 能够抑制破骨细胞的活性。它们是焦磷酸类似物，其 P-C-P 结构发挥着"骨钩"样作用，使这些化合物牢牢地绑定在骨表面的羟磷灰石晶体上（特别是在活跃的骨重建处）。不同化合物的绑定效力和抗吸收效果有所不同，绑定的亲和力（R1 侧链）和抗吸收效力（R2 侧链）受化合物结构中的侧链影响；

表 10-1　批准用于骨质疏松患者的医疗方案

抗吸收性	促合成代谢性
双膦酸盐类药物	PTH 1-34：特立帕肽
选择性雌激素受体调节剂	PTH 1-84
雷尼酸锶	雷尼酸锶
抗 -RANKL 抗体：狄诺塞麦	

RANKL：NB-κB 配体受体激活剂；PTH：甲状旁腺素。

表 10-2　具有抗骨折效能的制剂

	椎体骨折	髋关节骨折	其他部位骨折
阿仑膦酸钠	+	+	+
利塞膦酸钠	+	+	+
伊班膦酸钠	+	−	※
氯膦酸二钠	+	−	+
唑来膦酸	+	+	+
雷尼酸锶	+	※	+
雷洛昔芬	+	−	−
狄诺塞麦	+	+	+
特立帕肽	+	−	+
PTH 1-84	+	−	−

+：有效；−：无效；※：经 post-hoc 分析在亚组患者中有效；PTH：甲状旁腺素。

而通过修饰这些侧链可得到不同的药物。BP 中的第一代药物为非含氮 BP（依替膦酸盐、氯膦酸盐、替鲁膦酸盐）。它们通过产生有毒的三磷腺苷类似物（adenosine triphosphate, ATP）抑制破骨细胞的活性，导致细胞死亡。BP 的第二代药物为含氮 BP（阿仑膦酸钠、利塞膦酸钠、伊班膦酸盐、帕米膦酸盐、奈立膦酸、唑来膦酸）。它们抑制一种被称为法尼基焦磷酸合成酶（farnesyl pyrophosphate synthase, FPPS）的酶，继而干扰破骨细胞内被称为异戊烯化的过程和非异戊烯基小分子质量 GTP 结合蛋白的聚集（水解酶的大家族能绑定和水解鸟苷三磷酸），最终导致破骨细胞吸收功能的减弱和细胞凋亡的加速 [1]。

含氮 BP 的临床效能取决于它们对羟磷灰石的绑定亲和力、它们的电荷（Z 电位）和对 FPPS 的抑制能力。常用的 BP 在 R2 侧链上含有 1 个或更多的氮分子。绑定亲和力的顺序：唑来膦酸 > 阿仑膦酸钠 > 伊班膦酸盐 > 利塞膦酸钠。较高亲和力的 BP 能更长时间紧密地绑定在骨的表面，而低亲和力的化合物治疗结束后在骨表面停留时间较短。破骨细胞抑制剂的最终结果是使与 BMD 增加相关的骨转换标记快速、实质性地减少。

每种 BP 都有一个独特的绑定亲和力和抗吸收功效，而这种特征进一步决定其临床特性，包括起效与失效的速度、骨转换减少的程度、抗骨折作用的类型（椎体或非椎体）。其给药途径包括口服（每日、每周、每月）、肌内注射（每周、每月）或静脉注射（季度、年度）（表 10-3）。口服时，需长时间禁食（通常在早上）后以少量水冲服，服药后 30 ~ 50 分钟禁食以确保药物充分吸收。通常 BP 口服剂量中仅仅不到 1% 被吸收，而且食物或任何含有二价阳离子的物质都可完全阻断药物吸收。BP 代谢不是全身性的，且血浆半衰期短。吸收剂量的 50% 绑定在骨表面（在骨重建活跃的地方绑定最紧密），另外 50% 会迅速经肾脏排泄掉。进入破骨细胞之后，BP 造成破骨细胞吸收功能的丧失并加速细胞的凋亡。另外，BP 可能对骨细胞也有影响。

BP 能有效预防因年龄、雌激素缺乏、糖皮质激素治疗引起的骨质丢失和绝经后骨质疏松症，也能有效预防糖皮质激素诱导的骨质疏松性骨折。目前尚缺乏以骨折作为首要观察对象的对比研究，所以不能把几种化合物在这方面的效能进行直接比较。然而目前研究已表明，在所有的 BP 中，仅有 3 种（阿仑膦酸钠、利塞膦酸钠、唑来膦酸）能降低非椎体、椎体和髋部骨折的风险 [2]。

10.2.1.1　BP 的副作用和安全性

BP 为减少脊柱、髋部和其他部位骨折的风险提供了安全和有效的治疗措施。大部分骨

表 10-3　双膦酸盐类药物处方

药物	给药剂量与途径				
	口服			肌注	静脉注射
	每日	每周	每月		
阿仑膦酸钠	10mg	70mg			
利塞膦酸钠		35mg	150mg		
伊班膦酸钠			150mg		3mg / 3 个月
氯膦酸二钠			100mg / 周或 200mg /14 天		
唑来膦酸					5mg / 12 个月

质疏松症的患者对其具有良好的耐受性，治疗的获益超过风险。然而，自 1995 年美国最初引入开始，就有报道表明即使正确使用 BP 仍会有一些严重的副作用。其中包括食管癌、心房颤动、骨骼肌肉疼痛、非典型的骨折和颌骨坏死，但这些副作用非常少见而且尚不能肯定是否与 BP 有关[3]。而胃肠道不良反应（消化不良、食管炎、食管反流、十二指肠炎、胃炎、恶心等）是导致治疗中断的最常见原因。

因 BP 口服给药会对食管产生刺激，故对于那些不能保持站立，包括食管排空延迟（失迟缓、严重动力问题）在内的活动性上消化道症状患者应避免使用。在美国，过去的 20 年中，接受 BP 治疗的患者当中发生食管癌的病例已经上报至美国食品和药物管理局。从用药到诊断食管癌的平均时间间隔为 1 ～ 2 年。食管癌与服用 BP 之间可能存在相关关系的原因是这类药物能导致腐蚀性食管炎以及持续性的黏膜异常。目前 BP 使用与食管癌的相关性仅是推测性的，尚缺乏有关服用 BP 患者与对照组比较的研究资料，两者间的因果关系也未得到证实，但调查 BP 致癌潜在风险的深入研究是必须的。

大约 40% 首次接受静脉给药或数月口服含氮 BP 的患者会经历一个急性反应阶段（APR），症状类似流感样疾病（发热、肌痛、关节痛、寒战等）。这些症状在 3 天内消失，重复用药后罕有复发。一般用非甾体抗炎药（NSAID）和对乙酰氨基酚就可控制症状。急性反应阶段的基础机制为短暂免疫反应细胞因子分泌增加。据报道服药后可发生眼部炎症，比如结膜炎、葡萄膜炎、虹膜炎、巩膜炎和巩膜外层炎等（静脉给药较口服给药多见），但罕见，短期应用皮质类固醇即能够将其控制。如有巩膜炎，BP 必须采用间断给药。对有长期炎性眼病的患者，应避免使用 BP 或者谨慎使用。低血钙也可能发生，尤其在 BP 肠胃外快速给药的情况下（在合并肿瘤者），但是通

常轻微，而在治疗骨质疏松症患者中临床表现也不明显。

BP 唯一的排泄途径就是肾脏。然而，造成服用者肾功能损害的药物剂量信息的报道较少。BP 似乎对有轻度肾功能异常的个体来说也是安全和有效的。但是，由于缺少这类患者预后资料，食品药品管理局建议肌酐清除率小于 30 ～ 35mL/min 的患者应避免使用这些药物。对肾功能的副作用主要跟峰值浓度（由剂量和滴速决定）有关。采用快速静脉给药，肾毒性的风险将增加，需要通过足够的水化和延长注射时间来避免。而对轻中度肾功能损害的患者，则无需调整剂量。然而，目前对更为严重的慢性肾脏疾病或肾衰竭的患者尚缺乏足够的使用 BP 的资料。严重的骨关节和肌肉痛是BP 潜在（但罕见）的不良反应，会发生在开始治疗后的任何时间点，但多在治疗后前几周出现。这种不良反应的潜在机制还不清楚，目前尚无证据表明与 BP 的使用存在因果联系。食品药品监督管理局建议患者如果出现这些症状需告知医生并停药。

BP 降低了骨质疏松症相关性骨折的发生率。但是，在过去的 5 年中，几份报道描述了一些长期使用 BP 的患者出现了不常见的低应力股骨转子下骨折和骨盆不全骨折且愈合时间延长。这可能是因为骨转换长期受到过度抑制，导致骨重建受损、微小损害累积或者增加了骨骼的脆性。这些骨折患者往往出现骨折区的前驱性疼痛且常常两侧出现。影像学表现包括骨皮质肥厚、横行骨折、皮质内侧凸起等。目前研究尚未证实长期使用 BP 和不典型的股骨骨折之间是否有因果联系，这一问题尚需要大量研究来解答。尽管在这方面还缺乏足够的精确资料，但对于绝大多数绝经后妇女来说，不能因为担心非典型性骨折而停止 BP 的使用。

关于 BP 能够增加房颤（atrial fibrillation, AF）发生率的最早的结论来自于"唑来膦酸每年 1 次治疗的健康预后和发生率降低关键性

骨折试验（HORIZON-PVT）"。在这项试验中，服用唑来膦酸的患者心律不齐发生率高于服用安慰剂者。通过对原始资料进行重新评估，发现在这个骨折干预试验中阿仑膦酸钠有导致心房颤动发生率增加的趋势（尽管此趋势不显著），但利塞膦酸组却无此趋势。有些数据表明 BP 治疗史能够增加发生心房颤动的风险并将其作为严重副作用，但是可得到的信息没有证实该结论。所有证据都不支持这种因果关系。此外，由于心房颤动的发生既不依赖于 BP 治疗的剂量也不依赖于 BP 治疗的持续时间，并没有令人信服的机制去解释这种不良事件。食品药品监督管理局建议医生在不改变 BP 处方量的同时持续注意监测心房颤动。

众所周知，颌骨坏死是头颈部癌患者颌面区放疗后的并发症。近期报道表明，服用 BP 会导致颌骨坏死的发病率增加，尤其在多发性骨髓瘤或转移性骨骼疾病患者当中。BP 相关性颌骨坏死的定义为无颅面放射治疗史患者接受 BP 治疗后发生颌面部的暴露性骨坏死，而且 6～8 周仍不痊愈。其发病诱因是拔牙或其他侵袭性的牙齿处理过程、不合适的义齿或骨外生骨疣。症状和体征包括疼痛、肿胀、感觉异常、脓肿、软组织溃疡、口内或口外的窦道和牙齿松动。流行病学数据报道，世界范围内口服 BP 治疗者颌骨坏死的发生率如下：在澳大利亚和以色列为 1∶10 000，在德国为 1∶250 000，全球平均为 1∶160 000。癌症患者在短间隔内经静脉途径给予高剂量的 BP 时，颌骨坏死发生率较高。颌骨坏死的病理生理尚未被详细了解。可能的致病机制包括 BP 在颌骨内积累导致骨转换受到过度抑制，导致微小断裂、骨细胞死亡及与 T 细胞功能和血管再生抑制相关的基质坏死。美国牙医协会及美国口腔和上颌面部外科医生特别小组关于 BP 相关性颌骨坏死的意见认为，开始服用 BP 的患者应该被告知与治疗有关的所有风险（包括低风险的颌骨坏死）。每个人应定期牙科随访和保

持良好的口腔卫生，保持常规的口腔清洁和健康。如果牙病需要治疗，也应该逐步进行（如果可能）。牙周病的患者应该接受适当的非外科治疗。如果条件允许，BP 治疗的患者如需要行侵袭性牙科手术，应该有计划地进行，待侵袭性手术彻底愈合后再接受 BP 治疗。尽管没有证据表明能改进结果，但已经服用 BP 的患者应在停止 BP 治疗一段时间后再进行口腔治疗。无论如何，侵袭性的外科手术应尽量避免，尤其在患者接受 BP 经静脉途径给药治疗肿瘤时 [4]。

10.2.1.2　BP 治疗的持续时间和"药物假期"

关于 BP 治疗的持续时间存在很大的争议。美国赞成 BP 治疗持续时间为 3～4 年甚至更长。由于 BP 在体内能够紧密地绑定在骨骼上，所以这些药物能在骨骼上累积并能形成一个"储藏库"。在治疗停止后数月或数年，来自这个"储藏库"的药物持续性释放，可产生持久的抗骨折效应。有关利塞膦酸和阿仑膦酸钠的研究已经证实，如果治疗 3～5 年停止使用 BP，会有一个大于 1～2 年的持久稳固的抗骨折效应。这种效应对患者来说意味着在数年的疗程之后不必再服药（也就是 BP 治疗的假期），但如果骨密度严重丧失或者有新的骨折发生则需要恢复给药。治疗的持续时间和药物假期的长度应该因人而异（包括骨折的风险和每种使用化合物的绑定亲和力）。尽管缺乏强有力的证据，但还是应该向绝大多数长期 BP 治疗的患者告知治疗的休假期。对于轻度骨折风险的患者在治疗 5 年之后可以停止治疗，只要骨密度稳定和没有骨折发生就可以不再治疗。高风险的患者治疗周期大约 10 年，随后是 1～2 年的 BP 药物假期，在此期间仍需要采用非 BP 的治疗方案进行抗骨质疏松症治疗。

10.2.2　雷尼酸锶（SR）

在欧洲，SR 自 2004 年就已经获得批准用于治疗绝经后的骨质疏松症。这种化合物由两个锶原子（无机成分）和雷奈酸（有机部分）构成。它通过置换羟磷灰石结晶上的钙离子而发挥其独特的效应。在所有治疗骨质疏松症的药物中，只有 SR 具有双重效应：刺激骨形成和减少骨吸收。在体外，SR 已经被证明能增强成骨细胞的活力并加快破骨细胞的凋亡，其作用机制涉及骨保护素 NF-κB 受体活化因子（OPG/RANKL）系统。

临床试验已经证明，超过 5 年的 SR 治疗（2g/d）会使绝经后骨质疏松症患者所有部位的骨密度增加，同时减少椎体和其他部位（包括髋部）的骨折。近 5 年，脊柱骨质疏松症治疗干预（SOTI）的开放式扩充和骨质疏松症外围治疗（TROPOS）的研究表明，SR 的抗骨质效应能在绝经后骨质疏松症患者中维持超过 10 年，明确了骨密度 10 余年的持续增加且 SR 具有良好的安全性[5]。尽管如此，由于锶与钙相比具有更高的原子序数（38 比 20），当用双能 X 线吸收法测量时，骨密度的增加可能会是增加了的 X 线衰减造成的假象。SR 口服给药（每天 2.0g）生物利用度为 27%，排泄途径为肾脏。因为食物如奶制品会减少它的吸收，所以应该在饭间给药，最好睡前给药。

10.2.2.1　SR 的副作用和安全性

SR 常见副作用有恶心、腹泻、头痛和皮炎。在 SOTI 研究中，SR 治疗的受试者中有 6% 出现恶心、腹泻，而安慰剂组为 3%。少见的不良反应有腹痛、口腔黏膜刺激、肌肉痛、昏厥、失忆。虽然在三期研究的数据库中发现血栓形成的风险轻微增加并有统计学意义，但大范围的回顾性观察研究没有支持这一结果。使用 SR 的禁忌证为肾功能不全（肌酐清除率 <30 mL/min）和会促进静脉血栓形成的疾病。

因此，SR 不应该与四环素或喹诺酮等药物联用[6]。已有报道个别患者（18 例在欧洲，包括 2 例死亡）在 SR 治疗后出现高过敏性反应（嗜酸性粒细胞药疹和全身症状，DRESS 综合征）。DRESS 综合征是一种严重的药物反应，以发热、皮肤溃烂、嗜伊红细胞增多症、淋巴细胞增多、肝肾功能异常、累及心肺为特征。症状常常在服药后 3～7 周出现，死亡率为 10%。据推测 DRESS 综合征由联合使用的其他药物或伴随感染触发。DRESS 综合征是 SR 停止使用的指征，并需以大剂量的皮质类固醇进行治疗[7]。

10.2.3　HRT

HRT 包括雌激素的单独使用或与黄体酮合用，将其用于绝经后骨质疏松症的治疗尚存在争议。妇女健康倡议试验（The Women's Health Initiative, WHI）是首个针对 50～79 岁健康妇女进行的关于雌激素替代疗法的大规模随机对照研究[8]。该研究显示，雌激素治疗能够降低发生髋部和椎体疏松性骨折的风险。尽管 HRT 对骨折有积极影响，但因为其长期的副作用比如血管不良事件和乳腺癌，使雌激素在骨质疏松症治疗中的广泛使用受到限制[9]。

10.2.4　SERM

选择性雌激素受体调节物（selective estrogen receptor modulators, SERM）是一类能绑定在雌激素受体上的非甾体合成化合物。SERMS 在这些受体上能够诱导构象改变，促进不同的蛋白质在细胞核内的互动，产生雌激素样和雌激素拮抗剂效应。

雷洛昔芬是第二代 SERM，也是第二代 SERM 中第一个被批准用于治疗绝经后骨质疏松症的药物。它在骨骼和肝脏产生激动剂效应，在胸部和泌尿生殖器产生抑制剂效应。雷洛昔芬（每天口服 60mg）阻止了绝经后骨质丢失，增加了骨密度，对绝经后妇女骨质疏松症患者来说，降低了侵袭性乳腺癌风险的同时也降低了椎体骨折的风险。其抗骨折作用已被多个研究所证实。雷洛昔芬评估的多结果（The Multiple Outcomes of Raloxifene Evaluation, MORE）研究证实其对椎体骨折有预防作用，但在非椎体骨折上则没有。MORE 研究持续了 4 年，雷洛昔芬持续性结果（Continuing Outcomes Relevant to Evista, CORE）的试验又在其基础上延长了 3 年时间。这些研究的结果是，采用雷洛昔芬治疗组较安慰剂组骨密度在脊柱和全髋部分别增加了 2.2% 和 3%，而非椎体骨折的发生率与安慰剂组相比没有统计学差异。此外，与安慰剂组相比，雷洛昔芬使乳腺癌 [相对风险（RR）=0.42; 95% 可信区间（CI），0.29 ～ 0.60] 的发生率降低了 58%；而对子宫内膜的影响（增生、癌症、阴道出血）和发生深静脉血栓（DVT）风险与安慰剂组比较没有显著差异。雷洛昔芬最常见的不良反应是绝经期血管舒缩性现象和四肢痛性痉挛增加，但最严重的副作用是血栓形成和致命的卒中 [10]。

巴多昔芬是第三代 SERM，特点为具有对骨组织和脂质代谢发挥积极效应而对乳腺和子宫没有不良反应的软组织选择效能。一个长达 5 年的随机对照研究显示，与安慰剂组相比较，巴多昔芬由于具有明显增加骨密度和减少骨转换的效能，对绝经后妇女新发椎体骨折和高风险妇女的非椎体骨折具有持久的抗骨折效应。巴多昔芬给药后出现皮肤潮红、腿痛性痉挛和静脉血栓形成的发生率与雷洛昔芬相似。巴多昔芬可通过减少总胆固醇和低密度脂蛋白胆固醇的血浆浓度，同时增加高密度脂蛋白胆固醇的浓度来改善血脂 [11]。

拉索昔芬也是第三代 SERM。它对绝经后妇女骨质疏松症的疗效已经被国际安慰剂比对研究试验 – 绝经后评估和拉索昔芬风险评估（Postmenopausal Evaluation and Risk-Reduction with Lasofoxifene, PEARL）所证实。接受拉索昔芬治疗（0.5mg/d）超过 5 年的患者与服用安慰剂者相比，椎体和非椎体骨折的相对风险分别降低了 42% 和 24%。拉索昔芬治疗组的患者腰椎、股骨颈和全髋骨密度也轻度（但很明显）的增加。与其他的 SERM 类似，拉索昔芬使用后有较高的深静脉血栓、肺栓塞、子宫息肉、子宫内膜过度增生的发生率，但也减少了乳腺癌、冠心病和卒中的风险。拉索昔芬用法为口服 0.5mg/d [12]。

10.2.5　狄诺塞麦

狄诺塞麦治疗骨质疏松症的作用机制比较特殊。它已被证明能有效增加骨密度并减少骨折风险，适用于以下患者：患骨质疏松症的绝经后女性、因乳腺癌接受佐剂芳香化酶抑制剂治疗的女性和因非转移性前列腺癌接受化学去势治疗的男性。狄诺塞麦是一种人类破骨细胞分化因子（RANKL）单克隆抗体。RANKL 是肿瘤坏死因子家族中的细胞成员，通过成骨细胞谱系的细胞来表达。它是一种重要的破骨性骨吸收调节因子。当 RANKL 绑定在位于破骨细胞和破骨细胞前体细胞膜上的受体时，它就会刺激这些细胞形成、活化和存活，从而增加骨吸收的速度。OPG 也通过成骨细胞来表达。对于 RANKL 来说，它是逆调节效应的非信号"诱骗受体"。通过 RANKL 与 OPG 绑定减少了 RANKL 与 RANK 绑定的有效数量，导致了破骨细胞形成、活化、存活的减少。因而，RANKL 与 OPG 之间的平衡是骨吸收速度的关键性调节器。高水平的 RANKL 与骨吸收和骨质丢失增加具有相关性的证据表明 RANKL 抑制剂可能是对于以骨组织高转换（包括骨质疏松症）为特征的骨骼疾病的一个有效治疗方法。狄诺塞麦与 OPG 类似，与 RANKL 有高度亲和力，能够阻止破骨细胞及其前体表面的 RANKL 和它的受体相互作用，继而通过抑制破骨细胞形成、活化、存活使得骨小梁和骨皮质的骨质吸收减少。狄诺塞麦已经被用于具有高骨折风险的绝经后妇女骨质疏松症的治疗

（所谓高骨折风险被 FDA 定义为：有骨质疏松性骨折史，存在骨折的多种风险因素，或者患者对于其他抗骨质疏松症的治疗无效或不能耐受）。

10.2.5.1　狄诺塞麦的效能

狄诺塞麦 I 期研究中观察到两种骨转换标志物（bone turnover markers, BTM）：N 端肽 1 型胶原（NTX）和特异性碱性磷酸酶（BSAP）的血清水平快速、大量、持续、可逆性下降。这个发现支持对此抗吸收化合物的效能和安全性做进一步调查，以明确它能否作为骨质疏松症的潜在治疗药物。

一个随机、安慰剂对照、剂量控制的 II 期研究评估了狄诺塞麦在低骨密度绝经后妇女中的疗效。结果显示，在第 12 个月时腰椎和其他测量的骨骼区（包括全髋和桡骨远端 1/3）骨密度都明显增加。

狄诺塞麦治疗骨质疏松每 6 个月骨折减少的评估试验（The Fracture Reduction Evaluation of Denosumab in Osteoporosis Every 6 Months, FREEDOM）是一项进行了 3 年的国际性的、随机、双盲、设安慰剂对照的 III 期试验，该试验受试者包括 7868 位患有骨质疏松的绝经后妇女，随机接受狄诺塞麦（皮下注射 60mg）或安慰剂治疗（每 6 个月 1 次）。疗效的基本终点是在第 36 个月出现新的椎体骨折，次要终点是首次出现髋部骨折和非椎体骨折的时间。与安慰剂组相比较，采用狄诺塞麦治疗组椎体新发骨折的风险明显减少（68%），髋部骨折风险减少了 40%，非椎体骨折风险减少了 20%。

另一项 III 期研究——狄诺塞麦强化骨密度研究（Denosumab Fortifies Bone Density, DEFEND）评估了狄诺塞麦对稳定和增加绝经后骨质疏松症妇女的骨密度的能力。受试者随机接受狄诺塞麦（皮下注射 60mg）或安慰剂治疗（每 6 个月 1 次）。基本终点是在第 24 个月时与安慰剂组相比较腰椎骨密度变化百分比。结果发现，狄诺塞麦在第 24 个月不但明显提高了腰椎的骨密度百分比，还增加了全髋、桡骨远端及全身的骨密度，而且停药之后，骨密度的增加可以完全逆转。狄诺塞麦与阿仑膦酸钠（最常见的用于骨质疏松症治疗的 BP 处方药）的有效性比较（Determining Efficacy: Comparison of Initiating Denosumab Versus Alendronate, DECIDE）是一个设计严格的针对性相当高的对照研究。受试者随机接受狄诺塞麦（每周皮下注射 60mg）加安慰剂（每 6 个月 1 次）治疗或接受阿仑膦酸钠（每周口服 70mg）加安慰剂（每 6 个月 1 次）注射治疗（皮下注射）。在第 12 个月，与接受阿仑膦酸钠组相比较，狄诺塞麦治疗者全髋和其他所有测量的骨骼区骨密度发生较明显的增高。狄诺塞麦组 BTM 减少较阿仑膦酸钠组更显著。对芳香化酶抑制剂治疗的女性乳腺癌患者，狄诺塞麦能明显增加不同区域的骨密度。而且，与对照组对比，因前列腺癌接受化学去势的患者在狄诺塞麦治疗 24 个月后所有骨骼区骨密度都有增高。另外，骨折风险在治疗后第 36 个月明显降低。更有意义的是这种良好的效果在治疗后 1 个月即开始显现，并能维持 3 年[13]。

10.2.5.2　狄诺塞麦副作用和安全性

一般来说，患者对狄诺塞麦耐受性良好，总的不良反应和严重不良反应与安慰剂组类似。对存在骨折高风险的绝经后骨质疏松症的女性，狄诺塞麦治疗的获益高于风险。对于这类患者获批准的狄诺塞麦用法是每 6 个月皮下注射 60mg。安全性在所有狄诺塞麦临床试验和它们的扩充试验中都已经评估过。

在健康绝经后女性使用狄诺塞麦的 I 期研究报道中，没有出现药物相关的严重不良反应，也没有因研究中出现不良反应而中止的情况。研究中观察到短暂轻微低血钙和相应的血清总甲状旁腺素水平的增加。感染性不良事件发生率在狄诺塞麦组（38%）和安慰剂组（33%）相似。狄诺塞麦组有两名受试者出现轻微的注射部位反应。在狄诺塞麦治疗中，没有出现白细胞、T 细胞、B 细胞或自然杀伤细胞计数以及免疫球蛋白或凝血参数的改变。

一项低骨密度的绝经后妇女狄诺塞麦 II 期研究 4 年的数据显示，在安慰剂组、狄诺塞麦组和阿仑膦酸钠组不良事件和严重不良事件具有相似的发生率。在所有治疗组恶性肿瘤和感染的发生率相似。但是狄诺塞麦组因感染需要住院治疗的发生率为 3.2%，在安慰剂组或阿仑膦酸钠组则没有这种情况。所有的感染都是典型的社区获得性感染，以标准的抗生素来治疗即可控制。没有患者出现针对狄诺塞麦的中和性抗体。

在 FREEDOM 试验中，狄诺塞麦组和安慰剂组患者副作用发生率没有明显区别。两组出现死亡、恶性肿瘤、感染、心血管事件、心房颤动、卒中和低血钙的总风险相似。均未出现颌骨坏死。在理论上过度抑制骨重建可能增加骨折风险或影响骨折的愈合，这已作为安全问题受到关注。然而，狄诺塞麦治疗组中并没有出现因骨转换受抑制而出现临床副作用。在狄诺塞麦组和安慰剂组中，皮肤的相关病变存在显著性差异。据报道，湿疹在狄诺塞麦治疗组、安慰剂治疗组分别是 3.0%、1.7%。狄诺塞麦治疗组（0.3%）重度蜂窝组织炎不良反应较安慰剂治疗组常见，而一般性蜂窝组织炎作为不良反应在两组发生率相似。摔跤和脑震荡的发生率在狄诺塞麦治疗组较安慰剂治疗组少见。因此，狄诺塞麦药物的耐受性极好，而且长达 6 个月的给药间隔对于对其他抗吸收化合物更高给药频率依从性差的患者更有吸引力。据报道，狄诺塞麦较阿仑膦酸钠对给药持续性（定义为符合研究标准的依从性和持久性）的要求更高[14]。

10.3 合成代谢治疗

10.3.1 甲状旁腺激素类似物

低剂量甲状旁腺素在骨质疏松症治疗中的临床效果引人瞩目，并引领骨质疏松症治疗进入了新时代——骨骼合成代谢剂时代。甲状旁腺素是最近作为骨骼合成代谢剂来治疗绝经后骨质疏松症的。目前允许在临床应用的甲状旁腺素有两种形式：特立帕肽 [含有 34 个氨基酸的序列的内源性甲状旁腺激素的重组制剂，其是相同的人激素的 N 末端部分（rhPTH 1-34）] 和一个通过 DNA 重组技术修改大肠杆菌菌株得到的全长甲状旁腺素（PTH 1-84）。在欧洲，两者均可用于治疗绝经后女性骨质疏松症，然而在美国只有特立帕肽被批准用于治疗绝经后骨质疏松症。特立帕肽也被批准用于因原发性或性腺功能减退性骨质疏松症而存在骨折高风险的男性，以及糖皮质激素引起的男、女骨质疏松症患者。特立帕肽和 PTH1-84 用法为在大腿或腹壁做皮下注射每日一次，每次分别注入 20 μg 和 100 μg。但是连续使用不应超过 24 个月。由于费用昂贵（高于其他促骨痂形成药物），使其应用仅限于高风险骨质疏松患者，包括有脆弱性骨折史、严重的骨质疏松症以及 BP 治疗无效或不能耐受的患者等。因为 PTH 类似物的适应证仅仅为骨质疏松症而非其他骨代谢性疾病，所以开始使用前排除其他骨代谢疾病是非常重要的。

20 年前，PTH 即被推测对原发性甲状旁腺功能亢进者的松质骨具有合成代谢效应。考虑到甲状旁腺功能亢进者骨质丢失严重，使用 PTH 类似物作为合成代谢剂最初似乎有悖常理，因为 PTH 是直接通过 PTH 1 型受体（PTHR1）作用于成骨细胞的。然后刺激骨形成并间接刺激破骨细胞的分化和繁殖，通过增加 RANKL/OPG 基因表达比率来启动骨的吸收。持续高水平的 PTH 刺激全身骨转换，动员骨组织中的钙和加速骨的丢失。然而，低剂量 PTH 类似物（每日给药 1 次）脉冲式的给药方式能够增强骨的形成（这可能是由于抑制了成骨细胞凋亡或骨衬细胞转化为功能性成骨细胞），从而导致骨密度和骨质量的增加。此外，无需依赖生长激素活性 PTH 即可诱导骨组织中胰岛素样生长因子 1（一种强有力的骨合成因子：IGF-1）的合成。同时，PTH 阻止骨细胞衍生 SOST 蛋白硬化蛋白的表达，其可以抑制负责促进许多转录过程的 Wnt-β-连环蛋白通路的活性，从而导致成骨细胞增殖和活性的增加。所有这些效应都反映在 PTH 类似物治疗中骨标志物的反应里。和骨吸收标志物（峰值在 6 个月）相比，骨形成标志物水平上升得更快，峰值出现在治疗 3 个月内。这种骨形成相比于骨吸收的优势被称为"甲状旁腺素的合成窗口"。PTH 类似物的使用还可增加骨骼强度和微架构，使松质骨（腰椎）改善比皮质骨（桡骨和股骨颈）更迅速和明显。

10.3.2　PTH 类似物的疗效

在一项骨折预防试验（包括 1637 位患骨质疏松症的绝经妇女）中，研究人员对特立帕肽治疗绝经妇女的骨质疏松症、椎体和非椎体骨折的风险进行了评估。每日以 20mg 的剂量皮下注射特立帕肽，18 个月后新发骨折（与安慰剂组相比，椎体骨折减少 65%、非椎体骨折减少 54%）显著减少。此外与对照组相比，特立帕肽治疗组患者的腰椎、髋部和全身骨骼出现对剂量有着显著依赖性的骨密度增加。

PTH 治疗骨质疏松症（TOP）的研究，包括其开放式前瞻性试验（OLES），与 PTH 和阿仑膦酸钠治疗骨质疏松症（PaTH）的临床试验一起提供了大量关于 PTH 1-84 的疗效和安全性的数据，从而使其用于治疗绝经后的骨质疏松症。与特立帕肽相似，在用 PTH 1-84 治疗高危者时，椎体骨折显著减少，非椎体骨折发生率无明显下降。在 PTH 1-84 治疗组中，腰椎、髋关节和股骨颈的骨密度显著增加，而在桡骨远端骨密度则降低。

很多情况下，都可以考虑用 PTH 类似物进行治疗。可用于其他药物治疗后（序贯治疗），也可与其他药物一起使用（联合用药），或直接用于初治患者。在其他药物治疗导致新的脆性骨折或骨密度降低和（或）不能耐受的情况下，也可考虑用特立帕肽或 PTH 1-84 来治疗。而联合治疗可能存在潜在的骨抑制过度的风险。美国骨质疏松症基金会官方观点认为：如果考虑联合治疗，需要权衡增加的成本、未知的疗效和潜在的副作用及收益。相反，序贯疗法（BP 之后使用 PTH 类似物或其他骨吸收化合物）比较常用于治疗骨质疏松者。事实上，对曾长期接受 BP 治疗的绝经后骨质疏松妇女，PTH 类似物似乎保留了其合成代谢作用。然而，相对于初治患者，序贯疗法疗效会有所减弱，表现为骨密度增加相对较少，骨形成标志物也较少。

最后，在治疗绝经后妇女骨质疏松症方面，与阿仑膦酸钠相比，特立帕肽能够大大增加所有骨骼部位（不包括桡骨远端）的骨密度。与阿仑膦酸钠组相比，特立帕肽治疗组中，非脊椎骨折的患病率显著降低。然而，由于缺乏直接的对照研究结果，所以在骨折减少方面，不能与其他抗骨吸收药物进行直接比较。对于 GIOP 的女性或男性患者，特立帕肽增加腰椎骨密度及预防脊椎骨折的效果较优于阿仑膦酸钠。

10.3.3　PTH 类似物的副作用和安全性

在一般情况下，PTH 类似物的耐受性良好。最初几次使用时，在给药 4 小时内可能会发生短暂的体位性低血压，而睡前给药有助于减少这种情况的发生。PTH 治疗经常导致短暂的高钙血症和高钙尿症，可通过减少钙和维生素 D

的补充来控制。此外要定期对血清和尿中的钙含量进行评估。恶心、头晕、头痛、四肢酸痛以及高尿酸血症均可发生，但通常不需要停止治疗。急性呼吸困难、过敏反应、面部和（或）口腔水肿、高钙血症、注射部位局部反应（青紫、疼痛、肿胀）、肌肉痉挛、荨麻疹等情况也有报道。另外，每日皮下注射使 PTH 类似物治疗的依从性降低。

心血管、肝脏疾病患者使用 PTH 类似物的数据比较少，因此对伴有严重肾功能和肝功能损伤的患者要特别谨慎。虽然尚缺乏明确的研究，但普遍认为，PTH 类似物的清除率被推测与内源性 PTH 是一致的，主要通过肝脏代谢和肾脏排泄。而肾功能不全时，并不需要调整剂量（尽管当肌酐清除率 <30mL/min 时生物利用度和半衰期可能会增加）。对于活动性或新发尿路结石患者和进行洋地黄治疗的患者，PTH 类似物也应慎用。而高钙血症和甲状旁腺功能亢进是 PTH 类似物使用的禁忌证。

一项重要的关于特立帕肽的注册试验因所有接受终生高剂量的特立帕肽的 Fischer 大鼠都出现了成骨肉瘤而被迫停止。这个风险与药物的剂量和持续时间有关。然而，在生活周期较短的大鼠身上使用高剂量的特立帕肽是该实验的局限性之一。同时，所用的剂量对大鼠而言也是超量的。随后，考虑到与治疗的年龄和剂量范围有关（人类使用标准的 3 ～ 60 倍），相同的研究团队重复进行了上述实验来研究骨肉瘤的风险。研究发现，如果使用适合人类的剂量，则不会增加骨肉瘤的风险。在 PTH 1-84 临床前研究数据中也发现了大鼠成骨肉瘤发生率是剂量敏感性的。

尽管 PTH 在批准的剂量和治疗持续时间范围内的致癌作用似乎没有引起真正的关注，但连续的监测仍在进行中，因此，PTH 类似物应避免在骨肉瘤高风险的患者中使用。这些风险包括患有 Paget 病、曾进行过放射治疗、原因不明的碱性磷酸酶水平增高，或骨骺未愈

合的年轻人。同时，孕妇也不能使用。因为合成代谢疗法能增强骨的重塑，特立帕肽理论上能加速未被探查到的非原发性骨肿瘤的扩散。所有这些发现使得在具有骨转移倾向的非骨肉瘤恶性肿瘤（如乳腺、前列腺、肺、甲状腺、肾等）患者中开展 PTH 类似物治疗变得更加犹豫不决 [15-18]。

10.4　新展望

虽然目前已有许多药物，但为获得更好的治疗效果、耐受性和简化给药途径，骨质疏松症治疗新药研发仍非常重要。目前尚有多种治疗骨质疏松症的新药物（包括新型抗骨吸收药和蛋白同化制剂等）正处于不同的研发阶段。

新的抗骨质吸收药包括组织蛋白酶 K（CTSK）抑制剂（如奥当卡替）和 Src 激酶抑制剂（如塞卡替尼）。组织蛋白酶 K 是一种溶酶体半胱氨酸蛋白酶，能降解 I 型胶原蛋白，并能被破骨细胞优先表达。Ctsk 敲除小鼠出现骨小梁和皮质骨量的增加。然而，Ctsk 敲除小鼠的生物力学特性的研究一直存在争议。Src 激酶是一种非受体酪氨酸激酶，对破骨细胞的生存和活性起作用。Src 无效突变时，破骨细胞不形成皱褶缘，不会再吸收骨质。塞卡替尼是一种新型的、Src 激酶口服竞争性抑制剂，能在体外抑制骨吸收。

新的合成代谢治疗包括骨合成代谢特性因子的使用和生长因子拮抗剂的中和作用。由于目前甲状旁腺激素的合成代谢疗法的缺陷为需要每天皮下注射，PTH 的其他替代给药方式（如口服、经皮、鼻内等）已经在研究中。一种方法是通过口服制剂（如丙酸）刺激内源性 PTH 分泌物以干扰甲状旁腺细胞上的钙传感受体。合成代谢治疗骨质疏松症的一个新靶点是 Wnt 信号通路。该 Wnt-β 连环蛋白信号转导途径能够诱导成骨细胞和骨的生成，并抑制破骨细胞生成和骨吸收 [19]。尽管 Wnt 拮抗剂（如硬

表 10-4　骨质疏松患者治疗的新展望

抗吸收性	促合成代谢性
组织蛋白酶 K 抑制剂：奥当卡替	甲状旁腺激素新的释放系统
Src 激酶抑制剂：塞卡替尼	钙敏感受体的调制剂：ronacaleret
	硬化蛋白抗体（Wnt 拮抗剂）

化蛋白）的抗体正在研究中，但非特异性 Wnt 激活可能会产生副作用，包括促进非骨组织癌变。这些化合物的成功应用依赖于其长期疗效和安全性（表 10-4）。

10.4.1　补充维生素 D 和钙

充足的矿物质，包括每日补充钙和维生素 D，是成功治疗骨质疏松症的一个必要条件。钙和（或）维生素 D 缺乏不仅是影响骨质疏松症药物治疗效果的常见原因，而且伴随着骨质疏松和脆性骨折的风险增大。普通人群（尤其是老年人）日常摄入钙量通常是不足的，维生素 D 缺乏也非常普遍。日常补钙量应该与营养不良者相当（一般 500 ～ 1000mg/d）。但对有潜在高钙血症和（或）肾结石风险的患者则禁忌补钙。

最近，有报道称补钙会导致妇女心血管事件（尤其是心肌梗死）的发生率增加。这表明要对中老年人补钙重新评估。关于维生素 D 类似物，建议补充胆钙化醇 800 ～ 1000 IU/d，而对中老年人或者冬天时还应提高剂量以维持 25 羟基维生素 D>75nmol/L（30ng/mL）的血清水平。胆钙化醇也可每周 4000 ～ 14 000 IU、每月 25 000 ～ 50 000 IU、每季 50 000 ～ 300 000 IU、每 6 个月或每年 ≥ 600 000 IU。因为会增加高钙血症和高钙尿症的风险，维生素 D 的活性代谢物（如骨化二醇或三醇）不能用于预防维生素 D 缺乏症。然而，对于某些病例（如严重肾功能或肝功能不全，严重的肠道吸收障碍，甲状旁腺功能减退症），活性代谢物是最好的选择[20]。

10.5　结论

改善生活方式（体力活动、阳光照射、避免食用酒精和烟草）和确保摄入足够的钙和维生素 D 是预防和治疗骨质疏松症的基本方法。药物治疗适用于有脆性骨折、BMD 的 T 分数 ≤ 2.5、目前长期服用大剂量皮质类固醇的人群。

目前有多种抗骨吸收的和合成代谢的药物。BP 是治疗骨质疏松症的首选药物。合成类药物在严重的或者以减少骨形成和骨重塑（如糖皮质激素诱导的骨质疏松症）为特点的骨质疏松症治疗中占有一席之地。具体药物应依据性别、是否绝经、其他药物治疗情况和是否有骨折病史、患者的意愿以及在某些国家是否能享受政府发放的补贴等因素进行选择。骨质疏松症经常得不到正确的诊断和治疗，治疗的依从性和持久性往往较差，这些因素增加了骨折的风险，并导致了耗费更多的医疗保健费用。医生和患者之间更有效的沟通可以增强患者的疗效和风险平衡意识，这对治疗的依从性是有益的。在选择药物时，患者的依从性是要考虑的一个关键因素。在长期治疗的基础上，通过抗分解代谢药物和骨形成药物的有机组合，制定因人而异的治疗方案，才能够获得最佳的抗骨折效果。

（刘楷 钱绍文 译　孙钢 校）

参考文献

1. Russell RGG, Watts NB, Ebetino FH, Rogers MJ (2008) Mechanisms of action of bisphosphonates: similarities and differences and their potential influence on clinical efficacy. Osteoporos Int 19:733–759

2. Pazianas M, Epstein S, Zaidi M (2009) Evaluating the antifracture efficacy of bisphosphonates. Rev Recent Clin Trials 2:122–130

3. Watts NB, Diab DL (2010) Long-term use of bisphosphonates in osteoporosis. J Clin Endocrinol Metab 4:1555–1565

4. Shannon J, Shannon J, Modelevsky S, Grippo AA (2011) Bisphosphonates and osteonecrosis of the jaw. J Am Geriatr Soc 12:2350–2355

5. Reginster JY, Kaufman JM, Goemaere S et al (2012) Maintenance of antifracture efficacy over 10 years with strontium ranelate in postmenopausal osteoporosis. Osteoporos Int 3:1115–1122

6. Cesareo R, Napolitano C, Iozzino M (2010) Strontium ranelate in postmenopausal osteoporosis treatment: a critical appraisal. Int J Women's Health 2:1–6

7. Kinyó Á, Belso N, Nagy N et al (2011) Strontium ranelate-induced DRESS syndrome with persistent autoimmunehepatitis. Acta Derm Venereol 2:205–206.

8. Rossouw JE, Anderson GL, Prentice RL et al (2002) Risks and benefits of estrogen plus progestin in healthy postmenopausal women: principal results from the Women's Health Initiative randomized Controlled Trial. JAMA 288:321–333

9. Holloway D (2010) Clinical update on hormone replacement therapy. Br J Nurs 8:496, 498–504

10. Deal CL, Draper MW (2006) Raloxifene: a selective estrogen-receptor modulator for postmenopausal osteoporosis – a clinical update on efficacy and safety. Women's Health (Lond) 2:199–210

11. Silverman SL, Chines AA, Kendler DL et al; Bazedoxifene Study Group (2012) Sustained efficacy and safety of bazedoxifene in preventing fractures in postmenopausal women with osteoporosis: results of a 5-year, randomized, placebo-controlled study. Osteoporos Int 23:351–363

12. Cummings SR, Ensrud K, Delmas PD et al; PEARL Study Investigators (2010) Lasofoxifene in postmenopausal women with osteoporosis. N Engl J Med 362:686–696

13. Tsourdi E, Rachner TD, Rauner M, Hamann C, Hofbauer LC (2011) Denosumab for bone diseases: translating bone biology into targeted therapy. Eur J Endocrinol 6:833–840

14. Lewiecki EM (2011) Safety and tolerability of denosumab for the treatment of postmenopausal osteoporosis. Drug Healthc Patient Saf 3:79–91

15. Han SL, Wan SL (2012) Effect of teriparatide on bone mineral density and fracture in postmenopausal osteoporosis: meta-analysis of randomised controlled trials. Int J Clin Pract 2:199–209

16. Pietrogrande L (2010) Update on the efficacy, safety, and adherence to treatment of full length parathyroid hormone, PTH (1-84), in the treatment of postmenopausal osteoporosis. Int J Women's Health 1:193–203

17. Carpinteri R, Porcelli T, Mejia C, Patelli I, Bilezikian JP, Canalis E, Angeli A, Giustina A, Mazziotti G (2010) Glucocorticoid-induced osteoporosis and parathyroid hormone. J Endocrinol Invest 33 (7 Suppl):16–21

18. Sikon A, Batur P (2010) Profile of teriparatide in the management of postmenopausal osteoporosis. Int J Women's Health 2:37–44

19. Canalis E (2010) New treatment modalities in osteoporosis. Endocr Pract 5:855–863

20. Adami S, Bertoldo F, Brandi ML et al; Società Italiana dell'Osteoporosi, del Metabolismo Minerale e delle Malattie dello Scheletro (2009) Guidelines for the diagnosis, prevention and treatment of osteoporosis. Reumatismo 4:260–284

第 11 章

椎体成形术和脊柱肿瘤

Luigi Manfrè, Gianluigi Guarnieri, Mario Muto

11.1 引言

脊柱常受到原发性或继发性肿瘤影响，使椎体各个部位发生进行性的骨质破坏（例如，椎板、椎弓根、椎体），导致难以忍受的局部疼痛，以及由于椎体塌陷引起的运动神经损害[1]。在过去的 10 年里，由于肿瘤患者的生存期延长，椎体转移瘤的发生率也随之增加，尤其是乳腺癌、肺癌、肾癌和前列腺癌患者[2]。约 70% 的转移瘤患者中，至少可发现一个椎体的转移性病变[3]（表 11–1）。此外，由于提高患者生存质量的相关治疗肿瘤手段的改进，很多方法（包括椎体成形术）已经由终末期的姑息性治疗转变成慢性疾病治疗的组成部分[4]。

表 11-1 脊柱肿瘤的分类

良性	恶性
血管瘤	单发性
骨样骨瘤	脊索瘤
动脉瘤样骨囊肿（ABC）	软骨肉瘤
骨软骨瘤	Ewing 肉瘤
成骨细胞瘤	浆细胞瘤
嗜酸细胞肉芽肿	多发性
血管外皮细胞瘤	多发性骨髓瘤
巨细胞瘤	淋巴瘤
	白血病

M. Muto（✉）：
Neuroradiology Department, A. Cardarelli Hospital, Naples, Italy
e-mail: mutomar2@gmail.com

疼痛是椎体肿瘤的主要症状，其不仅与骨质破坏有关，也与局部骨膜和椎旁软组织受侵有关。一般来说，疼痛是耐药的，与机械应力无关，甚至出现于静息状态。疼痛通常出现于肿瘤椎体外浸润与椎体压缩骨折所致的根性症状和脊髓症状出现之前。

11.2 诊断

20% 以上的肿瘤性疾病患者以脊柱转移瘤产生的症状为最初临床表现[5]。对于怀疑肿瘤累及脊柱的患者，尽管仔细的临床检查，诸如感觉运动功能、异常反射、疼痛等是有意义的[6]，但确诊常需通过常规 CT 和磁共振成像（magnetic resonance imaging, MRI）检查。对于明确肿瘤病史的患者，在影像学检查发现脊柱有性质不明的单发病变的情况下，应实施椎体穿刺活检。通过详细病史采集、体格检查、骨核素扫描和全身 CT 检查，85% 的患者能够发现原发病变；加做骨活检可使原发病变的发现率提高到 93%[7]。经过分析确定活检靶区，CT 引导下的穿刺骨活检可使组织学确诊率达到 93%[8]。普通平片仅能发现 30% 的患者，对于肿瘤的诊断价值不高[9]。CT 可准确地发现骨质异常，具有中度的敏感性（约 66%）[10]，是制订椎体成形术治疗方案的基本常规检查。溶骨性病变的范围和部位对于评价椎体塌陷的风险非常重要。因此，通过 CT 检查，多方位仔细评估肿瘤侵及椎体的情况，对于聚甲基丙烯酸甲酯（polymethylmethacrylate, PMMA）骨水泥强化椎体是必要的。根据 Taneichi 及其同事的经验，在胸椎椎体破坏（>60%）或椎体破坏为 30% 的病例中，如果伴有肋椎关节侵及，椎体突然塌陷的危险性较高。在腰椎受侵的患者中，椎体破坏达到 35% ～ 40%，或椎体破坏为 20% ～ 35%，伴有椎板和（或）椎弓根侵及，椎体突然塌陷的危险性较高[11]。MRI检查是发现肿瘤侵及脊柱的理想方法，敏感性和特异性分别为 98.5% 和 98.9%[11]。因此，若怀疑脊柱肿瘤，整体脊柱的 MRI 检查，包括T1WI 自旋回波和 T2WI 短 T1 反转恢复（short T1 inversion recovery, STIR）应作为首选方法[6]；若怀疑肿瘤有椎体外的侵及，需附加 MRI 的增强检查。

11.3　常规治疗

脊柱肿瘤的治疗包括内科治疗（皮质类固醇激素、化学治疗）、放射治疗和手术治疗。治疗应根据组织学类型、肿瘤的位置和大小确定。虽然化疗和放射治疗可使患者（≤ 71%）获得疼痛缓解[12]，但是化学治疗和放射治疗具有延迟效应[13]，手术治疗也并不适合于所有患者。再者，尽管化学治疗和（或）放射治疗具有减小肿瘤体积或消除肿瘤的较高成功率，但是椎体仍存在即刻骨折的风险。作为治疗转移性病变的姑息性手段，对于肿瘤所致的脊髓压迫、脊柱不稳和严重疼痛的患者可实施手术治疗（椎板切除、椎体部分切除、整块切除）[14]。

11.4　骨水泥强化治疗

对于脊柱溶骨性破坏，椎体骨水泥强化治疗是一种增加脊柱稳定性的有效的治疗手段，而且治疗后疼痛症状几乎即刻缓解。鉴于椎体成形术的安全性、可行性和有效性，其应

成为常规镇痛治疗的一部分[15]，以减少疾病各阶段麻醉镇痛药物的用量[16]。若考虑手术治疗，椎体强化应在化疗之前实施[17]，以减少肿瘤的体积，提高患者抗肿瘤治疗的耐受性[4]。据报道椎体成形术后的疼痛缓解率达到84% ～ 92%[18]，无症状性骨水泥椎体外渗漏率为 4% ～ 9.2%[19, 20]。

溶骨性椎体肿瘤患者的骨水泥强化有两个目的：增加椎体稳定性（预防椎体发生蠕变改变，减少神经压迫相关并发症）和缓解疾病相关的局部疼痛。最近脊柱转移瘤的生物力学研究表明，仅进行压缩椎体的前 1/3 骨水泥强化，仍可发生轻到中度的椎管容积减小（脊髓受压风险随之增高）。因此，为增加肿瘤椎体的稳定性，PMMA 注入的最佳位置应是椎体的后 1/3[21]（图 11-1）。

有关疼痛缓解机制有多种学说（即椎体神经丛的热消融或单体对神经的毁损作用）[22]，但是机械性稳定作用似乎是主要的机制。最近，生物活性骨水泥的研究受到广泛关注[23]。经传统的化学治疗与放射治疗杀灭肿瘤后，骨诱导材料诸如 α - 硫酸钙与羟基磷灰石的嵌合材料[24]已被尝试用于局部溶骨性破坏部位，以修复骨缺损（图 11-2）。

11.5　椎体成形术与椎体后壁

椎体后壁不完整和（或）肿瘤侵及硬膜外曾被认为是实施椎体成形术的严格禁忌证[25]，原因是存在肿瘤组织被推入椎管的风险[26]。一些作者建议应首先进行椎体成形术的前期治疗（肿瘤化学 - 放射治疗或栓塞射频消融[27-29]），以减小肿瘤体积，并在椎体成形术或椎体后凸成形术的 PMMA 强化期间，应用脊髓造影术监测硬膜外腔的变化[30]。最近，一些新技术也见诸报道。首先，Pollintine 等在 PMMA 椎体内弥散的生物力学研究中[31]发现，骨水泥的分布明显受到注入材料的物理特性和硬化特性

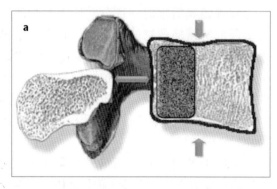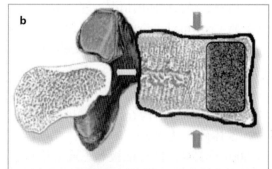

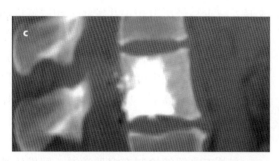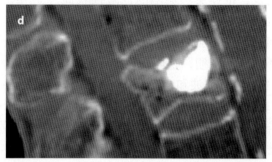

图 11-1　获得椎体稳定的最佳位置。与骨水泥强化椎体的前 1/3（b，d）相比较，将 PMMA 注入椎体的后 1/3（a，c）时，在承受压力的状况下椎管容积变化较小。（a，b 见彩图）

的影响。因此，应用射频调控放射线显影聚合体的硬度技术有助于肿瘤椎体缺损后壁的强化[32, 33]（图 11-3）。而且小剂量 PMMA 骨水泥的多次注射可使椎体内的应力分布正常化（图 11-4），从而减少骨水泥硬膜外渗漏的风险[34-38]。因此，即使没有明确的硬膜压迫征象[39, 40]，对于严重椎体后壁（图 11-5）破坏和（或）肿瘤侵及硬膜外的患者，骨水泥强化也应谨慎进行[41]。这是因为椎体成形术后可出现患者在术前所没有的由于硬膜外压迫导致的严重神经功能障碍（图 11-6 和图 11-7）[42]。

11.6 椎体成形术与椎体外肿瘤侵袭

椎体肿瘤合并椎体外软组织肿瘤侵袭是否可实施传统的椎体成形术是值得关注的问题。以往认为椎体外肿瘤侵袭是椎体成形术的禁忌证（尤其是严重的硬膜外侵袭）。严重的脊髓压迫，仍是常规开放性手术的适应证，以解除脊髓压迫。注射 PMMA 所产生的"栓塞剂"效应的研究已受到人们关注[43-45]，并得到广泛应用（甚至应用于硬膜外受侵袭的患者中），并发症发生率极低[15]。增强 CT 或 MRI 可显示骨水泥强化后所产生的椎体外组织即刻的缺血性变化，并在随访中显示肿瘤组织持续缩小（图 11-8 至图 11-10）。尽管椎体成形术后椎体外肿瘤自发性缩小的原因尚不明确，但有多种假说已被提出。Deramond 等认为 PMMA 相关的热效应可能产生细胞毒性作用[46]。然而，其不能解释目前常用的低温硬化骨水泥所产生的临床效果。Kayamura 等认为肿瘤组织缩小与 PMMA 激活信使核糖核酸（messenger ribonucleic acid, mRNA）有关，其可促使肿瘤坏死因子（tumor necrosis factor, TNF）的合成[47]。然而，此机制似乎不能解释骨水泥强化后几天内的肿瘤体积变小。鉴于临床发现注射 PMMA 所产生的"栓塞剂"效应，椎体成形

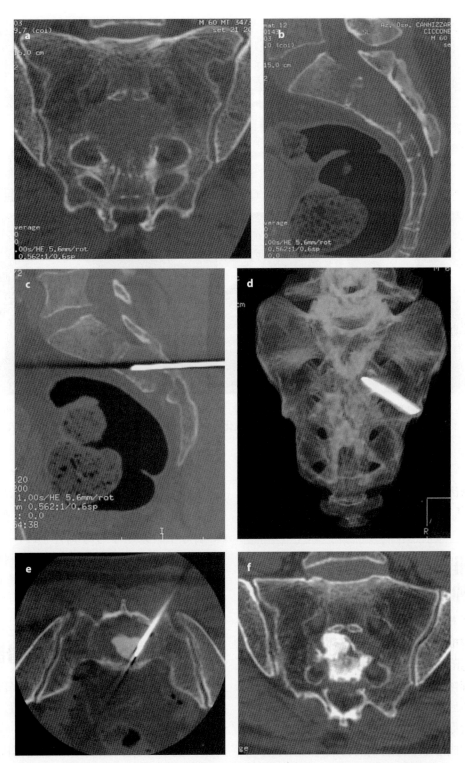

图 11-2　骨诱导活性骨水泥的骶骨强化。多发性骨髓瘤导致 S2 椎体大范围骨缺损（a，b）。11G 穿刺针置入骶骨（c，d），在 CT 引导下将少量骨诱导活性骨水泥注入骶骨（e）。注入 45 天后可观察到骶骨中有新骨形成（f）。

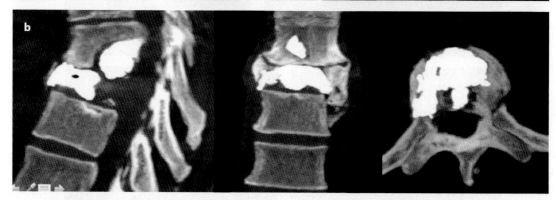

图 11-3 适用射频的 PMMA 椎体强化。56 岁男性患者，多发性骨髓瘤导致重度 T7 椎体塌陷伴随椎体后壁破坏（a），缓慢注入黏稠的 PMMA 骨水泥之后，相关强化椎体的高度部分恢复，后凸畸形部分减轻，椎体后壁部分轮廓显示（b）。

术后肿瘤体积即刻缩小的主要原因可能是缺血性改变[45]。

11.7 椎体成形术与椎体后弓肿瘤

椎弓根和椎板对于椎体的稳定性至关重要。在胸椎水平，60% 以上椎体受累时，椎体即存在塌陷的风险。若椎弓根和椎板同时受累，25% 的椎体受累则可能导致椎体发生蠕变[48]。整个椎体后弓结构对疼痛非常敏感。一些作者证实了后弓结构受肿瘤累及可导致严重局部疼痛，椎体成形术后患者仍有持续疼痛则提示肿瘤已侵及后弓结构[49, 50]。

由于在 C 形臂 X 线引导下，难以监测椎弓根 PMMA 的注入及分布，可增加骨水泥漏到椎管的风险，因此，肿瘤侵袭椎体后弓结构曾被认为是椎体成形术的禁忌证。然而，在 CT 引导下，采用小号穿刺针（13 ～ 15G）小剂量多次注射骨水泥几乎可以重建椎体后弓的每一个部分，并可避免椎管受累（图 11–11 至图 11–15）。

11.8 椎体成形术与骶骨肿瘤

转移性肿瘤可累及骶骨，诱发局部剧烈疼痛，常导致患者坐起和站立活动受限。骨肿瘤的镇痛治疗主要为局部放疗和（或）应用镇痛药物。近些年来，经皮组织激光凝固治疗技术（interstitial laser photocoagulation, ILP）开始用于治疗椎体骨样骨瘤，该技术是在 CT 或 MRI 引导下对瘤巢进行低能量热杀伤。相对于

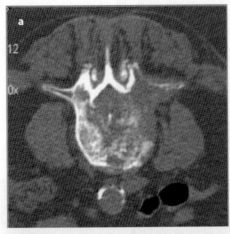

图 11-4　乳腺癌转移导致右侧椎弓根严重溶骨性破坏（a）。小剂量 PMMA 骨水泥多次注射使得椎弓根和横突获得重建（b）。

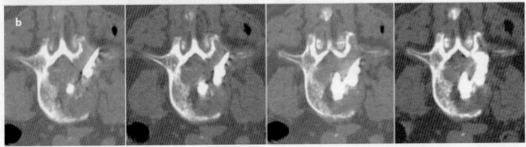

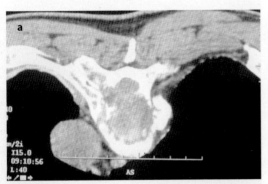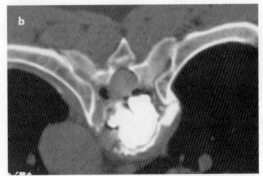

图 11-5　肺癌转移导致 T9 椎体后壁大范围骨质破坏（a）。椎体成形术后显示大部分椎体得到强化，无硬膜外骨水泥渗漏（b）。

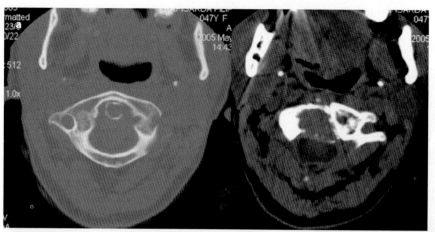

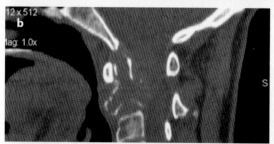

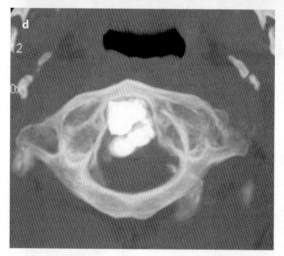

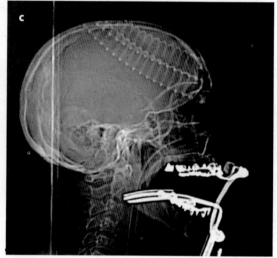

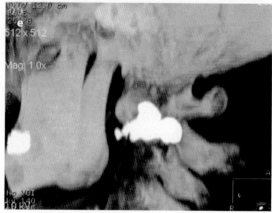

图 11-6　CT 引导下骨水泥强化的齿状突重建。淋巴瘤导致齿状突溶骨性破坏（a，b）。患者取仰卧位，在全麻下应用撑开器保持开口位（c）。PMMA 骨水泥注入后，齿状突重构，并重建寰枢椎关节（d，e）。

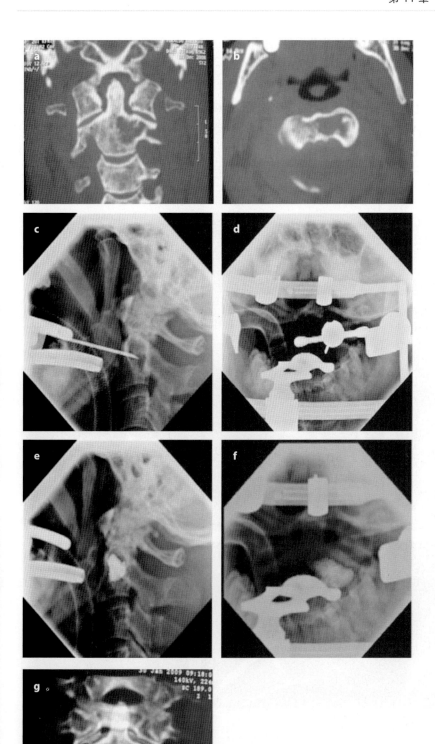

图 11-7　C2 椎体成形术。多排 CT（multidetector-row CT, MDCT）冠状位和轴位 MPR 显示多发性骨髓瘤导致 C2 椎体溶骨性破坏（a，b）。患者取仰卧位，在全麻下应用撑开器保持开口位（c, d）。左侧位与前后位的 X 线透视显示 PMMA 在病变区分布良好，无骨水泥外渗（e, f）。MDCT 三维容积重建显示 PMMA 分布良好（g）。

传统外科治疗方案，ILP 是一种可有效治疗脊柱骨样骨瘤的微创技术 [51-54]。骶骨成形术通过向瘤体内注入骨水泥可达到良好的镇痛效果，即使对于较小的骶骨病变也同样有效（图 11-16）。从技术层面来说，骨盆重叠影像可严重干扰 C 形臂透视监测下的手术穿刺，并难以辨别骨水泥分布于骶骨内或骶骨外（即进入骶骨孔）[55]。Garant 等学者 [56] 试图在骶骨孔内置入多个 15cm 长的 20G Chiba 针，以期在 PMMA 注射期间识别是否有骨水泥进入骶骨孔。然而，C 形臂的侧位透视仍难以分辨骶骨孔与骶骨边缘。

在 CT 引导下实施骶骨成形术，并采用小型注射器微量注射 PMMA（1.5 ～ 2.0 cm³/ 次）

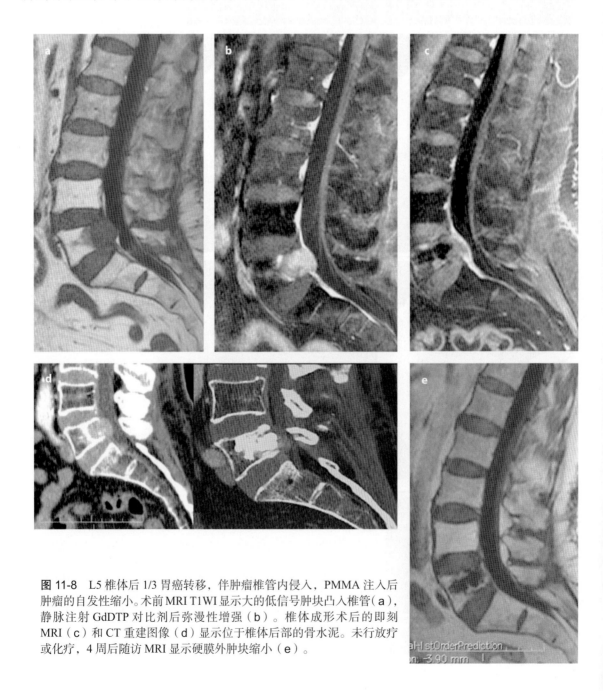

图 11-8　L5 椎体后 1/3 胃癌转移，伴肿瘤椎管内侵入，PMMA 注入后肿瘤的自发性缩小。术前 MRI T1WI 显示大的低信号肿块凸入椎管（a），静脉注射 GdDTP 对比剂后弥漫性增强（b）。椎体成形术后的即刻 MRI（c）和 CT 重建图像（d）显示位于椎体后部的骨水泥。未行放疗或化疗，4 周后随访 MRI 显示硬膜外肿块缩小（e）。

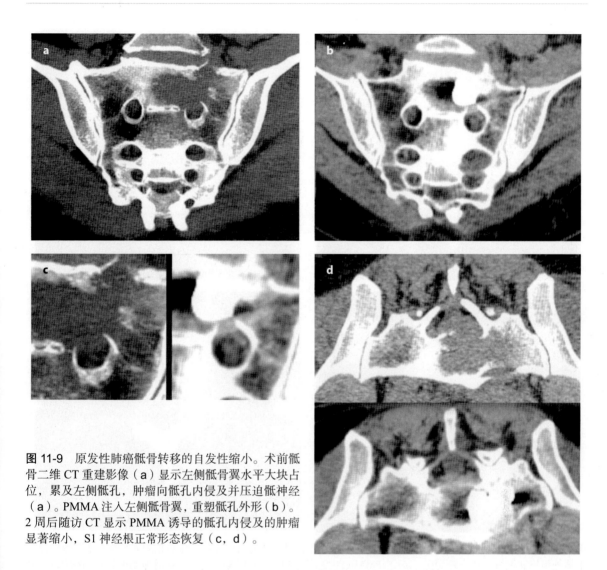

图 11-9　原发性肺癌骶骨转移的自发性缩小。术前骶骨二维 CT 重建影像（a）显示左侧骶骨翼水平大块占位，累及左侧骶孔，肿瘤向骶孔内侵及并压迫骶神经（a）。PMMA 注入左侧骶骨翼，重塑骶孔外形（b）。2 周后随访 CT 显示 PMMA 诱导的骶孔内侵及的肿瘤显著缩小，S1 神经根正常形态恢复（c, d）。

可能是降低骨水泥骶骨外渗漏危险的最有效方法。其原因有二：首先，可早期发现骨水泥向骶孔渗漏的迹象，从而立即停止操作，并调整穿刺针方向，以避免骶孔内渗漏（图 11-17）；其次，有助于穿刺针的准确定位，根据骶骨的形态与肿瘤溶骨性破坏分布区域，置入的椎体成形术穿刺针应覆盖全部的骶骨骨折范围。某些学者[57] 采用非椎弓根入路（即经椎弓根旁入路、经椎间盘入路）穿刺路径。C 形臂和 CT 联合定位[58] 有助于制订更好的穿刺

入路抵达靶区，而不需要解剖标记（即椎弓根）。总之，经髂骨翼和经骶骨孔入路可以有效降低并发症的发病率（图 11-18）。对于恶性肿瘤所致的不规则溶骨性破坏，可观察 PMMA 的分布，使得病变区域得到完全填充，取得良好固定效果。此方法适合于广泛溶骨性破坏的骶骨重构（图 11-19）。CT 引导下的脊柱介入手术可有效降低患者和术者的放射线损害。近期，Perisinakis 等学者的研究表明，X 线透视下实施椎体成形术与椎体后凸成形术使得患者

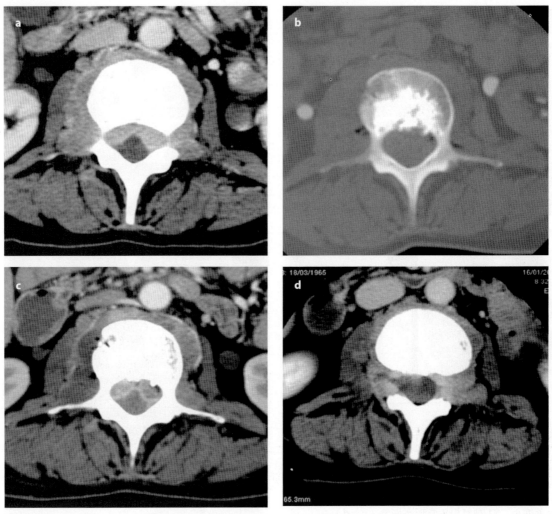

图 11-10　乳腺癌 T11 转移伴瘫痪女性患者，硬膜外凸肿瘤组织的自发缩小。术前增强 CT 检查显示肿瘤侵犯椎体外组织和椎管，伴脊髓受压（a）。PMMA 主要强化 T11 椎体后 1/3（b）。术后即刻增强 CT 随访显示右侧的硬膜外椎管内病变和椎旁病变无强化，可能为 PMMA 强化所导致的缺血性改变（c）。术后第 4 周随访，瘫痪恢复，未发现椎管内肿瘤复发（d）。

接受大量 X 线辐射：椎体成形术 10 分钟的放射暴露平均相当于 173mGy，而椎体后凸成形术平均为 233mGy。皮肤样本的组织学研究表明，椎体后凸成形术 10 分钟的辐射剂量即可显示细胞损伤[59, 60]。

11.9　动脉瘤样骨囊肿

　　动脉瘤样骨囊肿（aneurysmal bone cysts,

ABC）是膨胀性、薄壁溶骨性病变，其内充填以血液。虽然 ABC 为良性病变，但其可浸润性生长，导致骨结构破坏、骨强度下降，并侵犯周围组织。ABC 恶性变的概率非常低[61]，其发病年龄多小于 20 岁，女性好发[62-64]，发病原因不明[65]。该病主要好发于胫骨、股骨、上肢骨及骨盆，发病率依次为 24.7%、17.3%、10%、9%。约有 14% 发生于脊柱，其中颈椎占 2%[66]。伴随病变的膨胀性生长，可

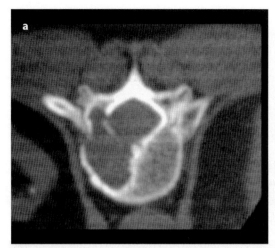
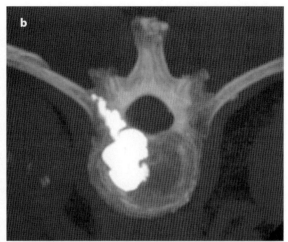
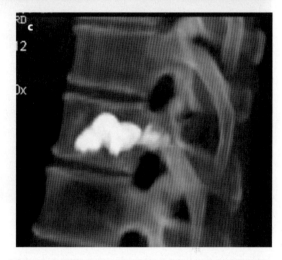

图 11-11　多发性骨髓瘤患者的椎弓根重建。术前影像显示 T10 椎体左侧大部破坏，左侧椎弓根和肋椎关节骨质破坏（a）。PMMA 强化后，破坏的骨质部分几乎完全由骨水泥填充（b，c），原发的肋椎痛缓解。

导致疼痛、局部隆起、骨骼畸形、骨骼板破坏、神经症状（根据其发病部位）以及病理性骨折等症状[66, 67]。ABC 常出现疼痛症状，药物治疗无效，部分患者无临床症状。可偶然被发现，也可以突发脊髓综合征为首发症状。

对于脊柱 ABC 的治疗目前尚存争议。鉴于神经及血管可能受侵及，发生于脊柱的病变应考虑临床治疗，以保持脊柱的稳定性（尽可能保持活动功能）[65]。

手术是首选的治疗方法，包括病灶切除、刮除和脊柱固定，但这些治疗存在术中大出血、术后脊柱畸形、轴向变形以及术后出血等风险[68]。一些学者建议单纯病变刮除并植骨。

另有学者建议病变椎体整体切除以防止原位复发[65]，但术后常合并脊柱后侧凸畸形以及脊髓和神经根受压症状。当病变累及多个椎体时，手术导致的脊柱畸形将更加严重[69]，并且术中和术后均有可能发生大出血和肺栓塞[67, 70–72]。

其他治疗方案包括放射治疗、硬化剂注射治疗以及血管栓塞等[73, 74]。通常应避免应用放射治疗，因其可诱发肿瘤恶变（骨肉瘤）、性腺损害、骺板破坏。对不易施行手术的部位，可实施低剂量放射治疗[73]。此外，选择性动脉栓塞可达到较好效果，复发率与单纯病变刮除相似。然而，其有导致脊髓缺血的风险（尤其是 ABC 位于胸椎节段）。一些学者建议，先

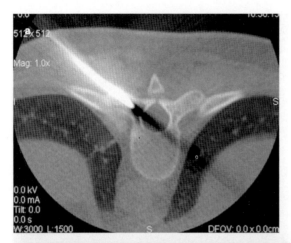

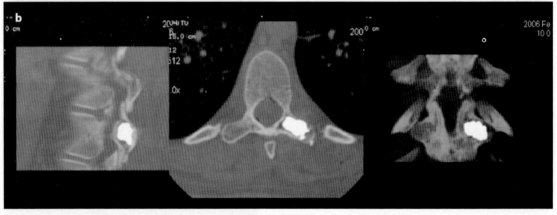

图 11-12　T6 椎体水平左侧局部疼痛女性患者的椎弓根强化。术前乳腺癌转移导致左侧横突骨质破坏（a）。椎体成形术后，轴位、矢状位、冠状位 CT 重建图像显示左侧横突完全由骨水泥填充，疼痛缓解（b）。

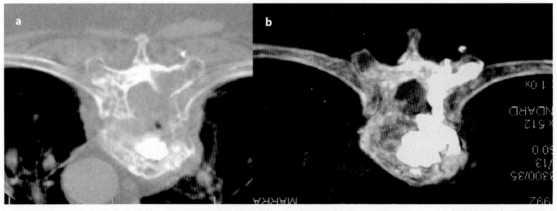

图 11-13　T12 肺癌转移的椎体、椎弓根及横突的重建。骨水泥注射前，图像显示 T12 左侧椎弓根与横突的疼痛性大范围骨质破坏（a）。在骨水泥注射后，图像显示椎体完全重构，并重建已消失的左侧椎弓根和关节突（b）。

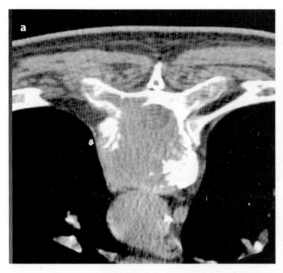
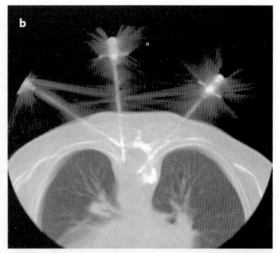
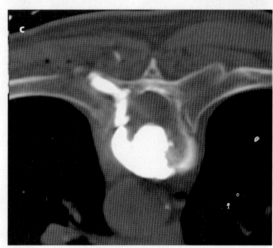

图 11-14　T9 肺癌转移的脊椎重构。椎体成形术前的图像显示 T9 椎体右侧部分大范围溶骨性破坏，伴右侧椎弓根消失和横突严重受累（a）。用 3 个穿刺针重构脊椎（b），椎弓根和横突得到重构（c）。

行肿瘤选择性动脉栓塞，再行肿瘤切除并植骨，Kleuver 等认为动脉栓塞的治疗方法并不完善[75]。de Cristofaro 等报道超选择性动脉栓塞治疗的复发率达 10.5%[76]。

经皮病灶内注射是治疗 ABC 的一种较新的微创治疗手段，其可与外科手术或者血管栓塞联合应用（尤其适用于巨大与反复复发的病灶）[75-77]。操作过程包括经皮向瘤体内直接注入硬化剂，通过直接损害衬里的内皮细胞，阻塞 ABC 多个流入动脉的静脉。触发凝血级联反应和血管的血栓闭塞[78]，从而避免了手术或

放射治疗可能导致的功能障碍（图 11-20）。

目前，市场上有多种注射用硬化剂可供选择。Polidocanol（聚乙二醇单十二醚泡沫硬化剂）、Ethibloc®（玉米醇溶蛋白的酒精溶液）和 Glubran®（N- 丁酰 -2- 氰基丙烯酸酯）可与 Onyx® 胶联合应用实施超选择血管栓塞。直接向肿瘤囊内注射此类药物的原理是栓塞肿瘤的供养动脉或静脉。

Polidocanol（3% 聚乙二醇单十二醚）多用于静脉曲张和头颈部的静脉畸形。Rastogi 等报道临床有效率达 84.5%，复发率较低（2%），

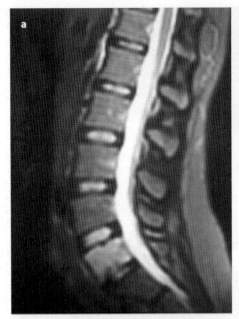

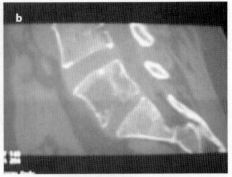

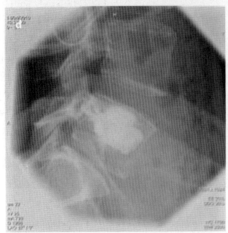

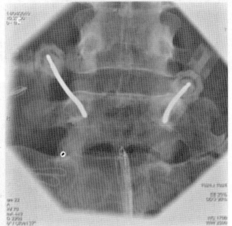

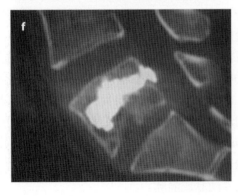

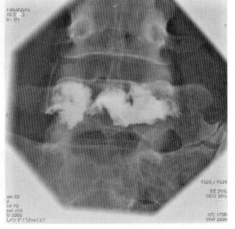

图 11-15　L5 乳腺癌转移的椎体重构。T2–STIR MRI 显示 L5 椎体高信号，提示存在转移灶（a）。矢状位 MDCT 多平面重建（MPR）显示 L5 椎体溶骨性破坏（b）。椎体成形术采取双侧椎弓根入路，前后位透视监测显示穿刺针位置良好（c）。左侧位和前后位透视监测显示病变区的 PMMA 重构，无骨水泥渗漏（d，e）。矢状位 MDCT MPR 显示 PMMA 的重构效果（f）。

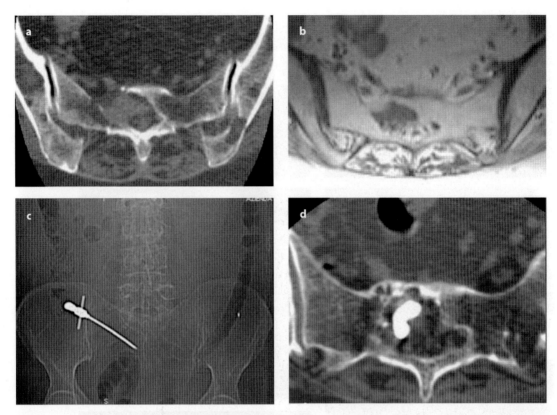

图 11-16　多发性骨髓瘤患者骶骨区病变的 PMMA 注射。CT（a）与 T1WI MRI（b）显示小的病变位于骶骨体和骶骨翼交界处，11G 穿刺针进入病变区域（c），病变完全由骨水泥填充，疼痛缓解（d）。

避免了诸如色素减退、注射部位坏死、肺栓塞、骨髓炎、过敏反应等并发症 [78]。

Ethibloc 是一种纤维硬化剂，其含有 X 线显影的玉米蛋白酒精溶液、对比剂、发烟硫酸罂粟碱和丙二醇。Falappa 和 Adamsbaum 等的研究显示：经皮直接注射 Ethibloc 的治疗既安全又微创，并且远期疗效良好 [79~81]。

Glubran 是一种氰基丙烯酸酯类凝胶，加入聚合 Lipiodol®（也作为稀释剂）后可 X 线显影。Glubran 与血液接触后发生聚合与硬化，其聚合速度取决于聚合 Lipiodol 的稀释程度。应依据病变程度和血管结构决定注射量。术前需详细分析病变的血液循环及侧支循环，以防止使用不当导致严重并发症。

Onyx 胶是一种生物相容的液态聚合物，其与血液接触发生沉淀与固化，形成柔软的海绵状栓子。此种注射材料填充血管后十分黏稠，但不黏附导管。其可配置呈三种浓度，具备不同的沉淀率。其缺点是成分中的二甲亚砜具有血管毒性。可在透视监控下直接经皮穿刺注射，可依据患者的配合情况采取全麻或局麻。治疗脊柱病变时，进针入路与经皮椎体成形术一致。将 16G 穿刺针直接置入病灶内，缓慢注射，控制流量。术前应仔细分析病变血管解剖结构，以指导操作 [82]。

11.10　骨样骨瘤

骨样骨瘤（osteoid osteoma, OO）是一种体积小的疼痛性良性成骨性疾患，好发于 10～20 岁的男性。肿瘤的特征是由紧密排列在富于血管纤维基质中的骨样组织形成的小瘤

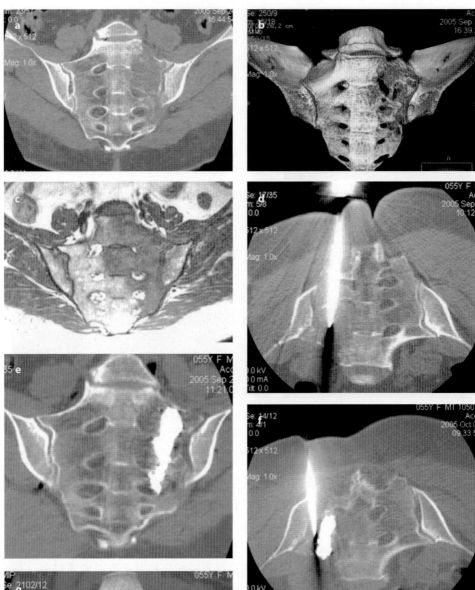

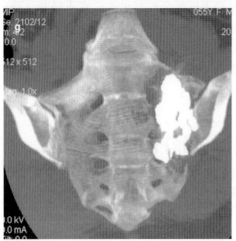

图 11-17　淋巴瘤患者的骶骨重塑。术前二维（a）、三维 CT（b）及冠状位 T1WI MRI（c）显示左侧骶骨翼大范围破坏。第一次注入 PMMA（d）后，PMMA 与骶骨间存在较大间隙（e），表明未达到满意的加固效果。因此，置入第二个穿刺针（f），注入 PMMA 后，骶骨破坏区域得到全部强化，并抵达骶髂关节平面（g），患者止痛效果满意。（b 见彩图）

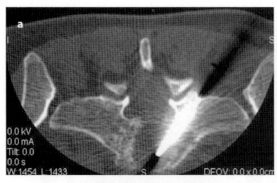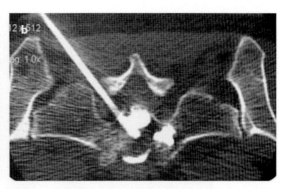

图 11-18　不同穿刺途径的骶骨骨水泥成形术。Jamshidi 骨活检经骶骨翼（a），通过或经骶骨后孔（b）直接置入骶骨体，术中应密切注意保护骶神经。

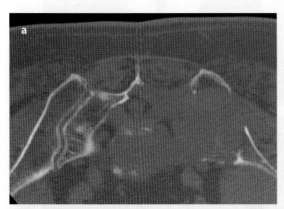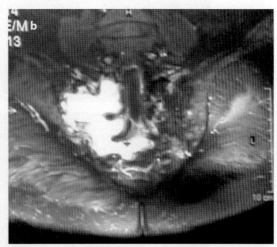

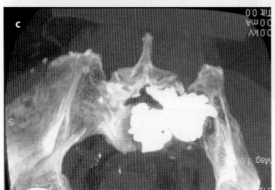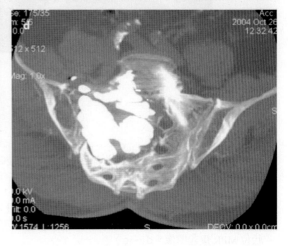

图 11-19　剧烈疼痛的多发性骨髓瘤患者的多针技术骶骨重构。术前轴位 CT（a）和 T2WI STIR MRI（b）显示大范围溶骨性病变破坏右侧骶骨翼全部、骶椎椎体以及骶管右侧壁。治疗后，右侧骶骨翼、骶管后壁、右侧 S1 及 S2 神经孔得到重构，骶管无骨水泥渗漏（c，d）。

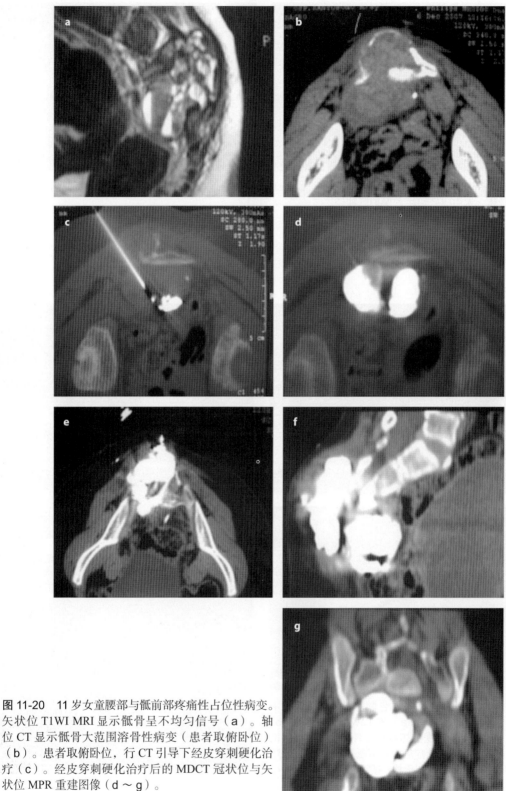

图 11-20　11 岁女童腰部与骶前部疼痛性占位性病变。矢状位 T1WI MRI 显示骶骨呈不均匀信号（a）。轴位 CT 显示骶骨大范围溶骨性病变（患者取俯卧位）（b）。患者取俯卧位，行 CT 引导下经皮穿刺硬化治疗（c）。经皮穿刺硬化治疗后的 MDCT 冠状位与矢状位 MPR 重建图像（d～g）。

巢及其周围的成熟反应骨。瘤巢直径 < 1.5cm。常见部位为下肢长骨（尤其是股骨和胫骨粗隆）。发生于髓内和骨膜下的骨样骨瘤并不常见，通常位于关节内或关节旁，周围骨硬化也不明显，偶见在瘤巢远处形成硬化带[83]。

脊柱骨样骨瘤的发生率为 10% ～ 25%，占脊柱肿瘤发生率的 1%（腰椎 59%、颈椎 27%、胸椎 12%、骶椎 2%）。其在脊柱附件的发生率为 70% ～ 100%，椎体仅为 7%[83]。脊柱骨样骨瘤通常以病变区域隐匿性疼痛为首发症状，疼痛可向远端放射。病变侧的不对称肌肉痉挛可引发脊柱侧弯，并不对称地抑制椎体骨骺发育，导致脊柱旋转畸形。通常脊柱骨样骨瘤并没有症状，但当其出现症状时，由于未知的自发性退行性变机制已经启动，临床处理非常困难。

目前的治疗方案主要有：

● 阿司匹林类药物镇痛治疗；

● 病变整体切除术；

● 经皮微创射频消融（radiofrequency ablation, RFA）。

Rosenthal 等于 1989 年和 1992 年报道，在局部麻醉下，应用 CT 引导实施 RFA 的经皮微创治疗[84]。将骨穿刺活检针管置入瘤巢，并同轴送入射频电极。在瘤巢内，RFA 使病变发生热坏死。对于直径 < 1cm 的病变，90℃持续 2 分钟的消融需进行两个循环；对于直径 > 1cm 的病变，需射频电极更换位置，再增加两个 2 分钟循环的消融。操作过程大约 90 分钟，术后需留院观察 3 ～ 24 小时[84, 85]。患者术后日常生活不受限，不需穿戴特殊支具。

RFA 的手术原理是将高频交流电磁波（>10 kHz）引入位于人体组织内的射频电极，产生热效应。高频电流由发生器发出，通过电极进入患者体内，再经过电极传回发生器，为一闭合环路。生物结构的阻抗使局部离子变为振动状态。电极尖部离子的方向随交流电方向变化，"离子碰撞"导致相互摩擦，产生生物

热作用，使病变部位升温、干燥[86]。

Vanderschueren 等[87]报道 28 例 RFA 手术，成功率达 79%，无并发症发生。Cioni 等[88]报道满意率达 30/38。Rosenthal 等[86]报道成功率超过 85%。复发率为 5% ～ 10%，皮肤热灼伤较为常见[83-90]。

RFA 的相对禁忌证为：

● 脊柱旁病变（距离重要结构 < 1cm，如神经组织）；

● 妊娠；

● 蜂窝组织炎；

● 败血症；

● 凝血系统疾病。

对于瘤灶直径 > 1cm 的病变，需要在不同部位置入多个电极实施消融。经皮 RFA 消融可使病变坏死，是替代手术治疗骨样骨瘤的一种微创方法。

11.11 椎体血管瘤

椎体血管瘤（vertebral hemangiomas, VH）是一种血运丰富的良性肿瘤，占脊柱肿瘤的 2% ～ 3%，尸体解剖的发现率为 10% ～ 12%[91-93]。VH 通常无临床症状，多在为其他目的进行 X 线或 MRI 检查时做出诊断。仅约有 0.9% ～ 1.2% 的 VH 患者存在临床症状[94, 95]，表现为不同程度的椎体疼痛（约 54% 的患者），有时保守药物治疗效果不佳，病变侵及椎体/椎弓相关的椎体骨折或脊髓受压可引起进行性神经功能损害（约 45% 的患者）[95, 96]。

该肿瘤的组织学特征为分化良好的静脉和毛细血管结构异常增生（多位于椎体），可分为海绵状 VH 与毛细血管 VH。VH 以海绵状形式最常见，其由内衬单层内皮细胞，并充满红细胞的粗大与窦状扩张的静脉构成[93, 97, 98]。

以重要的神经功能障碍为首发症状的 VH 是由于：椎体或椎弓的病变侵及硬膜外组织或病变内出血导致硬膜囊或神经根受压。血管瘤

的静脉充血可损害椎体骨小梁结构导致骨折发生[97]。

怀孕期间的生理改变（尤其是妊娠的前 3 个月）可诱发 VH 生长。事实上，子宫增大导致的静脉闭塞、腹内压增加、椎体静脉丛的血流再分布均可诱发 VH 生长，产生椎体压缩骨折[99]。

临床中治疗 VH 较为复杂。传统的一线治疗方案包括手术和放射治疗。但是，病变椎体的血运丰富，术中、术后大出血的并发症可危及患者的生命[92, 93]。

近年来，椎体成形术（无论是否根据 MRI 检查）已替代传统外科手术或放射治疗，应用于症状性 VH 的治疗。椎体成形术的治疗原理是将骨水泥（PMMA）填充椎体病变，使血管瘤体的静脉池发生不可逆性硬化，以达到镇痛效果。另外，对于血管瘤生长所导致的骨折，骨水泥可稳定产生疼痛的松质骨小梁微骨折活动，增加椎体强度[100]。

椎体成形术具有创伤小、镇痛效果迅速、并发症少等特点，目前已成为治疗 VH 的首选方案。该微创技术应用 10 ～ 15cm 长的 11 ～ 15G 穿刺针（依据 VH 的位置）经椎弓根置入，无需皮肤与肌肉的切开。该手术减少了住院时间，术后康复较快且痛苦较小。

手术操作与治疗椎体原发性、继发性肿瘤相同。然而，为保证椎体的完全填充，并获得镇痛效果，建议采取双侧椎弓根入路。骨水泥填充量依据血管瘤的大小决定。总之，填充 VH 的最重要特征是静脉的完全栓塞。Manfrè 等研究发现，在治疗椎体膨胀性海绵状 VH 期间，即使骨水泥未直接注入，主血管床的骨水泥化也可继发椎旁病变血栓形成[101]。

Deramond 等[102] 报道椎体成形术治疗症状性和（或）有神经功能损害的 VH，成功率超过 80%，即使术前影像学提示有侵袭性特征。Brunot 等[103] 通过观察椎体成形术治疗症状性 VH 的短期随访和长期随访发现，治疗有

效率达 90%。3 例无症状的侵袭性血管瘤，经治疗后的长期疗效随访仍无症状。随访中未发现症状加重的患者。我们的研究发现治疗后 24 ～ 72 小时椎体疼痛完全缓解，所有患者均无任何并发症发生[100]。

颈椎 VH 的治疗应十分慎重。对患有顽固性疼痛并且 MRI 显示侵袭性 VH 的患者应考虑实施椎体成形术。治疗可联合椎板切除术。Feydy 等[104] 报道应用椎体成形术治疗 2 例 C4 节段的症状性非侵袭性 VH，获得了良好的镇痛与稳定椎体效果，并且疼痛迅速缓解。Dousset 等[105] 报道应用椎体成形术治疗 1 例导致椎体塌陷而无症状 VH，椎体的稳定性得到恢复。

有些学者已报道 PMMA 与酒精（<15 mL）的联合注射。酒精可加强骨水泥的硬化效果，更利于血管瘤样病变的血栓形成。然而，一次性注入酒精过多可导致椎体塌陷[106-108]。

治疗 VH 手术并发症（如同所有椎体成形术的治疗）为骨水泥椎体外、椎管内以及椎体旁与椎体周围静脉丛的渗漏导致脊髓受压、肺栓塞的危险[100]。在 VH 的治疗中，由于动脉交通于异常血管化的椎体、侵袭性生长的病变、高流量的扩张血管（膨胀性血管瘤所致）、与肿瘤扩展相关的椎体内和椎体旁形成的静脉异常吻合支，此类危险性增高。结合椎体成形术静脉栓塞术可降低此类危险的发生。

严格选择治疗适应证，有利于减少椎体成形术并发症发生的危险。根据临床表现，可将 VH 患者分为 4 类。

- 无临床症状且无侵袭性征象的 VH（图 11-21）；
- 有临床症状且无侵袭性征象的 VH;
- 无临床症状且有侵袭性征象的 VH;
- 有临床症状且有侵袭性征象的 VH。

第四类患者还可依据有无硬膜外血管瘤组织进一步分为两个亚型。侵袭性 VH 的影像学特征是 MRI T1WI 呈低信号，T2WI 呈高信号，

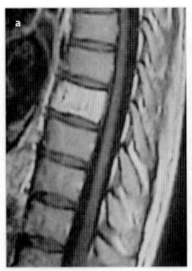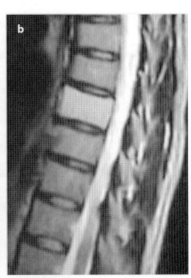

图 11-21　胸段典型椎体血管瘤。MRI 矢状位 T1WI 与 T2WI 均呈高信号（a，b），无硬膜外组织或骨皮质受侵。患者无症状。

T2 STIR 序列在注入对比剂显示增强，硬囊外组织受累或骨皮质受侵蚀是侵袭性 VH 的影像学特征（图 11-22 和图 11-23）。第一类患者为非椎体成形术适应证。第二类患者存有下腰痛症状，即使无侵袭性影像学征象，也为椎体成形术适应证。对于第三类患者需详细评估，

每年行 MRI 检查，以观察病变进展。事实上，治疗仅适用于症状性、保守治疗无效，并且具备侵袭性影像学征象或硬膜外受侵的 VH。第四类的所有患者均应实施椎体成形术[109]（图 11-24）。

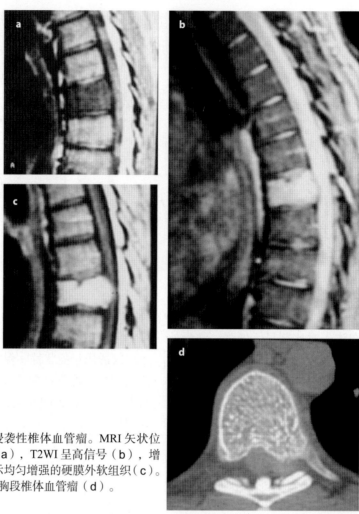

图 11-22　胸段侵袭性椎体血管瘤。MRI 矢状位 T1WI 呈低信号（a），T2WI 呈高信号（b），增强 MRI T1WI 显示均匀增强的硬膜外软组织（c）。轴位 MDCT 显示胸段椎体血管瘤（d）。

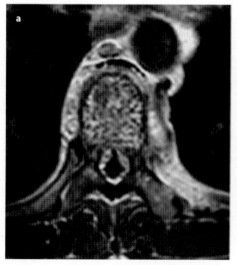
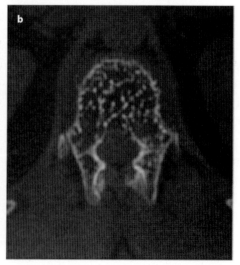

图 11-23　侵袭性椎体血管瘤硬膜外组织。

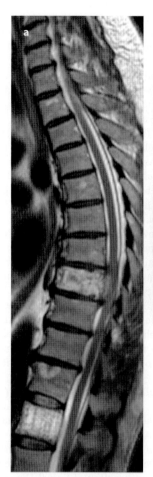
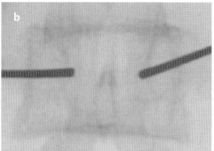
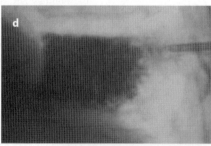
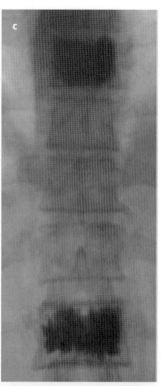
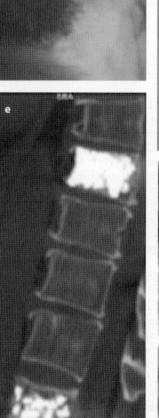
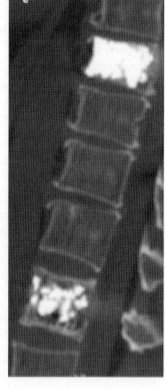
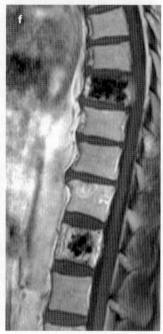

图 11-24　患者存在背部和下腰部疼痛。MRI 矢状位 T2WI 显示 L2 典型椎体血管瘤和 T10 有症状的侵袭性椎体血管瘤（a）。透视监测下实施椎体成形术，前后位观察 T10 节段椎体血管瘤的双侧椎弓根入路（b）。T10 和 L2（预防性）病变椎体成形术后的前后位与左侧位的观察（c，d）。椎体成形术后的矢状位 MDCT MPR 重建和 MRI 矢状位 T1WI 显示 PMMA 产生的重构效果（e，f）。

（金鹏　李敏 译　孙钢 校）

参考文献

1. American Cancer Society: Cancer Facts and Figures 2007. Available at: http:// www.cancer.org/acs/ groups/content/@nho/documents/document/caff-2007pwsecuredpdf.pdf. Accessed 3 September 2012

2. Taneichi H, Kaneda K, Takeda N, Abumi K, Satoh S (1997) Risk factors and probability of vertebral body collapse in metastases of the thoracic and lumbar spine. Spine (Phila Pa 1976) 22:239–245

3. Byrne TN, Benzel EC, Waxman SG (2000) Epidural tumors. In: Byrne TN, Benzel EC, Waxman SG (eds) Diseases of the spine and spinal cord. Oxford Univer-sity Press, New York, p 166–205

4. Rastogi R, Patel T, Swarm RA et al (2010) Vertebral augmentation for compression fractures caused by malignant disease. J Nat Comp Cancer Network 8: 1095–1102

5. Schiff D, O'Neill BP, Suman VJ (1997) Spinal epidural metastasis as the initial manifestation of malignancy: Clinical features and diagnostic approach. Neurology 49:452–456

6. Maranzano E, Latini P (1995) Effectiveness of radiation therapy without surgery in metastatic spinal cord compression: final results from a prospective trial. Int J Radiat Oncol Biol Phys 32:959–967

7. Rougraff BT, Kneisl JS, Simon MA (1993) Skeletal metastases of unknown origin: a prospective study of a diagnostic strategy. J Bone Joint Surg Am 75:1276–1281

8. Lis E, Bilsky MH, Pisinski L et al (2004) Percutaneous CT-guided biopsy of osseous lesion of the spine in patients with known or suspected malignancy. Am J Neuroradiol 25:1583–1588

9. Edelstyn GA, Gillespie PJ, Grebbell FS (1967) The radiological demonstration of osseous metastases: ex-perimental observations. Clin Radiol 18:158–162

10. Buhmann Kirchhoff S, Becker C, Duerr HR, Reiser M, Baur-Melnyk A (2009) Detection of osseous metastases of the spine: comparison of high resolution multi-detector-CT with MRI. Eur J Radiol 69:567–573

11. Taneichi H, Kaneda K, Takeda N, Abumi K, Satoh S (1997) Risk factors and probability of vertebral body collapse in metastases of the thoracic and lumbar spine. Spine (Phila PA 1976) 22:239–245

12. Katagiri H, Takahashi M, Inagaki J et al (1998) Clini-cal results of nonsurgical treatment for spinal metas-tases. Int J Radiat Oncol Biol Phys 42:1127–1132

13. Sørensen S, Helweg-Larsen S, Mouridsen H, Hansen HH (1994) Effect of high-dose dexamethasone in carcinomatous metastatic spinal cord compression treated with radiotherapy: a randomised trial. Eur J Cancer 30A:22–27

14. Patchell RA, Tibbs PA, Regine WF et al (2005) Direct decompressive surgical resection in the treatment of spinal cord compression caused by metastatic cancer: a randomised trial. Lancet 366:643–648

15. Saliou G, Kocheida M , Lehmann P et al (2010) Per-cutaneous vertebroplasty for pain management in malignant fractures of the spine with epidural involve-ment. Radiology 254:882–890

16. McDonald RJ, Trout AT, Gray LA et al (2008) Verte-broplasty in multiple myeloma: outcomes in a large patient series. Am J Neuroradiol 29:642–648

17. Fourney DR, Schomer DF, Nader R et al (2003) Per-cutaneous vertebroplasty and kyphoplasty for painful vertebral body fractures in cancer patients. J Neuro-surg 98(1 Suppl.):21–30

18. Cheung G, Chow E, Holden L et al (2006) Percuta-neous vertebroplasty in patients with intractable pain from osteoporotic or metastatic fractures: a prospec-tive study using quality-of-life assessment. Can Assoc Radiol J 57:13–21

19. Pflugmacher R, Kandziora F, Schroeder RJ, Melcher I, Haas NP, Klostermann CK (2006) Percutaneous balloon kyphoplasty in the treatment of pathological vertebral body fracture and deformity in multiple my-eloma: a one-year follow-up. Acta Radiol 47:369–376

20. Calmels V, Vallée JN, Rose M, Chiras J (2007) Osteo-blastic and mixed spinal metastases: Evaluation of the analgesic efficacy of percutaneous vertebroplasty. Am J Neuroradiol 28:570–574

21. Ahn H Mousavi P, Roth S, Reidy D,. Finkelstein J, Whyne C (2006) Stability of the metastatic spine pre- and post-vertebroplasty. J Spinal Disord Tech 19:178–182

22. Leigh WB, Draffin J, Taylor P, Theis JC, Walton M (2006). Experimental studies on thermal effects of cement during vertebroplasty. J Bone Joint Surg 88B (Suppl. 2):313

23. Bai B, Yin Z, Xu Q et al (2009) Histologic changes of an injectable rhBMP-2/calcium phosphate cement in vertebroplasty of rhesus monkey. Spine (Philla Pa 1976) 34:1887–1892

24. Marcia S, Boi C, Dragani M et al (2012) Effectiveness of a bone substitute (CERAMENT™) as an alterna-tive to PMMA in percutaneous vertebroplasty: 1-year follow-up on clinical outcome. Eur Spine J 21:S112-8

25. Fenton DS, Czervionke LF (2004) Image-guided spine interventions. Springer, New York p 69–93

26. Mathis JM. Vertebroplasty for vertebral fractures with intravertebral clefts (2002) Am J Neuroradiol 23:1619–1620

27. Schaefer O, Lohrmann C, Markmiller M, et al (2003) Combined treatment of a spinal metastasis with ra-diofrequency heat ablation and vertebrioplasty. Am J Roentgenol 180:1075–1077

28. van der Linden E, Kroft LJ, Dijkstra PD, et al (2007) Treatment of vertebral tumor with posterior wall defect using image-guided radiofrequency ablation combined with vertebroplasty: preliminary results in 12 patients. J Vasc Int Radiol 18: 741–747

29. Gangi A, Buy X (2010) Percutaneous bone tumor management. Semin Intervent Radiol 27:124–136

30. Hirsch JA, Horsch AE, Jha R et al (2010) Practical management of malignant compression fractures. J NeuroIntervent Surg 2:219–220

31. Luo J, Pollintine P, Dolan P, Adams MA (2011) Creep deformity of aging human vertebrae is accelerated following micro-damage. J Bone Joint Surg Br Proc 93B:487

32. Licht AW, Kramer W (2011) Radiofrequency kyphop-lasty: a new method for the treatment of osteoporotic vertebral body compression fractures – a case report. J Miner Stoffwechs 18 (Suppl. 1):S26–S28

33. Pflugmacher R, Bornemann R, Randau T, Wirtz, DC (2011) Comparison of clinical and radiological data in treatment of patients with osteoporotic vertebral compression fractures with radiofrequency kyphoplasty or balloon kyphoplasty. GRIBOI 2011 – The 21st Interdisciplinary Research Conference On Injectable Osteoarticular Biomaterials and Bone Augmentation Procedures. Boston, 5–7 April

34. Luo J, Adams MA, Dolan P (2010) Vertebroplasty and kyphoplasty can restore normal spine mechanics following osteoporotic vertebral fracture. J Osteoporosis 1–9: article ID 729257

35. J. Gibson, et al., "Does cement distribution influence the mechanical outcome of vertebroplasty?" in Proceedings of the Society of Back Pain Research Meeting, Keele University, November 2008.

36. Baroud G, Crookshank M, Bohner M (2006) High-viscosity cement significantly enhances uniformity of cement filling in vertebroplasty: an experimental model and study on cement leakage. Spine 31:2562–2568

37. Loeffel M, Ferguson SJ, Nolte L.-P, Nolte, Kowal JH (2008) Vertebroplasty: experimental characterization of polymethyl-methacrylate bone cement spreading as a function of viscosity, bone porosity, and flow rate. Spine 33:1352–1359

38. Sun K, Mendel E, Rhines L, et al (2006) Cement filling pattern has a significant effect on biomechanics of vertebroplasty. Proceedings of the 52nd Annual Meet-ing of the Orthopaedic Research Society, Chicago

39. Cortet B, Cotten A, Boutry N, et al (1997) Percutaneous vertebroplasty in patients with osteolytic metastases or multiple myelomas. Rev Rhum Engl Ed 64:177–183

40. Cotten A, Dewatre F, Cortet B, et al (1996) Percutaneous vertebroplasty for osteolytic metastases and myeloma: effects of the percentage of lesion filling and the leakage of methylmethacrylate at clinical fol-low up. Radiology 200:525–530

41. Appel NM, Gilula LA (2004) Percutaneous vertebroplasty in patients with spinal canal compromise. Am J Roentgenol 182:947–951

42. Saliou G, Kocheida el M, Lehmann P et al (2010) Percutaneous Vertebroplasty for pain management in malignant fracture of the spine with epidural involve-ment. Radiology 882–889

43. Uemura et al. (2005) Case report - Reduction of tumoral volume after sacroplasty with combined injection of PMMA & n-BCA n-butilcyanacrilate) in HCC metastasis. Bone cement used as an embolic agent for active bleeding in vertebroplasty of metastatic lesions. AJNR

44. Baba Y, Hayashi S, Ueno K, Nakajo M. Bone cement used as an embolic agent for active bleeding in vertebroplasty of metastatic lesions. Acta Radiol 48:1024–1027

45. Manfrè L (2006) Ischemic changes after vertebroplasty in epidural masses. Proc Am Soc Neuroradiol 1:385

46. Deramond H, Wright NT, Belkoff SM (1999) Temper-ature elevation caused by bone cement polymerization during vertebroplasty. Bone 25(2 suppl):17S-21S

47. Attivazione dose-dipendente di mRNA e proteine tumore-soppressore (TNF) dopo introduzione di PMMA. Kayamura. Spine 2006

48. Taneichi H, Kaneda K, Takeda N, Abumi K, Satoh S (1997) Risk factors and probability of vertebral body collapse in metastases of the thoracic and lumbar spine. Spine (Phila Pa 1976) 22: 239–245

49. Gailloud P (2002) Pain sedation with bupivacaine infiltration after vertebroplasty failure. J Vasc Interv Rad

50. Eyheremendy EP, De Luca SE, Sanabria E (2004) Percutaneous pediculoplasty in osteoporotic compression fractures. J Vasc Interv Radiol 15:869-74

51. Gangi A, Dietemann JL, Guth S et al (1998) Percutaneous laser photocoagulation of spinal osteoid osteomas under CT guidance. AJNR Am J Neuroradiol 19:1955-8

52. Venbrux AV et al (2003) Image-guided percutaneous radiofrequency ablation for osteoid osteomas. J Vasc Interv Radiol 14: 375–380

53. Nour SG, Duerk JL, Lenin JS et al (2002) MR Imaging-guided radio-frequency thermal ablation of the lumbar vertebrae in porcine models. Radiology 224:452–462

54. Woertler K, Heindel W, Lindner N et al (2001) Osteoid osteoma: CT-guided percutaneous radiofrequency ablation and follow-up in 47 patients. J Vasc Interv Radiol 12:717–722

55. Pommershei W et al (2003) Sacroplasty: a treatment

for sacral insufficiency fractures. Am J Neuroradiol 24:1003–1007

56. Garant M (2002) Sacroplasty: a new treatment for sacral insufficiency fracture. J Vasc Interv Radiol 13:1265–1267

57. Mehdizade A, Payer M, Martin JB et al (2004) Percutaneous vertebroplasty through a transdiscal access route after lumbar transpedicular instrumentation. Spine J 4:475–479

58. Gangi A et al (1994) Percutaneous vertebroplasty guided by a combination of CT and fluoroscopy. Am J Neuroradiol 15:83–86

59. Perisinakis K, Papadokostakis G, Gourtsoyannis N et al (2004) Patient exposure and associated radiation risks from fluoroscopically guided vertebroplasty or kyphoplasty. Radiology 232:701–707

60. Seibert JA (2004) Vertebroplasty and kyphoplasty: do fluoroscopy operators know about radiation dose, and should they want to know? Radiology 232:633–634

61. Jaffe HL, Lichtenstein L (1942) Solitary unicameral bone cyst with emphasis on the roentgen picture, the pathologic appearance and the pathogenesis. Arch Surg 44:1004-1025

62. Saccomanni B et al (2008) Aneurysmal bone cyst of spine: a review of literature. Arch Orthop Trauma Surg 128:1145–1147

63. Hay MC, Paterson D, Taylor TKF (1978) Aneurysmal bone cysts of the spine. J Bone Joint Surg Br 60B:406–411

64. Topouchian V, Mazda K, Pennecot GF et al (2004) Aneurysmal bone cysts in children: complications of fibrosing agent injection. Radiology 232:522–526

65. Boriani S, Bertoni F, Picci P et al (2001) Aneurysmal bone cyst of the mobile spine. Spine 26:27–35

66. Pennekamp W, Peters S, Schinkel C et al. Aneurysmal bone cyst of the cervical spine (2008) Eur Radiol 18: 2356–2360

67. Bollini G, Jouve JL, Cottalorda J, Petit P, Panuel M, Jacquemier M (1998) Aneurysmal bone cyst in children: analysis of twenty seven patients. J Pediatr Orthop B 7:274–285

68. Seller K, Jager M, Kramer R et al (2004) Occurrence of a segmental kyphosis after laminectomy of C2 for an aneurysmatic bone cysts: course and treatment strategy. Z Orthop Ihre Grenzgeb 142:83–87

69. Bush CH, Drane WE (2000) Treatment of an aneurys-mal bone cyst of the spine by radionuclide ablation. Am J Neuroradiol 21:592–594

70. Ramirez AR, Stanton RP (2002) Aneurysmal bone cyst in 29 children. J Pediatr Orthop 22:533–539

71. Tokarz F, Jankowski R, Z.ukiel R (1993) Aneurysmal bone cyst of the skull and vertebral column treated operatively. Neurol Neurochir Pol 27: 533–540

72. Daszkiewicz P, Roszkowski M, Grajkowska W (2004) Aneurysmal bone cyst of skull and vertebrae in children. Analysis of own material and review of the literature. Folia Neuropathol 42:25–30

73. Feigenberg SJ, Marcus RB, Zlotecki R et al (2001) Megavoltage radiotherapy for aneurysmal bone cysts. Int J Radiat Oncol Biol Phys 49:1243–1247

74. Dubois J, Chigot V, Grimard G, et al (2003) Sclerotherapy in aneurismal bone cysts in children: a review of 17 cases. Pediatr Radiol 33:365–372

75. Dekeuwer P, Odent T, Cadilhac C et al (2003) Aneurysmal bone cyst of the spine in children: a 9-year follow-up of 7 cases and review of the literature. Rev Chir Orthop Reparatrice Appar Mot 89:97–106

76. De Cristoforo R, Boriani S, Roversi R et al (1992) Selective arterial embolitation in the treatment of aneurismal bone cyst and angioma of bone. Skel Radiol 21:523–527

77. de Kleuver M, van der Heul RO, Veraart BE (1998) Aneurysmal bone cyst of the spine: 31 cases and the importance of the surgical approach. J Pediatr Orthop B 7:286–292

78. Rastogi S, Varshney MK, Trikha V, Khan SA, Choudhury B, Safaya R (2006) Treatment of aneurysmal bone cysts with percutaneous sclerotherapy using polidocanol. A review of 72 cases with long-term follow-up. J Bone Joint Surg Br 88:1212–1216

79. Shisha T, Nemeth T, Szoke G et al (2007) The dan-gers of intraosseous fibrosing agent injection in the treatment of bone cysts. The origin of major complications shown in a rabbit model. Int Orthopaed 31:359–362

80. Falappa P, Fassari FM, Fanelli A et al (2002) Aneurysmal bone cysts: treatment with direct percutaneous ethibloc injection: long-term results. Cardiovasc Intervent Radiol 25:282–290

81. Adamsbaum C, Mascard E, Guinebretiere JM Kalifa G, Dubousset J (2003) Intralesional Ethibloc injections in primary aneurysmal bone cysts: an efficient and safe treatment. Skel Radiol 32:559–566

82. Guarnieri G, Vassallo P, Muto M. (2010) Combined percutaneous and endovascular treatment of symptomatic aneurysmal bone cyst of the spine: clinical six months. Follow-up of six cases. Neuroradiol J 23:74–84

83. Motamedi D, Learch TJ, Ishimitsu DN et al (2009) Thermal ablation of osteoid osteoma: overview and step-by-step guide. Radiographics 29:2127–2141

84. Rosenthal DI, Hornicek FJ, Wolfe MW et al (1998) Percutaneous radiofrequency coagulation of osteoid osteoma compared with operative treatment. J Bone Joint Surg Am 80:815–821

85. Rosenthal DI, Springfield DS, Gebhardt MC, Rosenberg AE, Mankin HJ (1995) Osteoid osteoma: percutaneous radio-frequency ablation. Radiology 197: 451–454

86. Rosenthal DI, Hornicek FJ, Torriani M, Gebhardt MC, Mankin HJ (2003) Osteoid osteoma: percutane-

ous treatment with radiofrequency energy. Radiology 229:171–175

87. Vanderschueren GM, Taminiau AHM, Obermann WR, Bloem JL (2002) Osteoid osteoma: clinical results with thermocoagulation. Radiology 224:82–86

88. Cioni R, Consoli V, Bartolozzi C (2004) CT-guided radiofrequency ablation of osteoid osteoma: long-term results. Eur Radiol 14:1203–1208

89. Lindner NJ, Ozaki T, Roedl R, Gosheger G, Winkelmann W, Wörtler K (2001) Percutaneous radiofrequency ablation in osteoid osteoma. J Bone Joint Surg Br 83:391–396

90. Laus M, Albisinni U, Alfonso C, Zappoli FA (2007) Osteoid osteoma of the cervical spine: surgical treatment or percutaneous radiofrequency coagulation? Eur Spine J 16:2078–2082

91. Dagi TF, Schmidek HH (1990) Vascular tumors of the spine. In: Sundaresan N, Schmidek HH, Schiller AL (eds) Tumors of the spine: diagnosis and clinical man-agement. Saunders, Philadelphia, p 181–191

92. Fox M, Onofrio B (1993) The natural history and management of symptomatic and asymptomatic vertebral hemangiomas. J Neurosurg 78:36–45

93. Pastushyn A, Slinko E, Mirzoyeva G et al (1998) Ver-tebral hemangiomas: diagnosis, management, natural history and clinicopathological correlates in patients. Surg Neurol 50:535–547

94. Healy M, Herz DA, Pearl L (1983) Spinal hemangiomas. Neurosurgery 13:689–691

95. Nguyen JP, Djindjian M, Gaston A (1987) Vertebral hemangiomas presenting with neurologic symptoms. Surg Neurol 27:391–397

96. Krueger EG (1961) Vertebral hemangioma with com-pression spinal cord. J Neurosurg 18:331–338

97. Acosta F, Chou D, Ames CP et al (2008) Comprehensive management of symptomatic and aggressive vertebral hemangiomas. Neurosurg Clin N Am 19:17–29

98. Castel E, Lazennec JY, Chiras J et al (1993) Acute spinal cord compression due to intraspinal bleeding from a vertebral hemangioma. J Vasc Interv Radiol 8:244–248

99. Kiroglu Y, Benek B, Yagci B, Cirak B, Tahta K (2009) Surgical spinal cord compression caused by vertebral hemangioma being symptomatic during pregnancy Neurology 71:487–492

100. Guarnieri G, Muto M, Vassallo P et al (2009) Vertebroplasty as treatment of aggressive and symptomatic vertebral hemangiomas: up to 4 years of follow-up. Neuroradiology 51:471–476

101. Manfre L et al (2002) La vertebroplastica nelle neoplasie del rachide. Riv Neuroradiol 15:461–472

102. Deramond H (2003) Vertebroplasty for pain relief. Riv Neuroradiol 16:767–770

103. Brunot S, Berge J, Barreau X, Ménégon P, Dousset V (2005) Long term clinical follow up of vertebral hemangiomas treated by percutaneous vertebroplasty. J Radiol 86:41–47

104. Feydy, Cognard C, Chiras J (1996) Acrylic vertebroplasty in symptomatic cervical vertebral haemangiomas: report of 2 cases. Neuroradiology 38:389–391

105. Dousset V, Senegas U et al (1996) Asymptomatic cervical ha haemangioma treated by percutaneous vertebroplasty. Neuroradiology 38:392–394

106. Cheen L, Zhang C, Tang T (2007) Cement vertebroplasty combined with ethanol injection in the treatment of vertebral haemangioma. Chin Med J 120:1136–1139

107. Doppman J, Oldfield E, Heiss J et al (2000) Symptomatic vertebral hemangiomas: treatment by means of direct intralesional injection of Ethanol. Radiology 214:314–348

108. Gangi A, Kastler B, Dietmann JL et al (1994) Injection of alcohol into bone metastases under CT guidance. J Comput Assist Tomogr 18:932–935

109. Muto M, Muto E, Izzo R et al (2005) La vertebroplastica nel trattamento delle sindromi algiche del rachide. Radiol Med 109:208–219

第 12 章

椎体后凸成形术及其手术器械：适应证和疗效

Mario Muto, Gianluigi Guarnieri, Giovanni Carlo Anselmetti

12.1 引言

椎体后凸成形术（kyphoplasty, KP）是在椎体成形术（vertebroplasty, VP）的基础上发展而来。事实上，其被认为是"辅以气囊或机械扩张的 VP"。1998 年在美国首次实施 KP[1]。该技术是在 X 线透视引导下，向骨折的椎体内置入可扩张的球囊，在压实的松质骨内造成空腔，再注入聚甲基丙烯酸甲酯（polymethylmethacrylate, PMMA）骨水泥或其他类型骨水泥[2]。

KP 的原理是既可获得 VP 镇痛和椎体加固的疗效，又可恢复压缩椎体的生理高度。该技术可纠正后凸畸形，恢复脊柱正常力学结构，改善呼吸和消化系统功能，并产生 VP 手术相同的临床疗效。

KP 主要适应证是骨质疏松性和非骨质疏松性椎体骨折，包括原发性和继发性椎体肿瘤、Magerl A1 型骨折、部分 Magerl A2 以及 A3 型骨折[3, 4]。如同 VP，KP 的主要适应证为伴有脊柱疼痛，且保守的内科与物理治疗效果不佳的椎体压缩骨折（vertebral compression fractures, VCF）[5-12]。此类患者实施 VP 和 KP

M. Muto（✉）：
Neuroradiology Department, A. Cardarelli Hospital, Naples, Italy
e-mail: mutomar2@gmail.com

的比例分别为 70% 和 30%。

12.2 适应证

疼痛性 VCF 是 KP 手术的主要适应证。KP 的设备是为恢复椎体高度而设计，纠正脊柱后凸畸形是其重要目标。因此，对于椎体高度丢失 ≥ 50% 的病例，建议实施 KP。KP 对骨折椎体的诊断流程与 VP 相同。患者术前需接受磁共振成像（magnetic resonance imaging, MRI）矢状位 T2 的短时间反转恢复（T2-short-term inversion recovery, T2-STIR）的脂肪抑制序列检查。根据 T2-STIR 显示骨髓水肿信号，选择治疗方式与应治疗的椎体节段。

KP 的绝对禁忌证包括：局部或全身性感染、凝血系统疾病、PMMA 过敏，以及无疼痛症状的椎体骨折。相对禁忌证与 VP 相同（见第 9 章）。KP 也可用于治疗多发性骨髓瘤和椎体转移瘤[6, 7, 12]。

依据脊柱三柱理论，外伤性椎体骨折可分为稳定型和非稳定型两类[13-15]。脊柱创伤目前有多种分型，包括 Holdsworth、Louis、Roy-Camille、Ferguson、Allen、Magerl、Patel 以及 Aebi 等分型。其中 Magerl 分型应用最为广泛，其将损伤机制（压缩、旋转、牵张）进一步细分为多个亚型（表 12-1）。KP 的主要适应证是 Magerl A1 型，部分经选择的 A2 与 A3 型患者也可考虑实施 KP[3, 4]。A1 型患者也可

表 12-1　Magerl 骨折分类

A 类：压缩损伤类	A1：嵌压骨折	A1.1 终板嵌压 A1.2 楔形压缩 A1.3 伴塌陷
	A2：劈裂骨折	A2.1 矢状 A2.2 冠状 A2.3 钳形
	A3：爆裂骨折	A3.1 不完全骨折 A3.2 爆裂 / 劈裂 A3.3 完全骨折
B 类：牵拉损伤	B1：韧带为主的后柱损伤	B1.1 伴椎间盘破裂 B1.2 伴 A 型骨折
	B2：骨性为主的后柱损伤	B2.1 横行双柱损伤 B2.2 伴椎间盘破裂 B2.3 伴 A 型骨折
	B3：由前经椎间盘的损伤	B3.1 伴半脱位 B3.2 伴滑脱 B3.3 伴后脱位
C 类：旋转损伤	C1：A 类骨折伴旋转	C1.1 伴楔形变 C1.2 伴劈裂 C1.3 伴爆裂
	C2：B 类骨折伴旋转	C2.1 B1 伴旋转 C2.2 B2 伴旋转 C2.3 B3 伴旋转
	C3：旋转剪切损伤	C3.1 片状骨折 C3.2 斜行

应用矫形支具、卧床休息、内科及物理疗法治疗 3～6 个月。但是，矫形支具治疗仍有产生后凸畸形的可能性，并可发生呼吸与睡眠障碍。KP 适合于 Magerl A1 型骨折的治疗，其可恢复椎体高度，使骨水泥分布均匀，更好地承担轴向负荷。对于多发性外伤、不能耐受手术的老年患者以及手术和全身麻醉风险高的患者，也应考虑实施 KP。KP 的治疗时机没有绝对的标准，但对于创伤性骨折应尽快治疗[16]。

12.3　手术操作

透视引导下的双侧椎弓根入路，是获得椎体高度恢复和骨水泥填充均匀的保证。高质量显示整体脊柱解剖（特别是老年脊柱侧凸患者）的透视监测非常重要。适当的椎弓根入路可以减少并发症发生的危险性。椎弓根的外形尺寸对于决定正确的解剖入路途径非常重要，必须仔细测量，以确定治疗方案。

KP 可在局部麻醉下实施，但对于多节段或外伤患者（尤其是患有多处骨折的青年患者）的治疗可能需要在全身麻醉下实施。这是因为 KP 工作套管尺寸（8～12G）大于 VP（13～15G），KP 的操作时间长于 VP。在局部麻醉下，将穿刺针经椎弓根置入椎体，并抵达椎体后壁。在左侧位透视显示穿刺针穿越椎体后壁之前，前后位显示椎弓根内缘的解剖标志是重要的。此时，可置入克氏针，取出穿刺套管，再经克氏针送入工作套管。应用金属骨钻塑形松质骨，以用于置入球囊的工作通道。取出骨钻，置入球囊。连接加压装置与球囊，并在透视监测下注射稀释对比剂扩张球囊。KP 类似装置也是经骨钻与骨压实器建立的工作通道置入。经工作套管置入的支架（或其他类器械）在椎体内释放，使椎体高度获得恢复。

　　椎体内的骨水泥注入量差异较大，需要根据治疗的节段（胸椎或腰椎）和椎体塌陷程度情况而定，通常经每个椎弓根的注入量为 2 ~ 4mL。骨水泥注入量并无绝对标准。骨水泥可通过推注杆或 1mL 注射器注入。无论何种椎体填充设备，操作是基本一致的（图 12-1 至图 12-6）。

12.4　KP 的生物力学

　　KP 是将骨水泥注入至由球囊扩张所产生的空腔内，以达到椎体固化和快速镇痛的作用[17]。如同 VP，KP 有助于不同轴向负荷分布的脊柱生物力学改变。然而，由于球囊可使

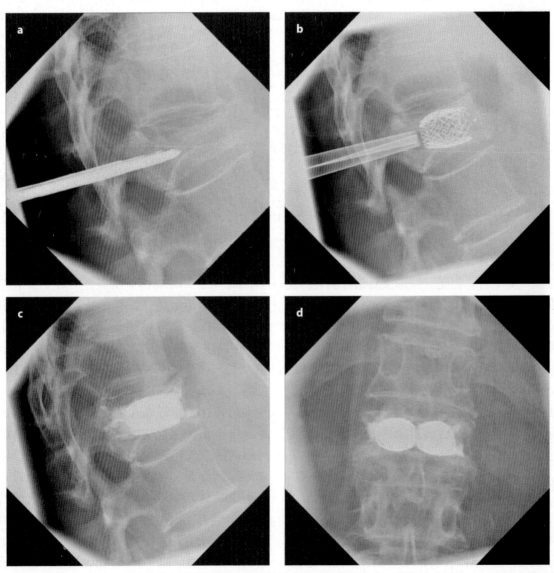

图 12-1　72 岁，女性，严重骨质疏松合并 L1 节段椎体骨折，急性背部疼痛，药物治疗无效。在透视引导下实施 L1 椎体支架 KP。左侧位显示经双侧椎弓根途径进入椎体的穿刺针位置正确（a）。左侧位透视显示 L1 椎体的支架释放（b）。KP 术后的左侧位与前后位透视显示椎体支架系统释放后的强化，骨水泥均匀分布于椎体内，无静脉或椎间盘渗漏（c，d）。

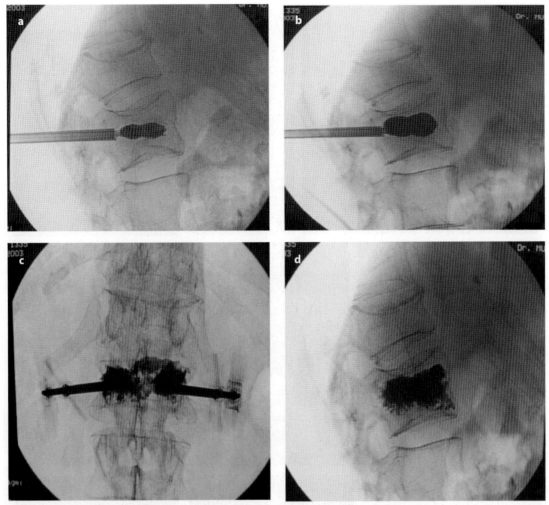

图 12-2　52 岁，女性，外伤性 L3 椎体压缩骨折。在透视引导下实施 L3 椎体球囊 KP。左侧位显示经双侧椎弓根途径，穿刺针与球囊进入椎体位置正确（a，b）。KP 术后的左侧位与前后位透视显示球囊撤出后的强化，骨水泥均匀分布于椎体内，无静脉与椎间盘渗漏（c，d）。

椎体抬高，有关早期脊柱正常序列和生物力学的恢复，以及减小病理性后凸畸形的效果，KP 作用大于 VP。脊柱功能节段（functional spinal units, SU）的刚度的重构和强度的减弱，可增加邻近或远端节段的再骨折发生率。

　　KP 对于脊柱的生物力学改变类似于 VP，但也有几点差异：

　　● 脊柱正常序列的恢复；

　　● 由于注射用骨水泥性质与特点的差异，对脊柱刚度的影响不同；

　　● 轴向负荷的不同分布；

　　● 单侧或双侧椎弓根入路途径；

　　● 使用不同的器械。

　　强度和刚度是评价椎体生物力学的重要参数。这些参数的变化与操作方法、所用的骨水泥类型及器械密切相关，为恢复脊柱功能节段的正常刚度和强度，KP 应实施双侧椎弓根入路穿刺。Chen 等对比了 KP 单侧与双侧椎弓根入路对于压缩骨折椎体刚度的不同影响，并评价了骨水泥分布对于椎体双侧生物力学平衡的

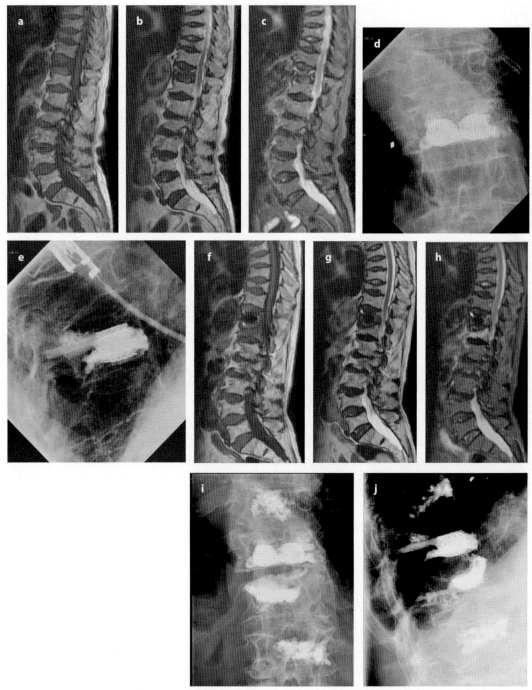

图 12-3 75 岁，女性，骨质疏松并急性背痛，药物治疗无效。矢状位 T1WI MRI 显示 T11 椎体急性骨折，呈低信号（a）。由于骨髓水肿，T11 椎体的矢状位 T2WI 及 MRI-STIR 呈高信号（b，c）。用支架系统的 KP 术后的前后位与侧位透视显示骨水泥分布均匀的椎体强化（d，e）。1 周后患者由于新发急性背部疼痛，再次行 MRI 检查。矢状位 T1WI 显示用支架系统的 KP 治疗 T11 椎体之后，T12 椎体发生新的压缩骨折（f）。由于骨髓水肿导致 T12 节段的 MRI-STIR 呈高信号；而聚甲基丙烯酸甲酯填充的 T11 节段呈低信号（g，h）。前后位（i）与侧位（j）透视显示在透视引导下实施第二次 VP 治疗的新发压缩骨折的 T12 椎体以及预防性 VP 治疗的 T10 和 L1 椎体，无静脉与椎间盘渗漏，镇痛效果良好。

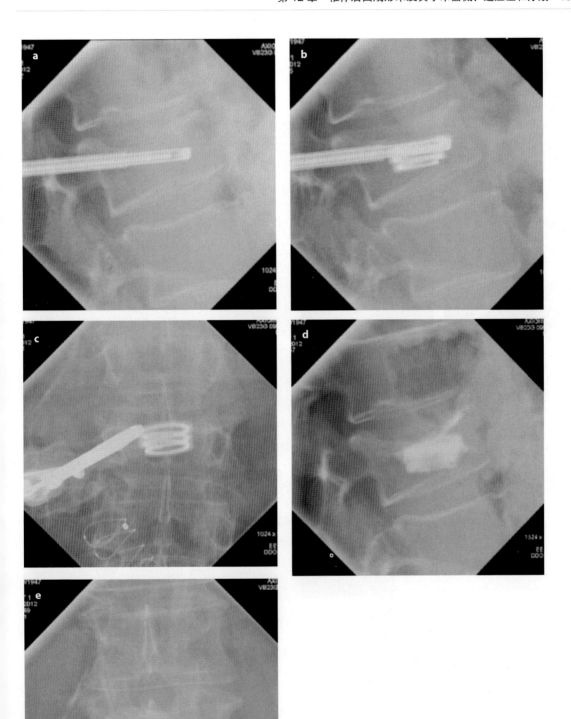

图 12-4 在透视引导下 Kiva® 系统经单侧椎弓根入路在 L1 椎体治疗的左侧位（a，b）与前后位（c）透视像。在透视引导下 Kiva® 系统经单侧椎弓根入路在 L1 椎体治疗，左侧位与前后位透视显示骨水泥分布良好，无静脉与椎间盘渗漏（d，e）。

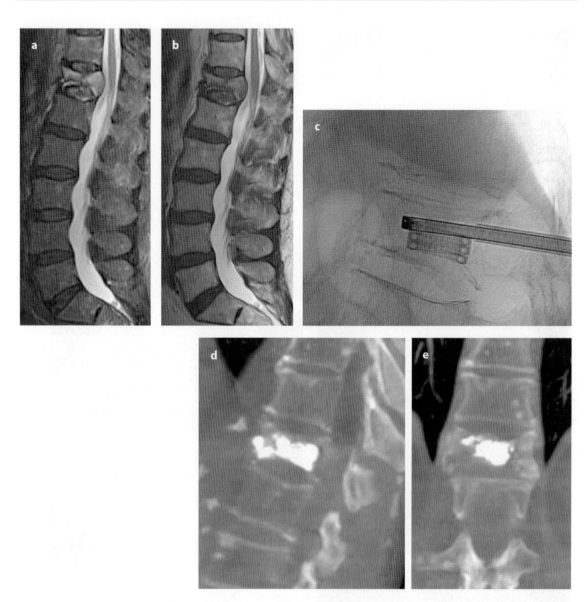

图 12-5　78 岁，女性，T12 椎体乳腺癌转移。矢状位 T2WI-STIR 与 T2WI 显示移位，T12 椎体和 STIR-MRI 呈高信号（a，b）。在透视引导下用 Kiva® 系统实施 KP，左侧位透视显示 Kiva® 系统置入位置满意（c）。多排 CT 的矢状位与冠状位图像显示骨水泥分布良好，无静脉与椎间盘渗漏（d，e）。

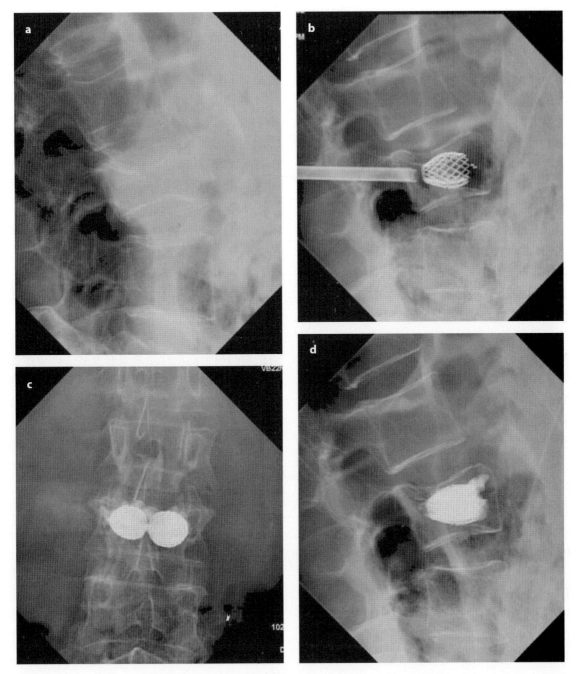

图 12-6　78 岁，男性，严重骨质疏松合并 L3 节段椎体骨折，急性背部疼痛，药物治疗无效。在透视引导下实施 L3 椎体支架系统 KP 治疗。左侧位透视显示 L3 椎体压缩骨折（a）。左侧位透视显示椎体支架置入 L3 椎体（b）。KP 后的前后位（c）与左侧位（b）透视显示骨水泥分布均匀的良好强化，无静脉与椎间盘渗漏（c, d）。

影响。结论指出双侧与单侧椎弓根入路均可显著增加椎体的总刚度。双侧椎弓根入路增加的刚度均匀地分布于椎体双侧，而单侧椎弓根入路所产生的生物力学平衡取决于骨水泥在椎体内的分布。若骨水泥强化偏一侧，未强化侧的刚度则明显低于强化侧，其导致椎体刚度分布失衡；若骨水泥强化越过椎体中线，则椎体双侧刚度对称性增加，达到生物力学平衡[18]。

PMMA 骨水泥所产生的过高抗压强度与刚度，可造成相邻椎体的骨折，其他类型的骨水泥对于刚度和强度的影响略逊于 PMMA。例如，Perry 等[17] 应用新鲜尸体胸腰段进行破坏性生物力学试验，对照性评价具有无毒性、骨诱导性及生物可降解性的硫酸钙骨水泥和 PMMA 的生物力学表现。PMMA 可使椎体强度恢复至正常的 127%，刚度恢复至正常的 70%，而硫酸钙骨水泥可使椎体强度恢复至正常的 108%，刚度恢复至正常的 46%。PMMA 和硫酸钙骨水泥恢复强度的作用相似，但恢复刚度的作用 PMMA 要明显高于硫酸钙骨水泥[17]。

不同器械均可影响生物力学的变化。Sietsma 等应用骨质疏松性椎体骨折的尸体骨进行了两种器械影响强度和刚度变化的对照性研究：分别为标准的可扩张球囊（inflatable bone tamp, IBT）系统和椎体千斤顶式装置（vertebral "jack tool device", VJT）。VJT 与 IBT 分别使椎体强度恢复至正常的 81% 和 96%。VJT 与 IBT 分别使椎体刚度恢复至正常的 61% 和 76%。VJT 与 IBT 分别使椎体高度恢复至正常的 101% 和 104%[19]。

12.5 结果

通过扩张球囊抬高椎体的作用，KP 可减少 50% ～ 60% 患者的后凸畸形，恢复椎体的正常生物力学功能，促使患者早期活动，90% 的患者疼痛可得到缓解[20-22]。

和 VP 一样，KP 需要不间断的透视监测（血管造影设备或可移动 C 形臂）以保证穿刺针置入位置正确，必要时需要实施神经安定镇痛或全身麻醉。

KP 基于可扩张球囊在椎体内产生的空腔，使 PMMA 可在低压状态下安全注入，减少了骨水泥渗漏的可能性。这些特点使得 KP 成为治疗 VCF 的一种安全且重要的选择。由于骨水泥是在高黏稠状态下，以推注杆经工作套管注入，KP 的椎体外或静脉的渗漏率比 VP 低。随着 PMMA 注入椎体，椎体的微骨折（疼痛的主要原因）被固定，使得椎体更加紧密坚固。通过椎体内的球囊扩张，后凸畸形得以矫正。然而，临床实践表明，KP 仅能恢复 20% 患者的椎体高度，降低楔形角度为 6° ～ 9°[23, 24]。

多项研究已经实施，以验证其缓解疼痛与矫正后凸畸形的治疗结果及并发症（即骨水泥渗漏、椎间盘渗漏、肺栓塞、邻近或远端椎体新发骨折）发生情况。KP 的骨水泥渗漏危险性低于 VP，但是，对于骨质疏松症而言，治疗部位邻近或远端的椎体新发骨折的发生率相对较高[25, 26]。

近年来，一种椎体内金属植入物的新型椎体骨水泥填充技术已获得专利。该技术既应用扩张球囊又应用支架或金属网袋实施后凸畸形矫正，恢复椎体高度。

Majd 及其同事对 360 例骨质疏松患者实施 KP，疼痛迅速缓解率达到 89%[26]。1 例发生术后神经根性疼痛，源于骨水泥渗漏入神经孔。其余患者发生持续性疼痛，源于新发骨折或椎间盘退变性疾病。研究发现，在 63% 骨折椎体中，椎体前缘的丢失高度恢复 ≥ 20%（整体平均恢复 30%）；在 69% 骨折椎体中，椎体中线的丢失高度恢复 20%（整体平均恢复 50%）。仅有 12%（30/254）的患者因 36 个邻近或远端的新发症状性椎体骨折需再次实施 KP。无器械相关并发症发生。

Grafe 等[27] 进行了以 VAS 评分评价 40 例

KP 治疗组和 20 例保守药物治疗组疼痛缓解的对照研究。KP 治疗组的疼痛缓解的评分为 26.2 ～ 44.4，对照组的评分为 33.6 ～ 34.3。12 个月后的胸腰段脊柱新发椎体骨折病例，KP 治疗组显著低于对照组。

几项研究发现，与 6 个月的正规保守治疗相比，KP 改善骨质疏松性 VCF 患者日常活动能力、身体功能及疼痛缓解的作用更为显著。然而，对于肿瘤相关性 VCF，无充分证据支持 KP 具有更显著的疼痛缓解效果[25]。

Eck 等在回顾文献中发现，KP 实施前后的 VAS 评分分别是 8.06 分和 3.36 分，平均改善 4.60 分，KP 后新发骨折率为 14.1%，骨水泥渗漏率为 7.0%，危险性低于 VP 资料[28]。

Maestretti 及其同事[20] 报道了一项依据 Magerl 分类创伤性骨折的 KP 治疗的前瞻性研究，手术操作单纯使用球囊扩张联合磷酸钙骨水泥（Calcibon®）强化。他们应用 VAS（0 ～ 10）疼痛评分和 Roland-Morris（0 ～ 24）残疾评分评估术前、术后及随访结果。结果显示后凸畸形由术前的 17° 矫正至术后的 6°，术后 3 个月内全部患者均恢复患病前的能力与工作。鉴于磷酸钙骨水泥的固有特征，作者得出结论：具有降解与稳定性生物相容性骨水泥仅适用于 A1 和 A3.1 型骨折的年轻患者。

我们对 39 例外伤 3 个月内的 A1 和 A3 型 Magerl 椎体骨折实施 KP，疼痛缓解率达到 90% ～ 95%，并增加了椎体高度，使得患者可早日活动，恢复了体位应力节的生理学分布[12]。

12.6　并发症

并发症可能发生的第一步是穿刺针和工作套管的定位。腰椎有三个穿刺入路（经椎弓根入路、经椎弓根旁入路、经椎体旁软组织入路），胸椎为经肋椎关节入路。操作必须在能够良好地显示解剖结构的高质量影像设备监测下实施。文献报道并发症发生通常与骨水泥渗漏相关（椎间盘、硬膜外、血管），但骨水泥渗漏通常无任何临床症状[29-32]。一些类型的渗漏可导致轻度的神经根疼痛或硬膜囊受压，而血管性渗漏则可引起无症状 / 症状性的肺栓塞、脑栓塞、心血管夹层。椎间盘渗漏可能与邻近椎体的高发骨折相关。为避免并发症发生，必须注意两点：即使用高黏度骨水泥和缓慢推注。椎体后壁是一个非常重要的解剖标志，骨水泥的注入决不能逾越。这是防止骨水泥渗漏入椎管内导致最严重截瘫和四肢瘫痪并发症的关键点。因颈椎节段并发症的不确定性，故不建议 KP 应用于颈椎。关于治疗后 1 年内的邻近 / 远端椎体新骨折发生率，KP 和 VP 无明显差异。

12.7　结论

对于治疗椎体压缩骨折、原发性或继发性脊柱肿瘤及某些类型外伤性骨折，KP 是一种安全有效的方法。与 VP 相比，KP 的优点是可增加椎体高度、低压注入骨水泥、可使用高黏度骨水泥、血管与椎间盘的渗漏率低。与 VP 相比，KP 的缺点是操作创伤性较大、价格昂贵（约是 VP 的 4 倍）、可能需要全身麻醉。就缓解疼痛而言，文献表明 KP 和 VP 无显著差异。

（金鹏 刘健译　孙钢校）

参考文献

1. Wong X, Reiley MA, Garfin S (2000) Vertebroplasty/kyphoplasty. J Women's Imaging 2:117–124

2. Pflugmacher R, Kandziora F, Schroder R et al (2005) Vertebroplasty and kyphoplasty in osteoporotic fractures of vertebral bodies: a prospective 1-year follow-up analysis. RöFo177:1670–1676

3. Mcgirt MJ, Parker SL, Wolinsky JP, Witham TF, Bydon A, Gokaslan ZL (2009) Vertebroplasty and kyphoplasty for the treatment of vertebral compression fractures: an evidenced-based review of the literature. Spine J 9:501–508

4. Magerl F, Aebi M, Gertzbein SD et al (1994) A comprehensive classification of thoracic and lumbar inju-

ries. Eur Spine J 3:184–201

5. Guarnieri G, Ambrosanio G, Vassallo P et al (2009) Vertebroplasty as treatment of aggressive and symptomatic vertebral hemangiomas: up to 4 years of follow-up. Neuroradiology 51:471–476

6. Peh WC, Gilula LA (2003) Percutaneous vertebroplasty: indications, contraindications, and technique. Br J Radiol 76:69–75

7. Guglielmi G, Andreula C, Muto M, Gilula L (2005) Percutaneous vertebroplasty: indications, contraindications, technique and complications. Acta Radiol May 46:256-68

8. Cotten A, Boutry N, Cortet B et al (1998) Percutaneous vertebroplasty: state of the art. Radiographics 18:311–320

9. Gangi A, Guth S, Imbert JP et al (2003) Percutaneous vertebroplasty: indications, technique, and results. Radiographics 23:10–20

10. Mathis JM, Barr JD, Belkoff SM et al (2001) Percutaneous vertebroplasty: a developing standard of care for vertebral compression fractures. Am J Neuroradiol 22:373–381

11. Ambrosanio G, Lavanga A, Vassallo P, Izzo R, Diano AA, Muto M. (2005) Vertebroplasty in the treatment of spine disease. Interven Neuroradiol 11:309–323

12. Muto M, Guarnieri G, Lavanga A, Vassallo P et al (2008) Vertebroplasty and kyphoplasty: friends or foes? Radiol Med 113:1171–1184

13. Panjabi MM, Oxland TR, Kifune M, Arand M, Wen L, Chen A (1995) Validity of the three-column theory of thoracolumbar fractures. A biomechanic investigation. Spine 20:1122–1127

14. Leibl T, Funke M, Dresing K, Grabbe E (1999) Instability of spinal fractures – therapeutic relevance of different classifications RöFo 170:174–180

15. Denis F (1983) The three column spine and its significance in the classification of acute thoracolumbar spinal injuries. Spine (Phila Pa 1976) 8:817–831

16. De Falco R, Scarano E, Guarnieri L et al (2005) Balloon kyphoplasty in traumatic fractures of the thoracolumbar junction. Preliminary experience in 12 cases. J Neurosurg Sci 49:147–153

17. Perry A, Mahar A, Massie J, Kim C et al (2005) Biomechanical evaluation of kyphoplasty with calcium sulfate cement in a cadaveric osteoporotic vertebral compression fracture model. Spine J 5:489–493

18. Chen B, Li YQ, Xie DH, Zheng ZM et al (2011) Comparison of unipedicular and bipedicular kyphoplasty on the stiffness and biomechanical balance of compression fractured vertebrae Eur Spine J 20:1272–1280

19. Sietsma SM, Hosman AJF (2009) Biomechanical evaluation of the vertebral jack tool and the inflatable bone tamp for reduction of osteoporotic spine fractures. Spine 34: E640–E644

20. Maestretti G, Cremer C, Otten P, Jakob RP (2007) Prospective study of standalone balloon kyphoplasty with calcium phosphate cement augmentation in traumatic fractures. Eur Spine J 16:601–610

21. Fuentes S, Metellus P, Fondop J et al (2007) Percutaneous pedicle screw fixation and kyphoplasty for management of thoracolumbar burst fractures. Neurochirurgie 53:272–276

22. Theodoru DJ, Theodorou SJ, Duncan TD et al (2002) Percutaneous balloon kyphoplasty for the correction of spinal deformity in painful vertebral body compression fractures. J Clin Imaging 26:1–5

23. Deramond H, Salioub G, Aveillana M et al (2006) Respective contributions of vertebroplasty and kyphoplasty to the management of osteoporotic vertebral fractures. Joint Bone Spine 73:610–613

24. Voggenreiter G (2005) Balloon kyphoplasty is effective in deformity correction of osteoporotic vertebral compression fractures. Spine 30:2806–2812

25. Matthew J, Parker SJ, Wolinsky JP et al (2009) Vertebroplasty and kyphoplasty for the treatment of vertebral compression fractures: an evidenced-based review of the literature. Spine J 9:501–508

26. Majd ME, Farley S, Holt RT et al (2005) Preliminary outcomes and efficacy of the first 360 consecutive kyphoplasties for the treatment of painful osteoporotic vertebral compression fractures. Spine J 5: 244–255

27. Grafe IA, Da Fonseca K, Hillmeier J, et al. (2005) Reduction of pain and fracture incidence after kyphoplasty: 1-year outcomes of a prospective controlled trial of patients with primary osteoporosis. Osteoporos Int 16: 2005–2012

28. Eck JC, Nachtigall D, Humphreys SC, Hodges SD: Comparison of vertebroplasty and balloon kyphoplasty for treatment of vertebral compression fractures: a meta-analysis of the literature. Spine J 2008, 8:488–497

29. Walter J, Haciyakupoglu E, Waschke A, Kalff R, Ewald C (2012) Cement leakage as a possible complication of balloon kyphoplasty – is there a difference between osteoporotic compression fractures (AO type A1) and incomplete burst fractures (AO type A3.1)? ACTA Neurochir 154:313–319

30. Wardlaw D, Cummings SR, van Meirhaeghe J et al (2009) Efficacy and safety of balloon kyphoplasty compared with non-surgical care for vertebral compression fracture (FREE): a randomized controlled trial. Lancet 373:1016–1024

31. Prokop A, Koukal C, Dolezych R, Chmielnicki M (2012) Kyphoplasty in the treatment of osteoporotic spine fractures: experience in over 500 patients. Z Gerontol Geriatr [Epub ahead of print: in German]

32. Frankel BM, Monroe T, Wang C (2007) Percutaneous vertebral augmentation: an elevation in adjacent-level fracture risk in kyphoplasty as compared with vertebroplasty Spine J 7: 575–582

第 13 章

腰椎间盘疝出的椎间孔镜治疗技术

Jürgen Reul

13.1 引言

目前，有多种在影像引导下治疗腰椎间盘疾病的微创治疗方法（如自动经皮椎间盘切除器、激光椎间盘消融、椎间盘内电消融术）。上述这些方法均提供了一种进入椎间盘间隙与髓核的理想的入路途径。然而，切除已进入椎管内或椎间孔内的移位型椎间盘游离块是极其困难的。

在骨科手术中，应用腔镜技术治疗关节疾病相对成熟，针对不同关节，多种治疗关节的内镜（关节镜）方法已成为标准技术。这些技术改变了脊柱疾病的治疗方式。已有一些学者尝试应用经韧带内侧入路或经椎间孔侧方入路。

任何一种内镜方法的效果必须与微创外科方法的结果对比。这些方法已发展成熟，成功率高，并发症发生率低。一些厂家已开始研发椎间孔镜技术系统。研制产品的主要区别在于应用的入路途经不同：经椎间孔侧方入路、经椎间孔后外侧入路、经韧带中间入路。所有入路方式不仅能抵达腰椎间盘，还能抵达椎管和椎间孔。图 13-1 描述了抵达腰椎间盘与椎管的不同入路途径，以及能用椎间孔镜治疗的椎间盘疝出类型。

13.2 椎间孔镜技术的适应证、禁忌证和局限性

几乎所有的腰椎间盘疝出均能应用椎间孔镜治疗，其适应证和微创外科治疗相似。椎间孔狭窄也可用椎间孔镜技术治疗。但是椎管狭窄则需通过微创外科减压。

椎间孔镜技术的限制在于椎间盘疝出合并骨性椎管狭窄，特别是 L5-S1 节段游离块向头侧移位的男性患者，过高的髂嵴阻挡了侧方入路及后外侧入路。单纯腋下型疝出也不适用于椎间孔镜治疗。

禁忌证和微创外科治疗相似。包括患有凝血机制障碍或应用华法林类的抗凝治疗有出血危险的患者。相对于开放手术，其优点是可在局部麻醉下实施，也可在镇痛镇静下进行。表13-1 显示了椎间孔镜技术治疗椎间盘疝出的适应证、禁忌证和局限性。

13.3 诊断

总体上，介入治疗的成功主要取决于透视引导下抵达靶区（移位型椎间盘游离块）的入路途径。因此，在操作中的每一步均需要特别注意。由于可视范围有限，若工作套管未放置

Jürgen Reul（✉）：
Beta Klinik International Head and Spine Center, Bonn, Germany
e-mail: reul@betaklinik.de

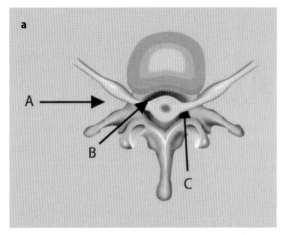

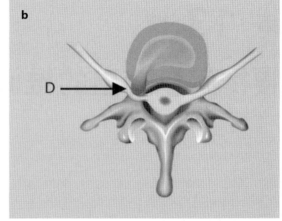

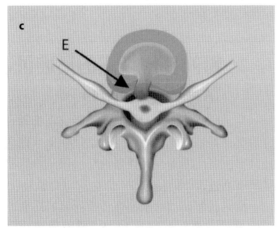

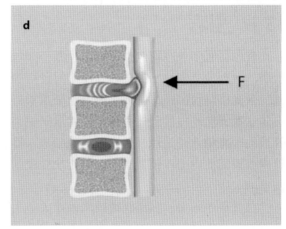

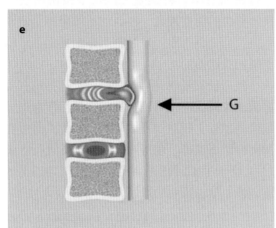

图 13-1   抵达椎间盘和椎管的不同入路途径及椎间孔镜技术能够治疗的椎间盘疝出类型。（a）A 表示侧方直接经椎间孔入路。由于需要越过神经根，有时此入路操作困难。C 表示经韧带后侧入路，其与微创手术入路非常相似。B 表示 Max More 椎间孔镜系统需要的椎间孔后外侧入路。（b～e）不同类型的椎间盘疝出均可以通过椎间孔镜技术治疗：D 表示外侧椎间孔内突出，E 表示中央型突出，F 与 G 分别表示头侧或尾侧移位的游离块。（见彩图）

表 13-1　椎间孔镜技术治疗腰椎间盘疝出的适应证、禁忌证及相关并发症

适应证	禁忌证	技术和解剖的限制	并发症
各种腰椎间盘疝出、硬膜外及椎间孔内移位型椎间盘游离块 骨软骨炎（Modic Ⅰ期） 疼痛性椎间盘疾病	凝血功能障碍 重度椎管狭窄	髂嵴过高和（或）L5–S1 头侧移位的游离块 L5–S1 后内侧游离块 严重的脊柱侧弯	脑脊液漏 神经根损伤 硬膜外出血

于移位型椎间盘游离块附近，则可影响治疗效果。

MRI 是最重要的诊断手段，腰椎的 MRI 检查包括高质量的 T1WI 和 T2WI（至少应有矢状位和轴位 T2WI），有时脂肪抑制或增强 T1WI 有助于诊断。

CT 检查有时是必要的。若椎间盘游离块有大量钙化，则为微创手术而不是椎间孔镜治疗的适应证。

个别情况下可实施脊髓造影（如心脏起搏器患者）。有时椎间盘造影也有帮助作用。椎间盘造影可在椎间孔镜治疗过程中进行。对于"黑盘征"或者"单纯"背部疼痛的患者，压力测试有助于明确疼痛和 MRI 发现之间的关系。对于这些病例，可实施椎间孔镜下髓核切除和（或）刮除术（见本章 13.5.5）。

若 MRI 提示脊柱侧弯或严重骨质退行性变，两个平面的 X 线检查可提供椎间孔宽度

的详细信息。

13.4　术前准备

术前检查包括血常规、肾功能、肝功能、电解质、凝血功能等。在介入治疗之前停用抗凝血和抗血小板凝聚药物（阿司匹林、氯吡格雷等）3 ～ 5 天，之后患者进行麻醉准备（见本章 13.5.1）。所需手术器械见表 13-2，部分器械见图 13–2。

13.5　操作

13.5.1　麻醉

介入治疗对于麻醉师来说是一个挑战，需要患者在整个过程中能够准确应答。当钻头通过椎间孔接近硬膜外隙时，患者必须对其触及

表 13-2　椎间孔镜技术治疗腰椎间盘疝出所需的手术器械

透视设备（单板或双板）：保证无菌状况下，操作可在血管造影床上实施
可透 X 线的椎间孔镜床
一次性无菌手术包
内镜（3.2mm 工作通道、冷光源、电视摄像头）
低压冲洗泵
抽吸泵
配套器械 　腰椎穿刺针（18G，11cm 长） 　扩张器（直径 4mm、6mm） 　钝头钻（直径 4mm、6mm、7mm、8mm、9mm）
工作套管（直径 8mm）
各种镊子

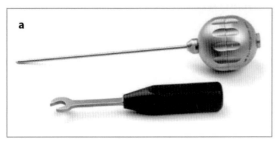

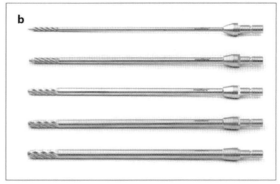

图 13-2 Tom Shidi® 穿刺针（a）与各种不同直径的钻头（b）。注意均为钝头，以免损伤硬膜。

神经根作出反应。在麻醉师的监护下，我们应用注射泵持续注射瑞芬太尼和异丙酚混合物。

13.5.2 患者体位

常用两种体位：侧卧位或俯卧位。俯卧位适合于双侧入路（罕用）。常用的为侧卧位，其对麻醉师和患者均较舒适（图 13-3）。为

避免活动，患者需要加以固定。手术床应是椎间孔镜手术专用：碳纤维手术床适合于 360° X 线透视，并可减少辐射剂量。

13.5.3 抵达椎间盘路径

后外侧入路可通过椎间孔抵达椎间盘和（或）硬膜外隙，而侧方入路较为困难与危险，

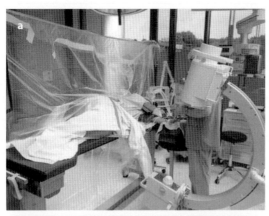

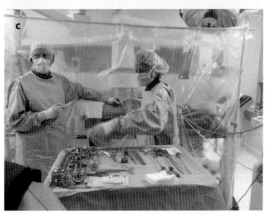

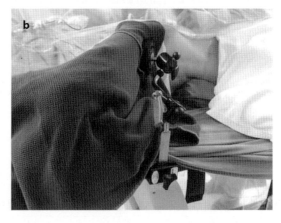

图 13-3 患者体位（a），麻醉入路（b），介入操作者观看监视器（c）。（见彩图）

有时由于解剖因素难以实施。

从中线（棘突）到外侧皮肤入路位置的距离取决于椎间盘疝出的节段。L5–S1 节段是 12 ～ 14cm；L4–L5 节段是 10 ～ 12cm；L3–L4 节段是 7 ～ 9cm；L2–L3 节段是 5 ～ 6cm。头尾端倾斜角度取决于椎间盘移位的方向。若为尾端移位型，则入路向尾端方向倾斜。若移位型椎间盘游离块向头端移位，则应用水平入路。由于解剖因素（尤其对于高位髂嵴），此入路在 L5–S1 节段应用受限。

通过椎间孔时，必须注意发出的神经根位于椎间孔的上部（12 点方位），器械的通道应位于 5 ～ 6 点方位。术前应仔细分析 MRI 表现，除外解剖变异与异常情况（神经根共干）。

13.5.4　操作步骤

1. 局部麻醉与穿刺针置入：皮肤穿刺定位，局部麻醉皮肤与肌肉，应用标准腰椎穿刺针在透视引导下向关节突关节方向穿刺，并在关节突关节旁实施局部麻醉。若需要椎间盘造影，穿刺针则向前进入椎间盘内，推注对比剂。然后，穿刺针后退并邻近关节突关节。

2. 克氏针的引导和预扩张：通过穿刺针将克氏针置于关节突关节旁，使用 $4mm^2$ 及 $6mm^2$ 套管预扩张通道。在扩张的过程中，克氏针始终保持原位。在椎间孔径较大的情况下，不需打磨扩大，经皮至硬膜外腔的通道即可建立。

3. Tom Shidi® 针的置入：克氏针在大部分病例中均邻近关节突关节。置入具有菱形针尖的 Tom Shidi 针。定位准确后，谨慎地将针敲击进入关节突关节的上关突，直至针尖抵达椎弓根内侧壁（前后位 X 线透视）。将钝头 Tom Shidi 针小心引入硬膜外隙（图 13-4）。

4. 应用直径 4 ～ 9mm 的环钻逐步钻孔：使用专门的具有钝头的安全环钻（图 13-5）。钝头的优点在于可以减少脑脊液渗漏与神经根损伤的风险。具有引导功能的克氏针留

置于体内。环钻并不是进入椎间盘，而是进入硬膜外间隙，直接抵达移位型椎间盘游离块。操作中必须密切观察患者状况。应给予患者可保持反应能力的清醒镇静。若外周神经根被触及，患者可感受到腿疼和（或）神经根性疼痛。在此情况下，器械位置必须改变（通常位于椎间孔的上方）。钻孔时发生的背部局部疼痛是骨骼钻孔的正常反应。理想的状况是患者既无疼痛，又可清楚应答。

5. 经 6mm 扩张器置入工作套管：钻孔完成后，置入 6mm 扩张器，并经其将工作套管前端置入椎管内。在侧位透视下，工作套管的开口朝向移位型椎间盘游离块（后侧和头侧或尾侧），位于椎间盘和椎体后缘的后方。在前后位透视下，位于椎弓根内侧线的内侧（图 13-6）。

6. 在视频监测下摘除移位型椎间盘游离块：在持续冲洗下，经工作套管置入椎间孔镜。若工作套管位置正确，视野内可显示移位型椎间盘游离块。应用小钳子夹住并摘除，巨大的碎片可经工作套管以同时回拉椎间孔镜与钳子的方式取出（图 13-7）。

理想的解剖结构显示包括：椎间盘的后缘（纤维环）、后纵韧带；关节突关节囊、受压的神经根；下行神经根和硬膜囊。若为腋下型疝出，手术钳应谨慎地在神经根与硬膜囊之间推进。通常，在向头端和尾端移位的椎间盘游离块压迫神经根前方，路径应在神经根与椎间盘纤维环之间。

大块的椎间盘碎片有时可被一步性摘除。然而，其通常为 4 或 5 个碎片，需要被识别和摘除。为检查纤维环需进入椎间盘时，工作套管的开口应旋转朝向前方的椎间隙。通常可发现纤维环的破裂孔，并由此将钳子送入椎间盘内。一并摘除椎间盘碎块，以减少早期椎间盘疝出复发的风险。

图 13-4 进针点和到达椎间盘及硬膜外间隙的途径。在双向透视下,器械的前端始终位于椎间盘和椎体的后方。此外,可通过腰穿针进行椎间盘造影。对于向头端移位的移位型椎间盘游离块,可选择水平方向或尾头方向倾斜透视。(a,b)显示移向尾端的移位型椎间盘游离块的穿刺途径;(c)显示椎间盘造影;(d,e)显示移向头端的移位型椎间盘游离块的穿刺途径。

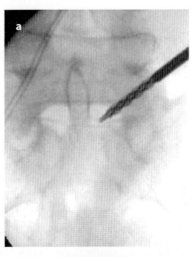
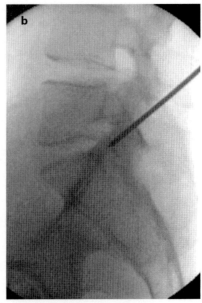
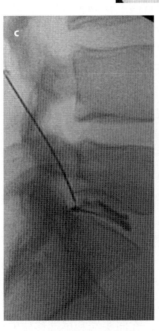
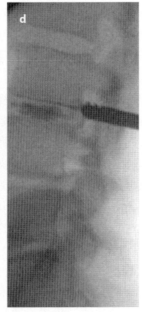
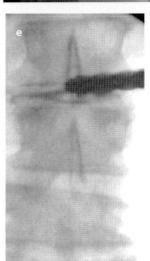

13.5.5 镜下的髓核摘除与磨锉治疗

适应证:镜下髓核摘除与磨锉治疗的适应证是持续性的腰背痛或 MRI 的黑色椎间盘或 Modic 改变(Ⅰ期)表现。此类病例的适应证需要进行椎间盘造影完成压力测试(在病变节段和 ≥ 1 ~ 2 个正常节段)加以证实。在压力增加期间,患者并不知道所测试的节段。若发现正确的节段,椎间盘穿刺类似于椎间盘碎块摘除。然而,椎间盘内的操作使得定位简单易行,可经外侧或直接途径实施靶椎间盘的中心穿刺。

应用钳子摘除髓核的病变部分后,通过小器械的磨锉修复椎体终板。一项超过 80 例患者的研究证实,该操作的成功率约为 70%。

13.6 介入后处理

治疗后患者需观察监测 2 小时,术后 4 小时,允许患者活动。通常术后第 2 天出院。若

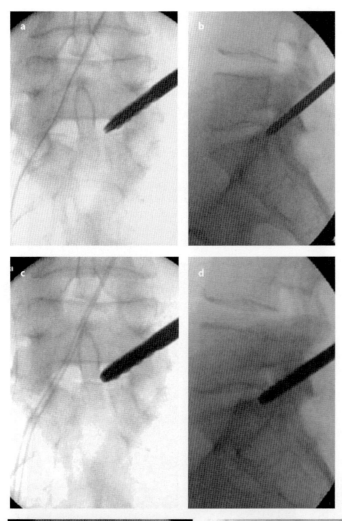

图 13-5　透视引导下不同钻孔步骤，注意环钻均为钝头。

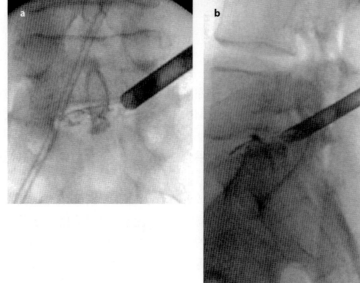

图 13-6　工作套管的透视像。

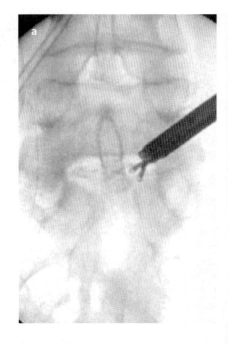
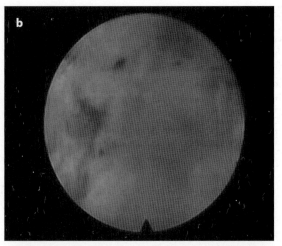
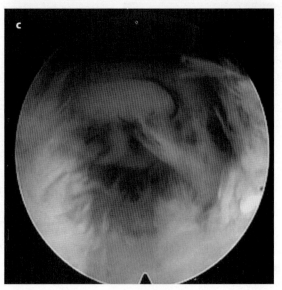

图 13-7　椎间孔镜所见。（a）显示椎管内张开的钳子；（b）显示移位型椎间盘游离块覆盖神经；（c）显示去除部分软骨后的神经。（b，c 见彩图）

实施打磨操作,需用支具稳定和保护脊柱4～6周，并为患者制订个性化康复计划。

13.7　失败的原因，失误和并发症

1. 不佳和不正确的定位：正确的定位是保证介入操作成功的最重要步骤。其始于 Tom Shidi 针的定位。若定位不正确，并已在骨骼上实施了穿刺与钻孔，则很难再调整其方向。

2. 高髂嵴和L5-S1节段的头侧或后内侧移位是微创手术而非椎间孔镜介入操作的适应证。

3. 严重脊柱侧弯也是转为微创手术的适应证。

4. 麻醉处理：患者在不清醒或无法应答的状态下，操作必须停止。全身麻醉无法监测患者神经根的损伤。瑞芬太尼或异丙酚的麻醉镇静，必须等待患者在清醒的状态时，方可继续介入操作。侧卧位的体位更有利于麻醉控制，

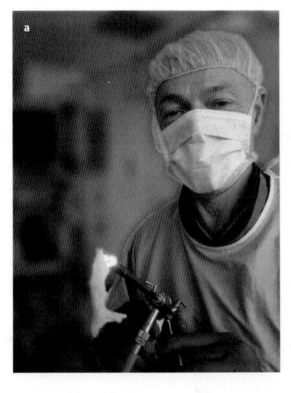

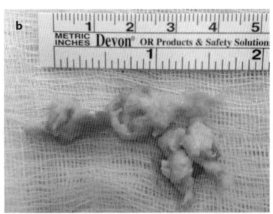

图 13-8　（a）摘除的移位型椎间盘组织；（b）组织块的大小。（见彩图）

俯卧位常使患者难以耐受，需要更多剂量的麻醉剂，因此难以保证患者处于清醒状态。

　　5. 钙化的移位型椎间盘和关节突关节神经节应在介入操作前使用相应诊断工具（如增强CT）进行识别，并转为实施微创手术。

　　6. 神经根损伤与硬膜囊脑脊液渗漏多与不适当的麻醉镇静（患者反应欠佳）及穿刺针的过度推进有关。通常硬膜囊撕裂较小，可以自愈。

　　7. 硬膜外血肿：在 L3–L4 节段至 L5–S1 节段的硬膜外间隙所含静脉结构少于 L2–L3 节段至 Th12/L1 节段。高节段的硬膜外间隙静脉丛较为粗大。因此，较低节段的出血比较罕见。小量出血可被由冲洗泵所产生的瞬间高压止住。高节段的静脉结构可被克氏针和（或）第一个 4mm 环钻损伤。在出血严重的情况下，应改为微创手术。

（张绪平　董冰　译　孙钢　校）

推荐读物

Hoogland T (2003) Transforaminal endoscopic discectomy with foraminoplasty for lumbar disc herniation. Surg Techn Orthoped Traumatol C40:55–120

Iprenburg M (2006) Percutaneous transforaminal endoscopic discectomy. Twentieth meeting of the International Intradiscal Therapy Society, Phoenix

John M (2007) Die perkutane transforaminale endoskopische Diskus-Abrasion zur Behandlung der schmerzhaften Osteochondrose. Dissertationsschrift der Medizinischen Fakultät der RWTH Aachen

John M, Hoogland T, Reul J (2006) Transforaminal disc abrasion: a new minimal surgical method for the regeneration of painful degenerative lumbar discs. Twentieth meeting of the International Intradiscal Therapy Society, Phoenix

Lühmann D, Burkhardt-Hammer T, Borowski C, Raspe H (2005) Minimally invasive surgical procedures for the treatment of lumbar disk herniation. HTA Report/Executive Summary, Deutsche Institut für Medizinische Dokumentation und Information, Köln

Rütten S (2006) Interlaminar and lateral transforaminal full endoscopic operation of recurrent lumbar disc herniations in patients with conventional previous operations. Twentieth meeting of the International Intradiscal

Therapy Society, Phoenix

Schubert M (2005) Endoscopic transforaminal nucleotomy in combination with low-dose chemonucleolysis: results of a prospective study with 2-year follow-up. Eighteenth Meeting of the International Intradiscal Society, San Diego

Schubert M, Hoogland T (2005) Die transforaminale endoskopische Nukleotomie mit Foraminoplastik bei lumbalen Bandscheibenvorfällen. Operative Orthopädie und Traumatologie 17:641–661

Tsou PM, Alan Yeung C, Yeung AT (2004) Posterolateral transforaminal selective endoscopic discectomy and thermal annuloplasty for chronic lumbar discogenic pain: a minimal access visualized intradiscal surgical procedure. Spine J 4:564–573

Yeung AT, Yeung CA (2003) Advances in endoscopic disc and spine surgery: foraminal approach. Surg Technol Int 11:255–263

Yeung AT, Tsou PM (2002) Posterolateral endoscopic excision for lumbar disc herniation: surgical technique, outcome and complications in 307 consecutive cases. Spine 27:722–731

第 14 章

经皮后路腰椎稳定术治疗下腰痛

Giuseppe Bonaldi, Alessandro Cianfoni

14.1 引言

下腰痛（low back pain, LBP）是导致慢性功能障碍和心理障碍的主要原因之一。在欧洲，下腰痛的患病率在 60% ～ 90%[1-3]。下腰痛是脊柱节段性退行性不稳的信号，美国骨科医师学会将其定义为"以运动节段的运动超出正常限制为特点，对所承受负荷的一种非正常反应"[4-6]。退变关节的活动（即超出关节本身的正常限制）产生疼痛；消除异常活动似乎可消除疼痛。因此，应用或不应用内置物的外科脊柱融合术（将两个或更多椎骨融合为一个单元）已成为治疗下腰痛的主要手段。然而，尽管影像学显示的融合率有很大提高，但传统融合方法仍有几个潜在的并发症（如感染、脑脊液漏、治疗区疼痛、内置物断裂等）和生物力学的缺点（如活动度和弯曲度丧失、矢状平衡改变，邻近节段病变等）。事实上，融合术可增加邻近节段的生物力学应力，导致邻近关节突关节和椎间盘的过度负荷和早期退行性变[7-11]。Ghiselli 及其同事[12]估计，在腰椎融合术后 10 年，症状性邻近节段疾病发生率为 36%。融合率的提高并不意味着治疗效果的改

善[13, 14]，并且融合手术是不可逆的。这些问题导致新的活动保留技术的发展，以改良治疗脊柱不稳的手术方法，常被称为"动态稳定"。

动态稳定的定义为"只对腰椎固定而不融合，利于脊柱运动节段活动和改变负荷传递方式的稳定系统"[15]。动态稳定（或"软稳定"）目的在于限制产生疼痛的活动方位（疼痛性活动），并允许更多的其他方位活动。在异常运动（不稳定）与完全不活动（融合）的脊柱单元（spinal unit, SU）之间，动态稳定技术引进了一种渐进的中间治疗手段。在过去的 10 ～ 15 年期间，动态稳定技术获得了迅速发展。同期，脊柱微创技术也被逐渐发展和应用。生物力学专家和脊柱外科医生的注意力主要集中在脊柱的后部结构、关节突及棘突，其主要是由于两个原因：①这些结构可以由微创治疗途径所达到。②不同器械对于这些结构的作用是可以改善脊柱单元的功能。这种活动度的保留与微创外科的结合似乎开创了外科治疗症状性退行性脊柱不稳定的新纪元。

14.2 生物力学基础

具有基本功能的脊柱单元是最小的脊柱生理性运动单元，因而被称为"运动节段"。其由两个邻近的脊椎、椎间盘和所有的连接韧带组成。运动节段的个体组成了脊柱运动的整

G. Bonaldi（✉）:
Interventional and Diagnostic Neuroradiology, Ospedali Riuniti, Bergamo, Italy
e-mail: bbonaldi@yahoo.com

体。脊柱单元的组成和运动极其复杂，因此，疼痛可能来源于不同的病理改变。不幸的是，对于脊柱单元的生物力学既无法完全理解，又不能简易诠释。我们试图总结不同器械的设计所根据的主要概念，其涉及将脊柱单元的三维（3D）解剖与生理简化为二维（2D）模型（图14-1），并仅在矢状面运动（基本消除对动态稳定系统影响不显著的扭矩和侧弯运动）。

在弯伸运动状态，肌肉对脊柱单元施加了一个弯矩。弯矩（M）对应两个自0开始不同距离的反方向的矢向力。弯矩（M）的计算是用力（F）乘以距离（d）：M=Fd（图14-2）。在腰椎弯曲状态下，肌肉对脊柱单元施加了一个弯矩（图14-3）。而总体运动（从中立位到弯曲位变化）是每个脊柱单元运动变化的总和［即降低了前方椎间盘高度（$\Delta z2$），增宽了（定义为棘突之间的夹角：Δa）后部结构，其被拉伸和分开］。棘上韧带可有效地限制过度弯曲。相反，在伸展状态，椎间盘前部高度增加，棘突间间隙压缩，角度成为负数（图14-4）。

14.2.1 中性区

中性区（neutral zone, NZ）（图14-5）是指脊柱单元处在以一个小的弯矩即可产生大范围活动（即两个脊椎之间的夹角发生较大变化）的位置。正常的脊柱单元，中性区的中心对应伸展和弯曲的中点。即使一个小的力矩即可导

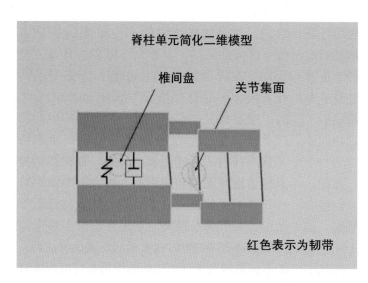

图14-1 一个腰椎脊柱单元简化二维模型。模型中去除不受（或仅部分）动态稳定系统影响的扭矩和侧弯活动。（见彩图）

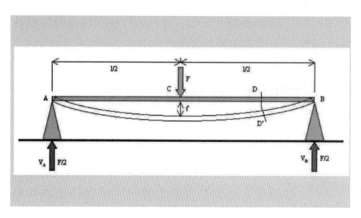

图14-2 若一个力矩施加在元件上使元件弯曲，则弯曲力矩表现在一个结构元件上。弯矩和扭矩等于力乘以距离：M = Fd。（见彩图）

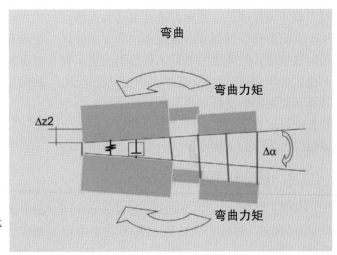

图 14-3 肌肉使脊柱单元弯曲的弯曲力矩，导致椎间盘高度的不对称降低，骨骼后部元件张开。（见彩图）

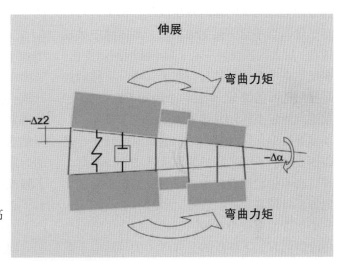

图 14-4 在伸展位，弯曲力矩导致椎间盘高度不对称增加，但骨骼后部元件更加接近，两个棘突间夹角呈负角。（见彩图）

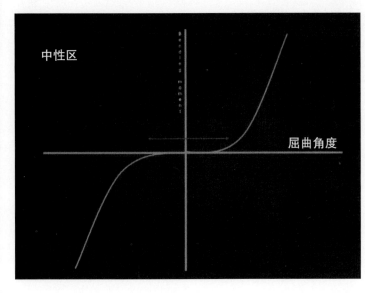

图 14-5 一个脊柱单元的弯曲力矩与屈曲角度。在中性区，很小的弯曲力矩即可导致屈曲角度发生较大的变化。

致弯曲（或伸展）。然而，随着运动的逐渐增加，新的弯曲或伸展变得越来越困难。中性区是对脊柱单元松弛度的测量，数值增大表示有不稳定发生。病理性中性区扩大产生过度运动，从而需要更多的能量以恢复到中性状态。动态装置的目的在于减少中性区或使其重新定位于适当的（无痛的）位置。

14.2.2　瞬时旋转中心

瞬时旋转中心（instantaneous center of rotation, ICR）对应于负荷施加而不发生弯曲的点。其之所以定义为"瞬时"，是由于其可在不同类型运动的瞬时发生改变。例如，自行车车轮，当车轮不接触地面时，其围绕中央轴转动，后者代表旋转中心，其不随时间而变化。相反，在一个移动的自行车上，唯一不移动的是接触地面的部分，而且每个瞬间都在改变（想象围绕固定点转动并接触地面的整个车轮）。预测脊柱单元这种复杂结构的瞬时旋转中心是很困难的。不同运动的瞬时旋转中心也不同，并且在不稳定的脊柱中，瞬时旋转中心的变化更加不可预测。通常，在不活动的站立状态下，一个健康的脊柱单元瞬时旋转中心位于椎间盘中心的后方，下终板的上方[16]（大约对应于重力的中心）。瞬时旋转中心随着屈伸而变化，变异相当大。没有简单的规则可预测稳定装置对于瞬时转动中心的影响。但值得注意的是：瞬时旋转中心向刚度增加的位置移动。

14.2.3　植入棘突间撑开器所产生的变化

生物力学在弯曲时是无变化的（保留棘突手术）。在伸展状态下，生物力学直到棘突间撑开器受到挤压时才会发生变化。应用坚硬的棘突间撑开器，并且骨质结构正常的情况下（图14-6显示后弓的脆弱点，可能导致失败的位置），若棘突间撑开器受到挤压（图14-6），纤维环前部被拉伸，椎间盘前部的高度增加（$-\Delta z3$）。为允许和补偿上述情况，关节面向正常方向的反向移动，关节由关闭转为开放。也就是说运动不再通过改变棘突间隙（在伸展状态下，棘突角度减小）（图14-4），而是通过不同阶段的弹性结构实现。一个直接的后果是，在伸展过程中，棘突间的减压减轻了腰椎椎间关节与纤维环后部的负荷，从而缓解了起源于腰椎椎间关节与纤维环后部压力所产生的背部疼痛[17]。

同理，如果疼痛源于椎间盘，能否减轻整

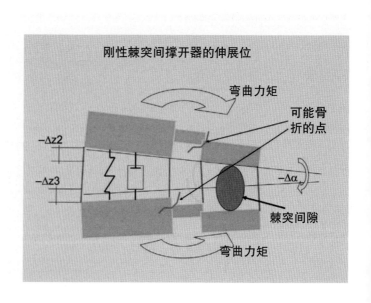

图14-6　一个刚性棘突间撑开器的伸展位。使得椎间盘高度增加，关节向正常的反方向移动（开放代替关闭）。骨骼薄弱部位由红线标出（箭头）。（见彩图）

个椎间盘的负荷以缓解疼痛呢？椎间盘主要由三个部分组成：纤维环、髓核和软骨终板，其以"减震器"的方式传递脊柱负荷。正常椎间盘的纤维环承受源于径向扩张的髓核传递的静水压。生物力学的压力负荷作用下，纤维环在水平方向向外膨出，因而其承受的是张力而不是压缩力（图 14-7）。椎间盘非常坚韧，椎间盘高度微小程度的变化即可分解轴向压力（图 14-8 中 $\Delta z1$）。只有负荷传递到一个设备/仪器上时，椎间盘才能减负，但植入物由于刚度不足，难以承担这个任务。因此，若无骨融合，长期来看，单纯的仪器融合注定是失败的。融合术的一般规则是：坚固、有效、持久地消除一个或多个脊柱单元的运动，其不能

期望于单纯依靠内固定物（钉棒），因为内固定物的作用是暂时的。固定物的作用是促进骨融合的发生。内固定物（甚至是金属物）和骨质接触界面在中、长期可出现松动。

然而，通过髓核的前后移位椎间盘可顺应屈伸运动。因此，若后部稳定设备无法对椎间盘减负提供一个基本支持，则会对椎间盘特定区域的负荷有严重影响。图 14-9 描述了提供抗弯曲附加力矩的张力带效应（应用棘突间固定物捆绑上下棘突）。

在正常/无固定物的条件下，弯曲状态的瞬时旋转中心前移。然而，张力带效应可保持瞬时旋转中心位于后部，限制其转位。该结果导致减少了纤维环前部的压力和纤维环后部及

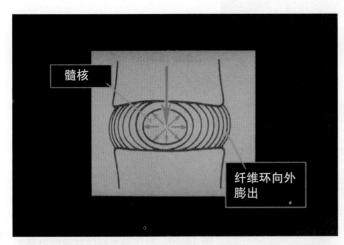

图 14-7　正常椎间盘。压力负荷通过含水的髓核向周围放射状发散，这就导致髓核的纤维环在水平面上向外膨出。

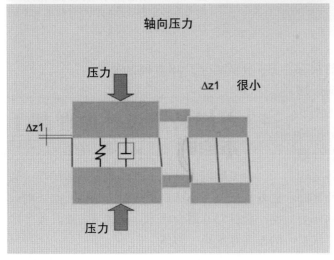

图 14-8　脊柱单元的轴向压力。椎间盘高度仅有小幅减少。（见彩图）

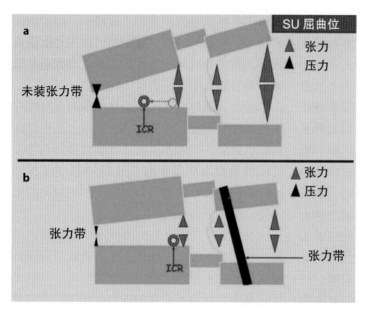

图14-9 张力带给予的额外抗弯曲力矩，从而减少纤维环前部的压力和纤维环后部及关节面的张力。（见彩图）

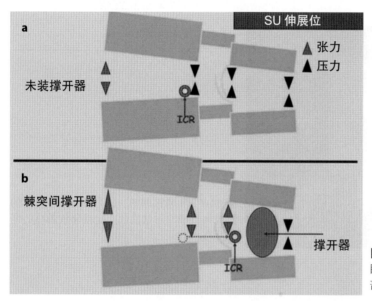

图 14-10 刚性棘突间撑开器向后移动瞬时旋转中心，从而调整脊柱单元不同部分的负荷。（见彩图）

关节面的张力。相反（图 14-10），伸展状态的刚性棘突间撑开器可使瞬时旋转中心向后移动，位于关节突后方（即由固定物产生的刚度增加方向），从而改变脊柱单元不同部分的负荷：关节面及纤维环后部的负载由减少替代增加（压力替代张力）。通过研究尸体的棘突间植入物对椎间盘压力的影响，Swanson 及其同事发现，伸展状态的纤维环后部和髓核的压力分别减少了 63% 和 41%；在站姿中立位状态下，分别减少了 38% 和 20%[18]。

14.3 不同装置设计原理和手术原则

由于解剖的特点，动态稳定装置的唯一微创外科入路（临床广泛应用）是后入路。前入路一般针对非融合手术，比如说需要开放手术的椎间盘置换（假体）。

14.3.1 髓核置换装置

髓核置换装置仅针对单纯的髓核置换，其优势在于保留软骨和纤维环。此类设备还处于发展和评估中。髓核置换装置可追溯到 20 世纪 80 年代，Charles D. Ray 提出双枕型水凝胶性装置的概念。Raymedica 公司生产的椎间盘髓核假体（prosthetic disk nucleus, PDN）于 1996 年始应用于人体，其后被单枕型的设计取代：PDN-SOLO 和 HydraFlex 假体，此类植入物均需开放手术。目前，已有几种装置处于理念和发展期，不同材质的应用也被提出，其中，最有前途的是可注射性聚合物。最近，一种可注射性、创伤小的髓核增强系统已进入临床：GelStix™（Replication Medical 公司），其是植入退变性椎间盘治疗早期退变性椎间盘（degenerative disk disease, DDD）的一种假体装置。GelStix 是由不溶于水的亲水性聚合物（水凝胶）组成，其植入后具有吸收水分并随之增大、增宽的特性。水凝胶因其低毒性和高生物相容性已被广泛应用于医疗产品。水凝胶在体积小、脱水状态下，可通过微创途径应用脊柱穿刺针方式植入。青年期的椎间盘髓核含水量达 90%，年龄增长所产生的生物化学变化影响了髓核的水结合能力，导致髓核脱水，体积缩小，细胞活性改变，最终功能丧失。随着髓核的脱水和退行性变，由于椎间盘内不同成分的应力分布改变，力学特性发生变化，导致其不再具有减震器效能。变厚与纤维化的髓核特性类似于纤维环。最终，髓核不再在负荷下膨胀，因此髓核不再径向扩大以吸收传递的负荷，使得纤维环所承受的是压力而不是张力。这种效能的丧失最终导致纤维环撕裂，脊柱单元负荷过度，稳定性下降，疼痛产生。GelStix 的目的在于恢复椎间隙的正常力学功能。

NuCore®（Spine Wave 公司）是基于聚合物/合成技术的另一种相似的注射型髓核假体。NuCore 是类似于正常髓核的重组蛋白共聚物的水凝胶。水凝胶黏附于纤维环和髓核上，从而防止脱出。NuCore 在开放性微创椎间盘切除术摘除疝出的椎间盘之后注入椎间盘，以恢复脊柱的正常生物力学。瑞士、德国、澳大利亚和美国均进行了 NuCore 的患者临床试验。

14.3.2 后路稳定系统

后路稳定系统主要包括两大类：棘突间撑开器（有或无张力带）和以椎弓根螺钉为基础的装置。张力带跨越并连接上下棘突，以达到固定装置与（某些装置）限制屈曲及旋转的双重目的。刚性不变形的棘突间撑开器具有持续分散棘突压力的效能。此外，低刚度、可变形的撑开器具有更多减震功能，由此使得脊柱单元活动范围更加接近生理运动，并且增加了骨骼顺应性。

棘突间减压系统 X-STOP（图 14-11）（Medtronic 公司）是由 Zucherman 等人于 20

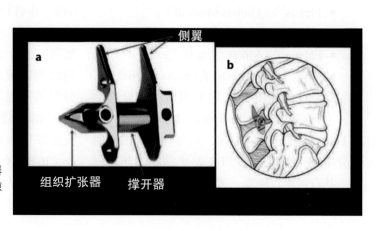

图 14-11 X-STOP 侧翼、中心撑开器和组织扩张器（a）。此装置植入于棘间韧带，侧翼限制侧位移动（b）。

世纪 90 年代末期提出[19]，用于治疗椎管狭窄所致间歇性神经源性跛行症状（intermittent neurogenic claudication, INC）[20-22]。X-STOP 是由植入于有症状的两个节段棘突间隙的椭圆形撑开器组成，连接的侧翼用于防止植入物的前方和侧方移位，而椎板与棘上韧带（后者未破坏）则可分别阻止其向前方和后方移位。第一代产品的中轴心部位是由刚性的钛金属制成。现在亦有在金属外包有一层聚醚醚酮（polyetheretherketone, PEEK）材料的半刚度产品，其可通过小切口的后路植入，以阻止狭窄节段的后伸，允许保留屈曲、轴向旋转和侧弯[23]。此介入操作可在局部麻醉和轻度镇静下实施，不去除骨骼与软组织，保留棘上韧带。保留棘上韧带原位的完整性具有阻止装置后移与不改变脊柱单元屈曲活动的双重效能。经典操作的住院时间为 24 小时。

生物力学研究表明植入物可明显降低椎间盘内压力和小关节负荷，并预防椎管和神经孔狭窄[17, 18, 24]。其可作为保守治疗和减压手术的一种替代方法治疗患有间歇性神经源性跛行的患者，并已被随机对照研究证实是安全和有效的[19, 25, 26]。

尚未被美国批准，但欧洲市场可用的类似产品如下：

- Superion™（VertiFlex）；
- Aperius™（Medtronic）；
- In-Space™（Synthes）；
- Flexus™（Globus Medical）；
- BacJac™（Pioneer Surgical Technology）；
- Falena™（Mikai, 意大利）；
- Prow™（Non-Linear Technology Spine）。

Superion 和 Aperius 均由刚性的钛金属制作，可经皮植入。In-Space、Flexus、BacJac 和 Falena 类似于 X-STOP，其与骨组织的接触部分由 PEEK 制成，PEEK 是半结晶的热塑材料，具有强度、刚度、弹性和生物相容性，是理想的骨科用材料。其可将压力更均匀地分布

到周围骨结构，限制过度负荷所致的急性骨折或慢性骨丢失和吸收，并可通过经皮或小切口植入（与 X-STOP 类似）。

Prow 由超高分子量聚乙烯（UHMWPE）制成，其已广泛应用于全关节置换 40 余年。类似于 PEEK，其弹性模量与骨相似，可支撑邻近骨结构，减少沉降的概率。

Coflex™（Paradigm Spine 公司）是一种基于不同理念的 U 型钛装置。其经手术植入棘突之间，需去除全部棘突间及棘上韧带。其具有更大的刚度（动态功能较小）和由形状所决定的更大骨接触面积。比较其他棘突间与椎板间减压装置，其优势在于可降低延迟骨沉降的概率（参见以下"并发症"章节）。

Wallis™（Abbot Spine 公司）[27-29] 和 DIAM™（Medtronic 公司）[30, 31] 是双动装置。棘突间撑开器由缠绕邻近上下棘突的两条张力带辅助稳定，张力带可加强棘上韧带，限制脊柱单元的屈曲活动（因而为双动装置；由于 Wallis 手术植入不损伤棘上韧带，故其功效大于 DIAM）。

Wallis 撑开器由 PEEK 构成。DIAM 由硅树脂制成的内核和外周的涤纶网及索带组成。硅树脂具有良好的弹性和可压缩性。其可通过压缩产生的预负荷模式植入，对抗棘上韧带与椎间盘后部的压力，从而使韧带复位（特别是纤维环后部）。

类似于 DIAM, IntraSpine（Cousin Biotech）由硅树脂及表面覆盖的涤纶网构成。其硅树脂内核形状的设计理念不同于其他棘突间装置。适合于棘突间隙的中央核有一个与椎板间隙相匹配的向前突部分。"鼻样"突出部分覆盖一层硅树脂，以避免黄韧带区的纤维化，使得装置功效点可更向前（腹侧）延伸，直接作用于椎板间隙，从而对于瞬时旋转中心（ICR）有更大的效能（类似于下面介绍的 PercuDyn 系统）。

以螺钉为基础的后路稳定装置有不同种

类的设计，其中大多数如 Dynesys™（Zimmer Spine 公司）或 Stabilimax NZ™（Applied Spine Technologies 公司）为非微创性，类似于融合装置，需要开放手术入路。

Dynesys 的构建类似于后路钉棒系统。然而，撑开器是由柔性塑料管（聚氨酯）包绕细尼龙线（聚乙烯）构成。植入后，该系统通过产生动态"推－拉"关系提供非融合性受累关节的稳定。Dynesys 于 1994 年在欧洲开始使用，效果不一[32, 33]。美国食品药品监督管理局（FDA）仅许可其作为脊柱融合的辅助手段用于神经损害症状的腰椎、胸椎和骶椎退变性滑脱，以及脊柱融合失败（假关节）的患者。作为一个独立的脊柱非融合装置，Dynesys 的临床试验还在进行。

Stabilimax NZ 的特征是双中心弹簧结合一个球窝状关节，以加强脊柱稳定性，增加神经区域周围脊柱被动活动的阻力，控制屈伸活动范围。Stabilimax NZ 以融合装置相同方式经椎弓根植入。然而，不进行以促进骨骼生长达到融合目的的植骨。

PercuDyn™（Interventional Spine 公司）（图14-12）是一种以螺钉为基础的后路稳定装置。两个螺钉在透视下经皮通过椎弓根植入椎体。聚碳酸酯－聚氨酯－弹性钉螺钉头部支撑上位脊椎的下关节面，从而限制其伸展的范围。

该装置适用于棘突缺如（L5–S1 或椎板切除术后），也可用于治疗椎间盘源性疼痛。相对于真正的棘突间装置，其植入位置更靠前，从而将瞬时旋转中心移除椎间盘外的作用更大，迫使节段由屈曲位转变为中立位，尽可能分散纤维环后部的压力。因此，从生物力学基础理论上，相对于作用位置偏后的其他装置，其可更有效地降低椎间盘内的压力、减少对纤维环的压迫及保留椎间盘后部的高度[34]。

目前，一些旨在评估上述装置（Flexus、Prow、In-Space、Superion、Wallis、DIAM、Aperius、Coflex、Stabilimax NZ）安全性和有效性的实验正在进行。除上述技术之外，还有许多动态稳定装置处于不同研发阶段。此外，一些公司正在研发后路动态稳定装置和全椎间盘置换相结合的技术，以替代脊柱融合术。

14.4　患者选择

刚性和半刚性棘突间装置如 X-STOP、Aperius 和 In-Space，最初研发是用于治疗由节段性椎管狭窄引起的间歇性神经源性跛行症状[20-22]。间歇性神经源性跛行症状为站立和行走时的臀部、大腿和下肢放射性的疼痛和不适。症状在腰部后伸时加重，屈曲时缓解。站立位使得神经孔和椎管狭窄，刺激神经根；而屈曲

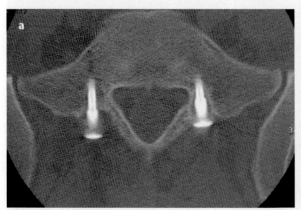
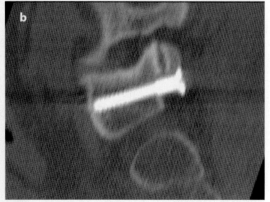

图 14-12　CT 图像显示以螺钉为基础的 PercuDyn 系统：钛制螺钉固定于 S1 椎弓根（a），聚碳酸酯－聚氨酯－弹性钉螺钉头部支撑和缓冲上位脊椎的下关节复合体（b），从而限制伸展和降低椎间盘负荷。

位（如坐位或骑车时）可增加椎管的横截面积，从而缓解刺激。

在伸展位，植入物可显著增加椎管面积、关节面直径、椎管直径和神经孔面积/宽度[18, 35, 36]。棘突间植入物的最终效果是预防伸展状态下的椎管和神经孔狭窄，从而减轻或消除神经根的压迫。图14-13阐明了棘突间装置（Aperius）植入后的椎体前移减小和椎管扩大。

一项比较X-STOP和非手术治疗患者的随机前瞻性多中心临床试验已验证了棘突间植入物的适应证[19, 25, 26]。

有关治疗轴性疼痛的适应证尚不明确，依赖于外科医生的个人观点和经验。尚缺乏可靠数据，但正在进行的临床试验有希望为正确选择提供必要的依据。多数研究集中于治疗一个或两个节段的腰椎中度退行性椎管狭窄或腰椎椎间盘轻度至中度的退行性变。

最常见的治疗适应证是早期椎间盘退行性变（"黑色椎间盘"的描述并不正确，非影像学定义，但广泛应用于外科领域）、包容性椎间盘疝出、轻度节段性不稳定（无论手术与否）和关节突综合征（肥大、骨赘、囊肿及紊乱）。Sénégas推荐Wallis系统治疗的适应证包括术后椎间盘物质大量缺如、邻近融合节段

的椎间盘退行性变、慢性下背部疼痛所致的孤立Modic Ⅰ型病变。另一个适应证是为邻近融合节段的脊柱单元提供缓冲机制。

生物力学原理应直接指导手术策略（见14.2章节），刚性或半刚性棘突间构件限制伸展，将瞬时旋转中心和负荷移出关节面终板和纤维环后部。张力带限制屈曲和旋转，增加稳定性，恢复各部分的序列。

瞬时旋转中心位置的变化改变了组织局部区域的变形，移动了负荷的分布。在图14-14描述的病例中，疼痛源可能是前部的炎症性骨软骨病，手术方案应侧重限制屈曲（应用后路张力带减轻椎间盘前部负荷），棘突间撑开器可部分限制前部椎间盘的负荷，然而，迫使在伸展状态的关节面由开放位代替闭合位（如上所述）。基于此原因，几乎所有具备张力带的装置均为双动装置，两条索带和一个棘突间撑开器。此系统常常可增加脊椎节段的稳定性，同时限制过伸过屈（即减小了由于病理状况增宽的中性区），尽可能地恢复生理性活动范围。此系统增加了压迫和伸展的抗力，而不（或仅部分）影响旋转和侧弯。

髓核增强材料和（或）装置如GelStix可部分缓解早期椎间盘退行性变引起的疼痛（Pfirrmann 2～4级，终板无Modic变化征象，

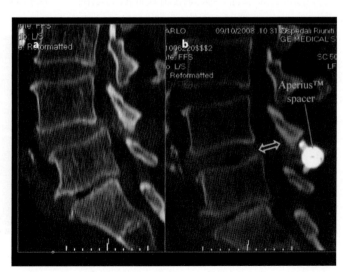

图14-13　经皮植入的刚性Aperius™棘突间撑开器减轻了退行性脊椎滑脱、增宽了椎管矢状径（a为术前CT，b为术后CT）。

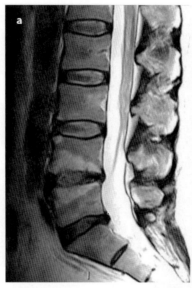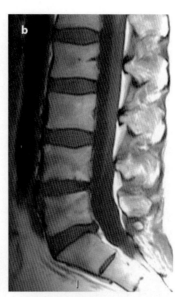

图 14-14　L4–L5 椎间隙前部的骨软骨炎的 MRI 图像。（a）T2WI 显示终板和其邻近骨髓明显高信号。（b）T1WI 显示低信号占优，符合 Modic 1 型改变（炎症）合并小部分 Modic 2 型改变成分。

椎间盘无肉芽组织征象）。14.2 章节显示随着髓核脱水和退变，由于其在负荷下不能膨胀，不再具有减震功效，从而纤维环不再径向扩大以吸收传递的负荷。纤维环在生理负荷下受压可导致撕裂、裂开和疼痛性肉芽组织增生（图 14-15）。GelStix 的目的是通过恢复椎间隙的压力、水化和正常机械作用，以逆转退行性变过程。因此，其适应证应限制于椎间盘退行性变的早期。

随着椎间盘退行性变的进展，自椎间盘外向内有伴随着疼痛纤维生长的血管增生，这种增生形成了通常位于纤维环后部的疼痛性肉芽组织结节（有时在 MRI 上表现为高信号结节区）[39]。在一些患者中，如图 14-16，疼痛源可能来自于纤维环后部的高信号区（hyperintensity zone，HIZ）。在这种情况下，可应用作用于瞬时旋转中心的刚性棘突间装置，其目的是将负荷从纤维环后部移出。理论上，此装置的作用能够调整纤维环上的错误负荷，利于髓核的重建和再水化。

保留运动的优点最值得提及的是保持所有健康关节的正常载荷和运动的积极作用，从而为关节构件提供理想的营养。椎间盘真正需要的不是丰富的血管，而是从周围组织（特别是从终板软骨渗透）渗透扩散的营养和氧。运动在泵入椎间盘营养过程中发挥重要作用。在治疗椎间盘源性疼痛时，椎间盘退行性变须限制在 Pfirrmann 1 ～ 4 级，弥漫性 Modic 变化应除外（尽管有限的小灶性终板 Modic 变化可为治疗的适应证）。

刚性或半刚性棘突间撑开器有助于将椎间关节变形所致的退变性脊椎滑脱（图 14-12）降低到最小程度（1 ～ 4 级中的 1 级），但对峡部裂的真性滑脱无效。

可能与 Baastrup 综合征（棘突进行性"吻"，棘突疼痛性退行性改变）相关，椎间盘病变所致的退变性滑脱并纤维环后部高度降低是棘突间撑开器的治疗适应证。

14.5　禁忌证与并发症

实施棘突间植入物有几个禁忌证（表 14-1）[40]。由于对骨表面的压力产生骨折的风险性较高，骨质疏松为禁忌证。

Barbagallo 等 [41] 分析了一组 69 例患者的并发症情况。平均随访 23 个月，8 例出现并

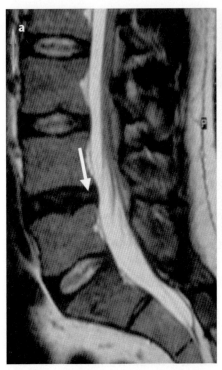
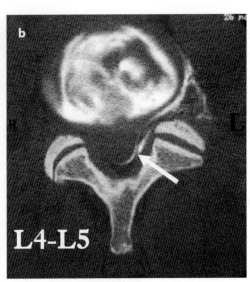

图 14-15 MRI 显示早期椎间盘退变（Pfirrmann 3 级），伴有髓核脱水和轻度椎间盘高度丢失。由于髓核已经破碎成块并由撕裂内侧纤维环移出（箭头）（a），髓核与纤维环的界限不清。此状况为 CT 椎间盘造影（b）证实：对比剂未留存并限制于中央髓核（正常解剖应如此），呈向外周弥散髓核影像。硬膜外的渗漏证实了也有微小外部纤维撕裂（箭头）。

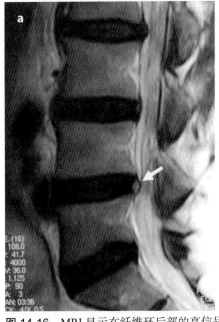
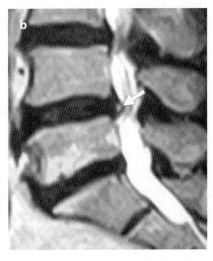

图 14-16 MRI 显示在纤维环后部的高信号区，提示撕裂和肉芽组织（箭头）。在图 b 中，注意退变髓核承受的非径向性压力负荷使得纤维环有神经支配的外部纤维呈非对称性向外膨出。

表 14-1　棘突间植入物的禁忌证

1.　对钛或钛合金过敏（或对任何植入成分过敏）。
2.　脊柱解剖或病变阻碍装置植入或导致装置发生不稳定的状况［如骨折、显著脊柱侧凸（Cobb 角 > 25°）］、退行性脊柱滑脱 > 1°（1～4 级评分）或峡部裂所致的真性滑脱，因为装置可加宽并加重峡部裂，不能调整真性滑脱的程度。
3.　病变节段的强直性脊柱炎。
4.　马尾神经综合征（定义为神经压迫导致的肠道或膀胱功能障碍）。
5.　活动性全身炎症或植入部位的局部炎症。
6.　诊断为严重骨质疏松［定义为脊柱或髋部的骨密度（通过双能 X 线骨吸收仪或类似研究）在正常成人平均值以下，> 2.5 个标准差］。

发症（11.5%）：4 例内植物移位、4 例棘突骨折。一项前瞻性研究发现，在 38 例棘突间单个装置植入后（50 个植入物），棘突骨折的发生率较高[42]。11 例（28.9% 患者，22% 节段）发生术后 X 线平片阴性，而 CT 阳性的非移位性棘突骨折。通过直接询问患者及病历审查发现 5 例骨折伴有轻度至中度腰背痛，6 例患者无症状。11 例患者中有 3 例因持续疼痛行植入物取出和椎板切除术，另外 3 例患者 1 年后自愈。

在近期的研究中，我们评估了在 Aperius 植入前使用骨水泥强化脊椎后弓（棘突成形术）预防围术期和术后棘突骨折的有效性和安全性[43]。在有脆性骨折高危因素的患者中，棘突成形术对于预防棘突间撑开器植入后的后弓延迟骨折可能有效。

14.6　结论

动态稳定系统（非融合或运动保留技术）的目的在于通过改变负荷的分布，提供稳定性，同时保持脊柱单元的运动和功能，利于恢复脊柱序列、防止过伸过屈，并卸载脊柱单元（尤其是椎间盘或关节面）中疼痛区域的负荷。

动态卸载脊柱单元的全部负荷是不可能的（其相当于刚性融合）。通常，疼痛的发生与增加活动量无关，而与异常负荷分布通过脊柱单元的敏感区域相关。瞬时旋转中心位置的变化改变了组织局部区域的变形，将负荷分布移出疼痛区域。

选择经可靠设计和不同尺寸的动态稳定系统可降低关节面和前后纤维环的应力峰值。因此，动态稳定系统通过改变经过退行性结构的异常负荷传递来缓解疼痛。

外科手术的适应证仍不明确，主要依赖于外科医生的个人意见。主要问题在于诊断技术难以准确判断疼痛源以及对疼痛机制的理解有限。同样的问题也存在于被认为是治疗脊柱不稳定"金标准"的融合手术。本章节探讨的动态稳定技术仅用于治疗轻度不稳定，是脊柱外科医生医疗设备中的第一个微创工具。动态微创植入的应用可取代或延迟创伤性较大的手术实施，只要植入物的操作过程可使医源性损伤最小化，利用其作为"中间"解决方案是合理的。从推理和前瞻性的观点来看，使用微创性动态稳定装置早期调整脊柱的轻度不稳定，不仅可阻止或延缓，甚至可逆转脊柱单元构件的退变。

作为治疗脊柱疾病的临床医生，对于脊柱不稳定的患者常缺乏确定性诊断。在这种情况下，动态稳定系统的主要优势是微创化、个体化以及快速康复。其可保留运动功能并维持脊柱序列，较开放式融合手术更安全和经济。另外，动态稳定系统不影响以后的进一步治疗选择。

然而，仍有许多问题有待解决。植入物的最佳设计需要进一步研究。其标志着手术治疗脊柱退行性病变一个新纪元的开始。经过良好培训的放射学专家能够正确地应用经皮或微创（常在影像学 X 线引导下）的手术方法和装置。放射学专家提出并研发了几种手术方法和装置。矫形外科和神经外科医生一直长期共同实施脊柱退行性病变的传统有创治疗。这"两个世界"开放式、无偏见地更紧密合作，必将为我们的患者提供更好的治疗前景。

（李理 王志国 译 孙钢 校）

参考文献

1. Airaksinen O, Brox JI, Cedraschi C et al (2006) European guidelines for the management of chronic nonspecific low back pain. Eur Spine J 15:S192–S300

2. Burton AK, Balague F, Cardon G et al (2006) European guidelines for prevention in low back pain. Eur Spine J 15:S136–S168

3. Palmer KT, Walsh K, Bendall H, Cooper C, Coggon D (2000) Back pain in Britain: comparison of two prevalence surveys at an interval of 10 years. Brit Med J 320:1577–1578

4. Paris SV (1985) Physical signs of instability. Spine 10: 277–279

5. Pope MH, Panjabi MM (1985) Biomechanical definition of spine instability. Spine 10:255–256

6. American Academy of Orthopaedic Surgeons (1981) A glossary of spinal terminology. American Academy of Orthopedic Surgeons, Chicago

7. Park P, Garton HJ, Gala VC, Hoff JT, McGillicuddy JE (2004) Adjacent segment disease after lumbar or lumbosacral fusion: review of the literature. Spine 29:1938–1944

8. Schlegel JD, Smith JA, Schleusener RL (1996) Lumbar motion segment pathology adjacent to thoracolumbar, lumbar and lumbosacral fusions. Spine 21:970–981

9. Aota Y, Kumano K, Hirabayashi S (1995) Postfusion instability at the adjacent segments after rigid pedicle screw fixation for degenerative lumbar spinal disorders. J Spinal Disord 8:464–473.

10. Etebar S, Cahill DW (1999). Risk factors for adjacent segment failure following lumbar fixation with rigid instrumentation for degenerativeinstability. J Neurosurg 90:163–169

11. Kumar MN, Jacquot F, Hall H (2001) Long-term follow-up of functional outcomes and radiographic changes at adjacent levels following lumbar spine fusion for degenerative disc disease. Eur Spine J 10: 309–313

12. Ghiselli G, Wang JC, Bhatia NN, Hsu WK, Dawson EG (2004) Adjacent segment degeneration in the lumbar spine. J Bone Joint Surg Am 86:1497–1503

13. Boos N, Webb JK (1997) Pedicle screw fixation in spinal disorders: a European view. Eur Spine J 6:2–18

14. Gibson JN, Grant IC, Waddell G (1999) The Cochrane review of surgery for lumbar disc prolapse and degenerative lumbar spondylosis. Spine 24:1820–1832

15. Sengupta DK. Dynamic stabilization devices in the treatment of low back pain (2004) Orthop Clin North Am 35:43–56

16. McNally DS (2006) Rationale for dynamic stabilization. In: Kim D, Cammisa FP, Fessler RG (eds) Dynamic reconstruction of the spine. Thieme, New York, p 237–243

17. Wiseman C, Lindsey DP, Fredrick AD, Yerby SA (2005) The effect of an interspinous process implant on facet loading during extension. Spine 30:903–907

18. Swanson KE, Lindsey DP, Hsu KY, Zucherman JF Yerby SA (2003) The effects of an interspinous implant on intervertebral disc pressures. Spine 28:26–32

19. Zucherman JF, Hsu KY, Hartjen CA et al (2004) A prospective randomized multi-center study for the treatment of lumbar spinal stenosis with the X-Stop interspinous implant: 1-year results. Eur Spine J 13:22–31

20. Katz JN, Harris MB. Lumbar spinal stenosis (2008) N Engl J Med 358:818–825

21. Arbit E, Pannullo S (2001) Lumbar stenosis: a clinical review. Clin Orthop 384:137–143

22. Blau JN, Logue V (1978). The natural history of intermittent claudication of the cauda equina. A long term follow-up study. Brain 101:211222

23. Lindsey DP, Swanson KE, Fuchs P, Hsu KY, Zucherman JF, Yerby SA (2003) The effects of an interspinous implant on the kinematics of the instrumented and adjacent levels in the lumbar spine. Spine 28:2192–2197

24. Richards JC, Majumdar S, Lindsey DP, Beaupre GS, Yerby SA (2005) The treatment mechanism of an interspinous process implant for lumbar neurogenic intermittent claudication. Spine 30:744–749

25. Zucherman JF, Hsu KY, Hartjen CA et al (2005) A multicenter, prospective, randomized trial evaluating the X STOP interspinous process decompression system for the treatment of neurogenic intermittent claudication. Two-year follow-up results. Spine 30:1351–1358

26. Kondrashov DG, Hannibal M, Hsu KY, Zucherman JF (2006) Interspinous process decompression with the X-STOP device for lumbar spinal stenosis. A 4-Year follow-up study. J Spinal Disord Tech 19:323–327

27. Sénégas J, Etchevers JP, Baulny D, Grenier F (1988) Widening of the lumbar vertebral canal as an alternative to laminectomy, in the treatment of lumbar stenosis. Fr J Orthop Surg 2:93–99

28. Sénégas J (1991) Surgery of the intervertebral liga-

ments, alternative to arthrodesis in the treatment of degenerative instabilities. Acta Orthop Belg 57 (Suppl. 1):221–226 [In French]

29. Sénégas J (2002). Mechanical supplementation by non rigid fixation in degenerative intervertebral lumbar segments: the Wallis system. Eur Spine J 11(Suppl. 2):164–169

30. Taylor J (2001) Nonfusion technologies of the posterior column: a new posterior shock absorber. Presented at the International Symposium on Intervertebral Disc Replacement and Non-Fusion Technology. Munich, May 3–5

31. Taylor J, Ritland S (2006). Technical and anatomical considerations for the placement of a posterior interspinous stabilizer. In: Mayer HM (ed) Minimally invasive spine surgery. Springer, Berlin, p 466–475

32. Stoll TM, Gilles Dubois G, Schwarzenbach O (2002) The dynamic neutralization system for the spine: A multi-center study of a novel non-fusion system. Eur Spine J 11(Suppl. 2):S170-S178

33. Grob D, Benini A, Junge A, Anne F, Mannion AF (2005) Clinical experience with the Dynesys semirigid fixation system for the lumbar spine: surgical and patient-oriented outcome in 50 cases after an average of 2 years. Spine 30:324–331

34. Palmer S, Mahar A, Oka R (2007) Biomechanical and radiographic analysis of a novel, minimally invasive, extension-limiting device for the lumbar spine. Neurosurg Focus 22:1–6

35. Siddiqui M, Nicol M, Karadimas E, Smith F, Wardlaw D (2005) The positional magnetic resonance imaging changes in the lumbar spine following insertion of a novel interspinous process distraction device. Spine 30:2677–2682

36. Siddiqui M, Karadimas E, Nicol M (2006) Influence of X-Stop on neural foramina and spinal canal area in spinal stenosis. Spine 31:2958–2962

37. Modic MT, Steinberg PM, Ross JS, Masaryk TJ carter JR (1988) Degenerative disk disease: assessment of changes in vertebral body marrow with MR imaging. Radiology 166 (1 pt. 1):193–199

38. Pfirrmann CW, Metzdorf A, Zanetti M, Hodler J, Boos N (2001) Magnetic resonance classification of lumbar intervertebral disc degeneration. Spine 26:1873–1878

39. Aprill C, Bogduk N (1992) High intensity zone: a diagnostic sign of painful lumbar disc on magnetic resonance imaging. Brit J Radiol 65:361–369

40. Rolfe KW, Zucherman JF, Kondrashov DG, Hsu KY, Nosova E (2010) Scoliosis and interspinous decompression with the X-STOP: prospective minimum 1-year outcomes in lumbar spinal stenosis. Spine J 10:972–978

41. Barbagallo GM, Olindo G, Corbino L, Albanese V (2009) Analysis of complications in patients treated with the X-Stop Interspinous Process Decompression System: proposal for a novel anatomic scoring system for patient selection and review of the literature. Neurosurgery 65:111-119 (discussion 119-120)

42. Kim DH, Tantorski M, Shaw J et al (2011) Occult spinous process fractures associated with interspinous process spacers. Spine 36:E1080–E1085

43. Bonaldi G, Bertolini G, Marrocu A, Cianfoni A (2012) Posterior vertebral arch cement augmentation (spinoplasty) to prevent fracture of spinous processes after interspinous spacer implant. Am J Neuroradiol 33:522–528

第 15 章

治疗脊柱肿瘤的新技术

Salvatore Masala, Giovanni Nano, Tommaso Volpi, Giovanni Simonetti

15.1 引言

大约 70% 的癌症患者可发生脊柱转移，高峰年龄为 40～70 岁（其中 10%～20% 可发生脊髓压迫）。随着西方国家人口不断老龄化，治疗的经济负担越来越重[1, 2]。发生脊柱转移的常见恶性肿瘤包括乳腺癌、肺癌、前列腺癌和骨髓肿瘤（淋巴瘤和多发性骨髓瘤）。据统计，全身转移瘤的 60% 在脊柱，仅 5% 在胃肠道和肾脏[3]。脊柱原发性肿瘤相对少见（不足脊柱全部肿瘤的 10%）。其根据来源进行分类（即骨、软骨、血管），通常根据临床进展的整体评价、组织病理学的侵袭证据以及对治疗的反应，进一步分为良性和恶性肿瘤。某些原发性肿瘤虽经严格的组织学评价归属良性肿瘤，但仍然有一定的"侵袭性"行为，表现为累及病变部位邻近的神经结构以及治疗后的复发倾向（例如：骨母细胞瘤、动脉瘤样骨囊肿、巨细胞瘤）[4]。

肿瘤可通过血管（椎静脉丛或 Batson 静脉丛）的转移、椎旁软组织的直接侵犯以及脑脊液播种等形式扩散。椎体（vertebral bodies，VB）的血供非常丰富，特别在其后 1/3，从而成为转移的靶区。椎弓根、关节突和椎板多在晚期由椎体的肿瘤直接累及所致。无论转移灶位于何处（脊椎构建的前部或后部），94%～99% 的转移瘤都在硬膜外，硬膜外腔的累及继发于直接扩展生长。脊柱的全部节段均可发生转移，胸腰部发生率高于颈部和骶尾部。多节段受累的病例 ≤ 30%，但通常仅一个节段为症状性，局部性非放射的钝痛是最常见的主诉症状。此疼痛的病理生理机制为骨破坏和肿瘤细胞释放的化学因子。这些活动结果是：刺激骨内神经、抑制成骨细胞活性；挤压骨膜；累及或压迫神经及周围组织，最终导致病理性骨折。癌症患者若颈背部新发生难以忍受性疼痛，即可确诊为脊柱转移。神经根疼痛或神经损害（运动 - 感觉或内脏）取决于神经受累的程度和位置。脊柱机械性不稳定由脊柱肿瘤研究组（Spine Oncology Study Group）定义为"肿瘤活动导致脊柱完整性丧失，在生理负荷下，伴有活动相关性疼痛、症状性或进行性畸形以及神经损害"（即继发于节段间负荷变化）。其通常是治疗转向非保守干预的标志（即传统有创治疗或微创治疗）[5, 6]。

一般情况下，保守治疗（包括药物或放射治疗）可延长患者生命并提高生活质量（quality of life，QoL）。然而，在多数患者中，脊柱肿瘤导致不适合保守治疗的力学问题，从而需要手术治疗或介入治疗。

G. Nano (✉) :
Department of Diagnostic and Molecular Imaging,
Interventional Radiology and Radiotherapy, University Tor
Vergata, Rome, Italy
e-mail: gionano@gmail.com

最佳治疗方案应依据影像学诊断（X 线、CT、MRI、放射性核素显像）、肿瘤组织学以及整体临床评估。许多可行的分类方法可帮助评估。Paton 等提出一个易于记忆的方法，称为 LMNOP 系统：其中 L 代表肿瘤累及的位置–节段–程度；M 代表根据脊柱肿瘤不稳定评分（Spine Instability Neoplastic Score，SINS）评定脊柱稳定性；N 代表神经结构的损害；O 代表肿瘤的放射敏感性；P 代表患者的临床状况和既往治疗 [5, 7]。

脊柱转移瘤的干预目的是姑息性治疗。因此，其通常是针对有单发病灶的患者，若为多发病变，则应针对有临床表现的病变。然而，应积极治疗能够耐受治疗（特别是传统手术）的患者。例如，有局限于椎体的无神经损害的疼痛性单发病灶以及一般状况良好，可耐受必要的治疗，甚至椎体次全切除与脊柱内固定手术的患者。相反，临床状况较差伴多发性脊柱病变，其中之一引起相关进行性神经损害的患者则适合于以降低病变占位效应为主要目的的微创治疗。

15.2 治疗基本原则

治疗以缓解疼痛、保护或恢复（即使部分性）神经功能为目的。达到此目的对患者有巨大益处。放射治疗是处理脊柱转移瘤的首选非手术方法。若要了解这个问题的整体情况可参见相关章节，我们在此仅讨论其基本原则。放射治疗是不伴有神经损害或脊柱不稳定征象的症状性、放射敏感性病变患者的一线治疗方法。对放射敏感的脊柱转移瘤包括淋巴瘤、多发性骨髓瘤、小细胞肺癌、精原细胞瘤、神经母细胞瘤以及 Ewing 肉瘤 [8]。一般情况，常规放射治疗每次分割剂量为 25 ～ 40Gy，间隔大于 10 ～ 14 天，照射野区宽度约为 2VB（靶区周围约 5cm）。在大多数患者中，脊髓（包括腰椎水平的马尾神经）的低放射性耐受程度是主要限制因素，可并发放射病 [9, 10]。

立体定向放射治疗的目的是通过单次大剂量照射消灭相对较小的病灶。常规放疗是建立在肿瘤对放射敏感的基础上，因而采用多次小剂量分割照射。立体定位放射治疗不是建立在肿瘤对放射敏感性的基础上，其原理是将各个照射野同时集中到感兴趣体积上（volume of interest, VOI），其周围的放射剂量梯度骤然衰减。为了简化常规和立体定向放射治疗之间的差异，可以假设常规放疗剂量是在时间上的分割（即数天的小剂量），而立体定向放射治疗剂量是在空间上的分割（即大剂量分次同时聚焦于感兴趣体积上）。几乎所有的剂量聚焦于靶区体积内，使得周围组织能够耐受低强度的照射而存活。门诊 1 ～ 2 次的典型放射剂量是 8 ～ 20Gy。此方法的优点是可治疗常规放射治疗效果不理想或一般状况较差无法耐受手术的患者；缺点是病灶的缩小延迟于数周后，可能需要数次的重复治疗 [11, 12]。

若放射治疗效果不理想或原发灶不明确，应积极实施手术治疗。在这种情况下，手术既可明确诊断，又可提供治疗。手术治疗的目的在于解除脊髓和神经根的压迫，以及脊柱的稳定。手术干预的方式取决于几个因素，包括脊椎构件受累的位置、程度、骨质的完整性以及患者的全身状况。手术可采取前路（适合于颈部和上胸部节段）或后路（适合于颅 – 颈交界区、中胸部和腰部节段）。减压可能是治疗的唯一目的，并且常常与脊柱固定有关。

上述的外科治疗方法均为有创性干预。然而，有几种可行的具备各自适应证和优缺点的微创性方法。其中一些方法（如椎体成形术、椎体后凸成形术）已在其他章节介绍，读者可直接参阅。其他治疗方法，如脊柱无水酒精治疗（成功应用的第一个方法），由于疗效不佳，并发症高，已基本放弃使用。

15.3 射频消融

每个射频消融（radiofrequency ablation, RFA）装置均由接地板、发生器、电极以及接线电缆组成。患者位于接地板和电极之间（图 15-1a）。该系统组成一闭合环路，电流变化的频率为 5MHz。典型的单极电极除针尖部外是完全绝缘的。电极有具备各自特性的多种类型。然而，选用不同长度和直径针尖的探针主要取决于病灶的大小。在一个单一电极系统中，非绝缘电极尖部的长度通常在 2～30mm、半径在 0.7～2mm。病灶的大小与长度呈线性比例，而与半径无关。在闭合环路中，发生器开始工作，射频电场通过患者体内，并在接地板和电极尖部内外变化。电极尖部的整个表面积较接地板有多个数量级的狭窄，因此，被迫通过电极尖部的磁力线密度是巨大的。由于变化的电场作用于体内的极性分子，使它们随磁力线密度频繁震荡，这种震荡在探针尖部和接地板极点之间更加强烈（图 15-1b）。在分子水平，变换射频电流产生的震荡意味着"热"（焦耳效应），即预期目的的变性（病变的凝固变性坏死）。

病变凝固坏死的"理想"温度是

60℃～65℃，一个相对低的温度导致病变的亚致死。温度 > 100℃导致阻抗增加与电流绝缘的组织脱水和蒸发，从而阻止能量的进一步沉积。然而，电极尖部周围的组织可吸收热，因此，电极尖部周围的组织必须加热到高于理想的温度（85℃～90℃），以获得对于病变宽度的有效性。温度、电压和阻抗的探测器控制发生器的输出功率、脉冲持续时间以及特定电极的生理盐水冲洗，使靶组织的能量最大化。这些变量也可由操作者预置，其能够决定特定组织完全凝固性坏死所需的脉冲时间或最低温度。一般规律是，在一个单一电极系统中，电极尖部周围凝固坏死组织的跨度必须达到两个电极所产生的一个球形坏死区的宽度，其长轴与探针未绝缘部分的长度相同（图 15-2a）。

与肿瘤的直径相比，一个电极所产生的坏死区通常是很小的，因此，要达到肿瘤完全凝固性坏死需要产生几个坏死区，这可以通过两种方法来完成：①一个电极产生不同位置的多个连续的坏死区；②同时置入多个电极。若置入一个单电极，每一个坏死区的宽度取决于电极尖部的长度和半径，最终坏死灶的宽度是所有单个坏死区之和。同时置入多个电极，整体坏死区的宽度将略微大于所有单个坏死区

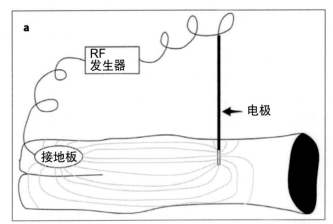
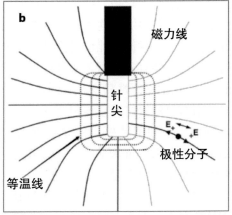

图 15-1　射频消融系统的主要组成部分（示意图）：（a）电极、接地板及患者体内磁力线的闭合环路（浅灰色）。（b）非绝缘的探针尖部表面磁力线密集，使得周围极性分子频繁震荡，伴随焦耳效应的温度升高。

之和，这是因为两个电极放置的相互间隔是6～10mm，每个电极的65℃等温线不重叠，它们足以产生单一的坏死区。因此，对于直径较大的肿瘤，应置入多个电极（除非技术上不可行），由于其与多个连续的单个坏死区相比，可产生更快、更宽的肿瘤凝固性坏死。

RFA 可以使用单个或多个电极，单电极系统所产生的球形坏死区大小取决于非绝缘尖部的表面积。一些公司生产的中空电极，中间的腔隙用于生理盐水冲洗尖部外表，以达到控制温度和电阻的目的（图 15-2b、d），生理盐水流量由发生器调节。在其他模式中，生理盐水冲洗在一个闭合环路中进行，无需外部冲洗（即内置冷却电极）。如上所述，坏死区的大小取决于电极的表面积，因此，在某些单电极系统中，为获得更大的表面积，电极较长并呈弹簧状（图 15-2e）。一些公司生产的双极电板在末端有两个串行的非绝缘表面，具有双极功效（"双极电板"），两个电板交替作为正负电极。在这两种情况下，由于两个电极形成闭合环路，无需接地板（图 15-2c）。

在多极电极系统中，一束细小电极置入病变内，从而增加了电极的整体表面积。坏死区的大小和形状不仅依赖于单一的尖部大小，而且依赖于电极的数量和扩展的几何分布。多个扩展性电极系统有 3～12 个向外扩张性非绝缘的尖部，从而可产生 40mm 宽的坏死区（图 15-2f），电极可为"简单性"或"冷却性"。在一般情况下，由于所产生的坏死区不可控和更广泛，多极电极系统不能用于与神经结构密切接触的病灶消融。对于一个几何形状可被预先规划的小病灶（例如，肿瘤组织接近必须避开的神经根），应选择单电极或双电极系统；而对于体积较大的肿瘤，则应用多极电极系统消融是安全的。

患者经局部麻醉和轻度镇痛（很少需要全身麻醉），在透视或 CT 引导下置入电极（图 15-30）。电极通过放置一个硬导管置入，根据电极的类型选用的导管的直径通常为18～13G（图 15-4a～f）。

RFA 相关的并发症可有与经皮操作有关的一般并发症（如感染、穿刺部位血肿），或与正常组织热损伤有关的特殊并发症。对于后者，一些学者认为有软组织受累的后壁"残缺"病变不适合经皮射频治疗。在某些情况下，已有随着凝固组织的黏附而发生电极（特别是多极电极）回撤困难的报道。由于皮肤表面不均匀黏附可能有皮肤烧伤的潜在风险，因此，应仔细放置接地板。此外，在有脊柱内固定的情况下，电极板的置入不应靠近金属装置，以防电路短路的危险[13]。

15.4　冷冻消融

在过去几年里，影像引导下以温度为基础的微创经皮肿瘤消融术治疗多种原发性和继发性恶性肿瘤受到越来越多的关注。

在 20 世纪 60 年代中期，内镜或直视下的冷冻术治疗肿瘤（皮肤、口腔、前列腺）已有介绍。然而，首次使用极端冷冻方式治疗肌肉骨骼系统肿瘤的资料可追溯到 1970 年[14]。最初，这种治疗方式是作为各种骨骼肿瘤的辅助治疗，它包括肿瘤腔的刮除、钻孔、瘤腔内的液氮直接注入，以及瘤腔移植物和聚甲基丙烯酸甲酯（PMMA）骨水泥的填充与重建。液氮直接注入腔内有几个缺点：①无法控制总体冷冻时间或腔内不同位置的温度；②由于重力作用，液氮无法达到位于液平面以上的瘤腔位置。由于这些原因，人们尝试着改进这种方法。在 20 世纪 90 年代后期，一种新技术问世，其可实现在任何几何形状的空腔内精确测定温度和控制冷冻时间。肿瘤刮除后，在空腔内填充凝胶，随后插入金属探针，注入氩气。随着进一步发展，已出现以氩气为主的第三代系统，其以结合先进影像学方法的 17G 穿刺针为特点，可在影像引导下采用经皮微创的方式实施。

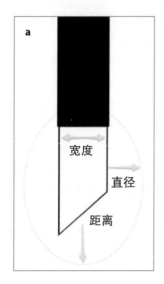

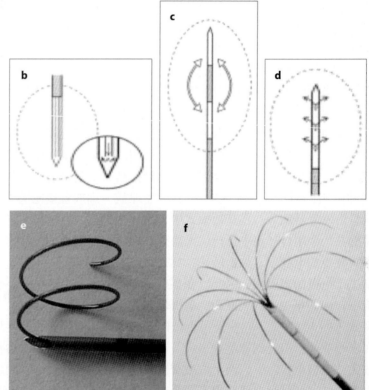

图 15-2　（a）电极的平面图，非绝缘尖部的直径与长度是决定坏死区大小的主要因素（示意图）。（b）冷却电极闭合环路的平面图。（c）串行双极电极。（d）直型中空开放环路的盐水冷却电极。（e）通过直型套管置入的弹簧状电极。（f）通过直型套管置入的多极电极。

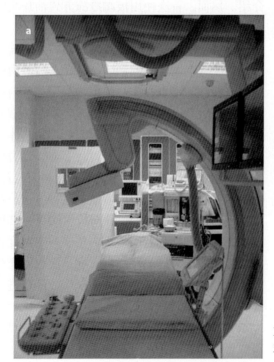

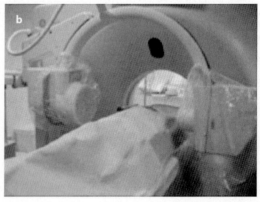

图 15-3　具有 CT 功能的血管造影装置（a），可行 X 线透视与 CT 联合监测下操作的 64 排 CT 与移动式 X 线系统（b）。（见彩图）

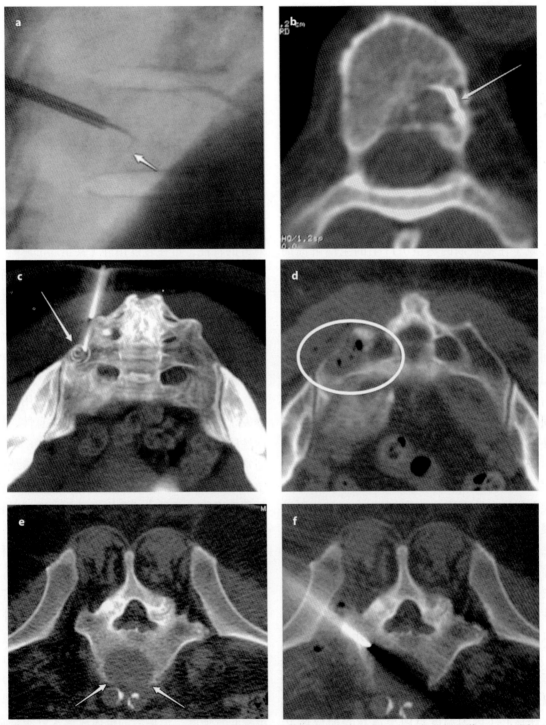

图 15-4　（a）乳腺癌转移病例。经椎弓根椎体内置入弹簧状射频电极（箭头）的侧位透视像。（b）同一病例的轴位 CT 显示线状电极（箭头）。结直肠癌右侧骶骨翼转移病例。轴位 CT 显示弹簧状射频电极（箭头）经后路椎旁置入病灶，操作结束后空心化病灶内含有气体（圆圈）（c，d）。骨髓瘤 L5 椎体转移（箭头），经髂骨入路的射频消融（e，f）。

以温度为基础的肿瘤消融的目的是利用高温破坏肿瘤组织（热消融），或利用低温度诱导细胞的不可逆性损伤（冷冻消融）。冷冻消融利用了温度的变化导致气体膨胀或压缩的 Joule-Thomson 效应。冷冻探针尖部有一个容纳气体发生膨胀的小室，在冷冻周期中作为散热器，在解冻周期中作为热源。采用这种方式，利用氩气（提供约 9kJ 的散热量，产生低至 -140℃ 的低温）形成一个"冰球"。

在冷冻消融中，冷冻周期之后是一个被动的解冻周期，第二次冷冻周期和最后由氦取代氩（在膨胀期的热量）产生的主动解冻周期。冰冻组织的破坏性效应可分为两个主要机制：即刻性和延迟性。即刻性损害原因是冷热周期对细胞的影响。温度降至中度冷冻区域（-20℃），可在细胞外间隙形成冰晶，导致细胞脱水，从而形成一个高渗的细胞外环境。随着这个过程的继续，冰晶生长和水分从细胞内渗出，细胞皱缩，造成细胞膜和细胞成分的损伤。然而，细胞脱水和细胞内溶质的高浓度，并不一定导致细胞死亡。但是，在较低温度下（-40℃），细胞内形成冰晶（特别是快速降温）。随后，如温度升高（-20℃ / -25℃），小冰晶融合成较大的冰晶（"再结晶"），细胞组织聚集紧密，导致细胞膜破坏。缓慢解冻（其使晶体生长最大化是一个主要破坏因素：第二次冷冻周期）后的快速冷冻（增加细胞内冰的形成）可增强所有这些过程。组织解冻后，延迟性损伤的原因是微循环的渐进性破坏与随后的血管停滞、细胞凋亡及凝固性坏死。

由温度消融实现完整的和足够的靶肿瘤破坏，整个肿瘤和消融边缘必须达到细胞毒性的温度。因此，由于 -40℃ 可使恶性组织坏死和冰球核心（因为温度自内至冰球表面快速上升）具有细胞毒性效应，影像引导用来保证病变的完全覆盖是必要的。为了冷冻消融的有效性，冰球体的边缘需超过肿瘤边缘 3 ~ 5mm。因此，多周期和（或）更多的冷冻探针立体放置，提供肿瘤的最佳覆盖可能是必要的（图 15-5a ~ c）。已证明解冻期越长细胞损伤越重，而治疗周期的重复与更广泛和更可靠的组织破坏相关。此外，应用不同类型的冷冻探针可导致不同体积和形态的冰球。

与 RFA 相比，冷冻消融的优势之一是可在操作过程中通过 CT 或 MRI 精确监测冰球。从而降低对周围脆弱组织（特别是神经结构）的热损伤。间断性的多平面重建可用来监测冰球的大小，确定肿瘤的适当覆盖；确保邻近脆弱组织的安全。与 RFA 相比，冷冻消融具有麻醉的特性，可在轻度镇静（甚至局部麻醉）下实施。冷冻消融的另一个主要优势是可减轻围术期与术后的疼痛。与外科金属内固定相接触的肿瘤并不是冷冻消融的禁忌证。此外，与所有的经皮消融治疗方式相比，在复发性疼痛或新发骨转移性疼痛的情况下，可重复实施冷冻消融。

冷冻消融治疗恶性骨肿瘤的主要作用是对继发于晚期癌症的疼痛性转移实施姑息性、靶向性的微创消融。有转移性病变的患者诊断时通常处于疾病晚期。因此，多表现出对传统医学治疗无效的复发性疼痛及其所伴随的生命质量严重下降。此外，这些患者往往一般情况较差，通常不能耐受手术切除。

最近，关于冷冻消融治疗疼痛性脊椎转移的小样本研究显示出令人鼓舞的结果。例如，Kurup 等报道平均疼痛评分在 24 小时内自 6.7/10 下降到 3.8/10，效果持续超过 4 周。此外，在 24 周的随访中发现，患者麻醉药品的用量减少并且疼痛缓解（似乎是较为持久缓解），治疗区域的疼痛得到了良好的控制[15]。然而，所治疗的病变通常较为溶骨性，加之消融可进一步减弱骨强度，消融后的椎体成形术可能是必要的，以降低骨折的风险（图 15-6a ~ d）[16]。

冷冻消融还可用于由导管引导的球囊所产生的移位组织。由于装置的热限制，其他以温度为基础的方法不可能应用此方式。最后，尽

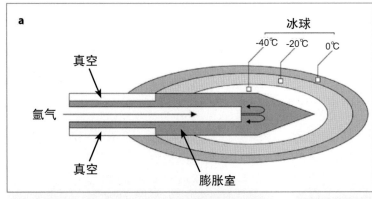

图 15-5 （a）冷冻探针尖部的膨胀室，氩气、氮气在其内产生散热和冻融循环作用（示意图）。胆管癌椎体转移的冠状位（b）和矢状位（c）CT 多平面重建图像显示椎体内的冷冻探针，各自形成的冰球（虚线）合并产生一个破坏区。冷冻探针经椎弓根置入。

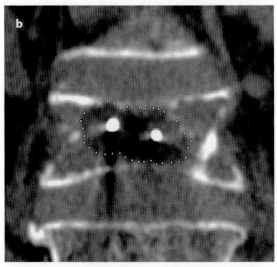

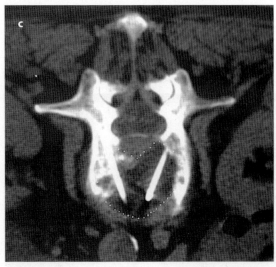

管冷冻消融很少用于成骨性转移的治疗，但冰球能够深穿到骨质内，而射频能量的使用很少能够达到这种程度。然而，冷冻消融用于成骨性转移时，冰球的视觉控制将会降低，并可能需要骨活检装置或骨钻。

15.5 结论

冷冻消融和 RFA 均适用于特殊脊柱肿瘤的微创治疗。治疗策略包括保守治疗（放疗）和非常积极的外科干预。每一种治疗方法的选择应根据临床状态和肿瘤的本质特征确定。经皮低温和 RFA 的微创方法处于积极的手术和

保守治疗之间。只有正确把握适应证，方可用这些方法治疗患者。在大多数情况下，患者的生存期较短，生活质量较差。

冷冻消融和 RFA 可以作为独立的治疗方法实施，或者随后可以注入骨水泥增强骨质。后一种热消融（RFA 或冷冻消融）有杀死肿瘤细胞和使受浸润骨节段空心化的双重目的，从而通过产生"虚拟空腔"增加骨水泥的渗入（图 15-7a ～ c）。利用患者耐受性良好的微创手术装置，实施稳定脊柱节段的骨水泥强化。此外，骨水泥注入可即刻缓解术后症状，并预防骨折。

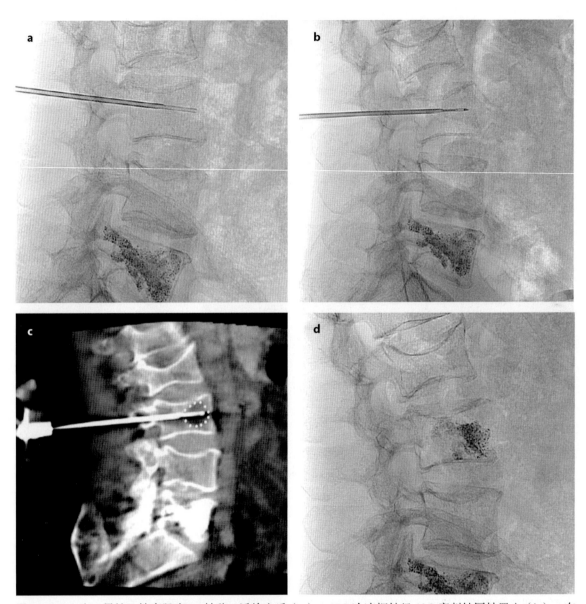

图 15-6　50 岁，男性，结直肠癌 L3 转移。活检之后（a），17G 冷冻探针经 13G 穿刺针同轴置入（b），在 CT 透视引导下实施冷冻消融（椭圆形虚线标出形成的冰球）（c）。随后注入骨水泥，以保证椎体稳定；侧位透视像显示骨水泥在冷冻消融的椎体内渗入良好（d）。

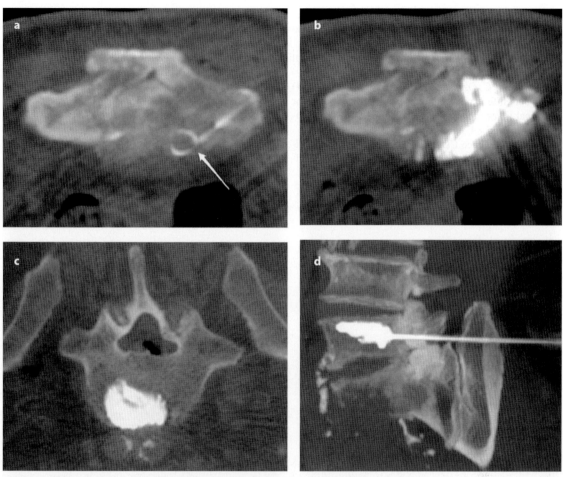

图 15-7 轴位 CT 显示左侧髂翼转移瘤内的弹簧状电极（a），随后进行骨水泥强化（b）。轴位 CT（c）和透明化容积再现（d）显示 L5 椎体转移瘤的射频消融与随后的骨水泥加强。

（刘训伟 谢志勇 译 孙钢 校）

参考文献

1. Bailar JC III, Gornik HL (1997) Cancer undefeated. N Eng J Med 336:1569–1574

2. Jacobs WB, Perrin RG (2001) Evaluation and treatment of spinal metastases: an overview. Neurosurg Focus 11:e10

3. Greenlee RT, Murray T, Bolden S et al (2000) Cancer statistics, 2000. CA Cancer J Clin 50:7–33

4. Harrop JS, Schmidt MH, Boriani S et al (2009) Aggressive "benign" primary spine neoplasms: osteoblastoma, aneurysmal bone cyst, and giant cell tumor. Spine (Phila Pa 1976) 34 (22 Suppl.):S39–S47

5. Fisher CG, DiPaola CP, Ryken TC et al (2010) A novel classification system for spinal instability in neoplastic disease: an evidence-based approach and expert consensus from the Spine Oncology Study Group. Spine (Phila Pa 1976) 35:E1221–E1229

6. Fourney DR, Frangou EM, Ryken TC et al (2011) Spinal instability neoplastic score: an analysis of reliability and validity from the Spine Oncology Study Group. J Clin Oncol 29:3072–3077

7. Paton GR, Frangou E, Fourney DR (2011) Contemporary treatment strategy for spinal metastasis: the "LMNOP" system. Can J Neurol Sci 38:396–403

8. Maranzano E, Latini P, Checcaglini F et al (1991) Radiation therapy in metastatic spinal cord compression. A prospective analysis of 105 consecutive patients. Cancer 67:1311–1317

9. Faul CM, Flickinger JC (1995) The use of radiation in the management of spinal metastases. J Neurooncol 23:149–161

10. Ryu SI, Chang SD, Kim DH et al (2001) Image-guided hypo-fractionated stereotactic radiosurgery to spinal lesions. Neurosurgery 49:838–846

11. Leksell L (1983) Stereotactic radiosurgery. J Neurol Neurosurg Psychiatry 46:797–803

12. Gerszten PC, Ozhasoglu C, Burton SA et al (2004) CyberKnife frameless stereotactic radiosurgery for spinal lesions: clinical experience in 125 cases. Neurosurgery 55:89–98 (discussion, 98–99)

13. Ahmed M, Brace CL, Lee FT Jr et al (2011) Principles of and advances in percutaneous ablation. Radiology 258:351–369

14. Marcove RC, Miller TR (1969) The treatment of primary and metastatic localized bone tumors by cryosurgery. Surg Clin North Am 49:421–430

15. Callstrom MR, Kurup AN (2009) Percutaneous ablation for bone and soft tissue metastases – why cryoablation? Skeletal Radiol 38:835–839

16. Masala S, Guglielmi G, Petrella MC et al (2011) Percutaneous ablative treatment of metastatic bone tumours: visual analogue scale scores in a short-term series. Singapore Med J 52:182–189

第 16 章
脊柱微创手术治疗的适应证和效果

Olga Corriero, Oreste de Divitiis, Giancarlo Guizzardi , Paolo Cappabianca

16.1　引言

对于神经外科医生而言，"微创手术"并不是一个用穿刺针或套管经皮肤小切口的操作，而是对于患者具有最小副作用和最好可能结果的"恰当的手术"。这意味着应放弃我们所不认同并已被证明是几乎无益处的先前所有微创治疗。

另一个需要强调的观念是，外科医生和介入神经放射学专家必须做出正确的诊断和制订适当的治疗方案。也就是说，治疗的是患者本身（而不是放射影像），目的是治疗和影像学检查相符的症状。先进的影像学技术，例如磁共振成像（MRI）和计算机断层扫描（CT）有时可发现与相应症状无关的异常，即所谓的"意外瘤"。

关于脊柱疾病，如果有下列情况应咨询神经外科医生：

● 家庭医生直接转送至神经外科医生的患者；

● 介入神经放射学不能治疗的病变；

● 介入神经放射学专家不能解决并建议神经外科医生检查的问题；

● 介入神经放射学专家和神经外科医生均能进行的操作。

16.2　脊柱的生物力学

对于退行性脊柱疾病的恰当外科治疗，必须考虑脊柱的生物力学[1]。脊柱是一个复杂系统，类似于具有不同长臂的起重机。起重机是由上方有两个臂的中心柱支撑。前臂较长，而后臂较短，提供起重机的配重平衡。脊柱对应于起重机的中心柱。若没有脊柱复杂的肌肉结构（对应于具有配重，保持平衡的起重机后臂，称为"起重机原理"），长臂的重力将导致起重机前倾（图 16-1）。

另一个重要的生物力学概念是"矢状面平衡"，表示脊柱在矢状面的方向和平衡（图

P. Cappabianca（✉）:
Department of Neurological Sciences, University of Naples
Federico II, Naples, Italy
e-mail: paolo.cappabianca@unina.it

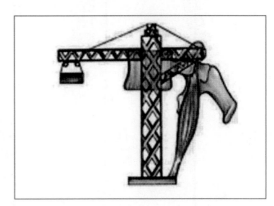

图 16-1　理解脊柱生物力学的"起重机原理"（示意图）。（见彩图）

16-2）。矢状面前后方向将人体划分为相互对应的两部分。而且，结合骨盆考虑，脊柱可被认为是头与骨盆之间开放的线性连接，每一解剖节段的形状和方向与邻近节段密切相关，并相互影响。其最终目的是用尽量少的能量保持稳定的平衡和姿势。一个正确的矢状面平衡涉及颈椎的前凸、胸椎的后凸、腰椎的前凸以及骨盆前倾。疾病或手术改变这个系统，则产生一个"不平衡的脊柱"，继之导致单纯疼痛以及神经损伤等问题。

从解剖学角度来说，椎骨各不相同，如同其之间的角度与椎间盘。通常，胸 - 腰椎的平衡定义为 C7 和 S1 在同一条直射线上。若直线末端位于 S1 椎间盘的前方，则定义为矢状面正向平衡；若直线末端位于其后方，则为负向平衡。为正确评估个体平衡，传统的脊柱形态动力学研究是非常重要的，如脊柱的动态负荷 X 线影像、站立位 MRI 或 EOS® 系统。"退行性级联"（见下文）的快慢与矢状面平衡的变化相对应。

另一个重要参数是脊柱和骨盆的比例，两个结构有复杂的内在关系（尤其是在运动中）。有一个固定的解剖参数与两个结构相关，称为骨盆指数（pelvic incidence, PI）。骨盆指数由骨盆的前倾和骶骨的斜坡确定。骨盆指数是通过 S1 终板切线中点的垂直线与该点和股骨头中心点连线之间的夹角（图 16-3）。PI 指数偏低的患者表明骨盆的倾斜能力有限，对脊柱疾病的代偿能力较低。PI 指数较高的患者表明通过大范围的角度，骨盆的倾斜能力较大。

骨盆的方向直接取决于骨盆在矢状面的形态，该形态与腰椎的矢状面前凸密切相关。因此，PI 指数高的患者需要一个较大的腰椎前凸。这些参数表明，在生理条件下，重力线位于股骨头和 S1 上终板的后部之间。若骨盆后旋，S1 后缘和重力线之间的距离增加，患者的姿势必须改变，以适应这种情况。

脊柱和骨盆是由多个肌肉附着的可活动节段。肌肉是保持平衡的重要因素，以适应各种生理和病理的情况。

各种作用于脊柱的应力和脊柱工作条件的变化均可导致疾病的发生。生理老化过程的病

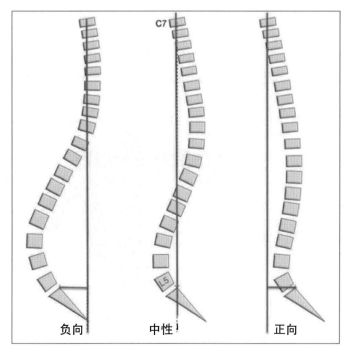

图 16-2　由 C7 椎体中心到骨盆划一条垂线。负向矢状面失衡：垂线位于 S1 椎体后上角的后方。中性矢状面平衡：垂线与 S1 椎体后上角相交。正向矢状面失衡：垂线位于 S1 椎体后上角的前方。

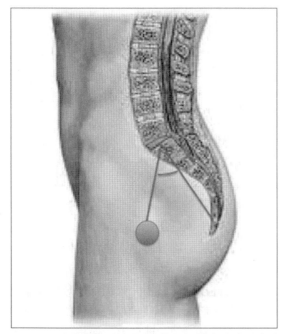

图 16-3 骨盆指数是通过 S1 终板切线中点的垂直线与该点和股骨头中心点连线之间的夹角。（见彩图）

理学发展称为退行性级联，其可导致脊柱生物力学和功能的改变，例如明显的退行性侧凸和不稳定。

16.3 椎管狭窄

边缘骨赘、椎间盘的裂隙及其"膨隆"进入椎管（伴随椎间隙高度丢失，黄韧带的假性肥大或真性肥厚）、关节面增生肥大和侧隐窝狭窄均为椎管狭窄的病理学基础。导致椎管狭窄的这些状况必须手术治疗。然而，具体的手术治疗方式应根据前后节段是否受到影响或是否有脊柱畸形决定。

椎管狭窄可分为三种类型：

- "软狭窄"（椎管狭窄主要影响软组织，伴有椎管内的椎间盘突出和黄韧带）；
- "硬狭窄"（骨性结构的增生）；
- "动态性狭窄"（由受累脊椎体节段的异常活动所致，或由脊柱畸形所致，如退行性脊柱侧弯）。

在软狭窄的病例中，狭窄位于后部，决定性的解剖基础是黄韧带。因此，手术必须解决这个靶向问题。在无前移或畸形的情况下，手术可由黄韧带切除、韧带拉伸和伸展限制组成。

软狭窄往往是不稳定的。因此，若影像学检查提示动态不稳定，减压必须考虑相关节段的稳定性。在年轻患者中，动态稳定应保持腰椎的活动性。此类型狭窄的外科治疗包括使用动态椎板间撑开器。这些设备可拉伸黄韧带，从而降低退变椎间盘的压力，减少小关节的应力。在腰椎水平，使用此类装置的主要禁忌证是：

- L5–S1 不稳定（此处椎板较短，不足以支撑此类装置）；
- 滑脱超过 I 度；
- 严重骨质疏松症；
- 椎间隙显著狭窄；
- 退行性脊柱侧凸。

经椎弓根的动态融合系统是另一种选择。此系统可减少正常的生理活动范围，防止过度活动，导致椎间隙再次调整，从而保持椎间盘生理泵的功能，使得退行性级联中断。此系统的禁忌证是椎间盘疝出、骨质疏松症和明显不稳定。

原则上，年轻患者的最适当治疗是"渐进性"治疗，从椎板间撑开器开始，过渡到动态稳定装置，最终是椎板切除和节段内固定术。对于老年患者，开始时即选择积极治疗。

硬狭窄的手术方案是：

- 双侧开窗和椎间孔扩大术；
- 单侧入路双侧减压法术；
- "圣诞树"型椎板切除术，包括全椎板切除术、椎间关节切除术、双侧椎间孔切开术。

与椎板切除术相比，多节段颈椎管狭窄的椎板成形术有较严重的术后疼痛和较低的生活质量。事实上，最近的研究表明，尤其是在缺乏不稳定的情况下，与椎板切除术相比，椎板成形术无明显优势[2]。

必须经常检查患者的不稳定迹象。若存在不稳定，椎管减压必须结合稳定节段过度活动的治疗。硬狭窄通常存在多节段的狭窄。因此，计划手术时，更重要的是维持活动，而不是尝试改善活动。外科手术应针对症状性节段。

动态狭窄应根据其严重程度制订治疗方案，包括简单的韧带成形术、经椎弓根的节段钉棒内固定术。

16.4 椎间盘疝出

在工业国家中，超过 80% 的成人受到"背痛"的影响，"背痛"成为人们就医和不能正常工作的第二大原因。30 ～ 50 岁的人群发病率最高。因此，椎间盘疝出的社会负担非常重。流行病学研究显示，30% 的健康人患有慢性椎间盘突出，而 70% 的患者在 3 ～ 8 周内缓解，后者中 70% 在 1 年内复发。椎间盘疝出症的发病机制与产生椎间盘中心区域的裂隙，继而使椎间盘负荷的异常再分配的机械因素有关。这种再分配导致椎间盘泵功能丢失，由于其与软骨下静脉丛连接，导致软骨板变性，椎体的脂肪退化，在影像学上称为"Modic 现象"[3]。在椎间盘疝出的自然病程中，椎间盘疝出物与后纵韧带的关系非常重要（即是否完整）。

75% 的椎间盘疝出部分可能发生自发性还纳 / 再吸收，导致临床症状改善和疼痛消失。椎间盘疝出物初始直径与还纳 / 再吸收的程度无关。后纵韧带破裂与大量肉芽组织产生相关，大部分炎症细胞含有间质胶原酶（金属蛋白酶 –1，MMP-1）和间质溶解素（如 MMP-3），其特异性分解 II 型胶原蛋白和蛋白聚糖。蛋白酶直接作用于椎间盘的成分，导致脱出型椎间盘疝出部分高比例的还纳 / 再吸收。

相反，在韧带下疝出的情况下，这种细胞反应几乎不存在。此类椎间盘疝出几乎不可能自愈，因此，常常需要手术干预。椎间盘疝出患者的第一种治疗方式是保守治疗，其基于局部和（或）全身药物治疗，以及个体化的理疗康复。外科医生应认识到：① > 75% 的椎间盘疝出患者无症状；② 80% 的椎间盘疝出患者的症状可在 6 ～ 8 周内缓解；③ 95% 的患者无需侵入性治疗，即可在 3 个月内恢复工作。手术适应证是：

- 有严重神经功能损害表现；
- 经多种保守治疗无效的持续性功能障碍；
- 明确告知患者手术利弊之后。

神经根周围纤维化的形成是手术治疗腰椎间盘疝出之后的腰背部手术失败综合征（failed back surgery syndrome, FBSS）的最重要的原因之一。有许多关于减少瘢痕组织形成的资料和研究。在我们部门，我们尽可能保护神经根周围的解剖结构[4, 5]。事实上，保护黄韧带、保留神经根周围的脂肪组织以及仔细止血，有助于保护脊神经根的生态环境[3]。

若有影像学证据表明脊髓病变，则为颈椎间盘疝出的手术适应证。经前路的颈椎间盘切除术是颈椎退行性病变常用的手术方式。

毫无疑问，日益多样化的内假体植入物的出现彻底改变了治疗方式。这些植入物改善了椎体融合的手术方式和整体的颈椎序列，增加了术后活动度，改善了临床效果。动态植入物被越来越频繁地使用，有助于保护颈椎的活动性。然而，此类椎间盘替代品，仅能用于有所选择的病例。长期数据显示，活动性假体与固定性假体相比并无更大的有效性。

16.5 脊柱肿瘤

脊柱肿瘤占中枢神经系统（central nervous system，CNS）原发性肿瘤的 15%，大部分为良性。最常见的症状是疼痛，其次为脊髓 – 神经根受压临床体征。脊髓肿瘤主要分为三类：硬膜外、硬膜下髓外和硬膜内髓内肿瘤[7, 8, 9]。

16.5.1　硬膜外肿瘤

硬膜外肿瘤占脊柱肿瘤的 55%。其起源于椎体和硬膜外组织，常见的是溶骨性转移瘤（淋巴瘤、肺癌、乳腺癌、前列腺癌）或成骨性转移瘤（前列腺癌、乳腺癌）和原发性脊柱肿瘤（脊索瘤、骨瘤、动脉瘤样骨囊肿、软骨肉瘤、骨肉瘤、椎体血管瘤、浆细胞瘤、多发性骨髓瘤、Ewing 肉瘤）。

10% 的全身性疾病患者发生脊椎转移。其中 80% 的患者原发肿瘤是肺癌、乳腺癌、前列腺、肾癌、黑色素瘤及淋巴瘤。病变通常位于胸部，因其更易扩散。

手术适应证包括：

- 原发性肿瘤不明（确诊目的）；
- 脊柱不稳；
- 病理性骨折引起椎体压缩、脊髓受压；
- 对放射治疗不敏感的肿瘤如肾细胞癌、黑色素瘤；
- 放射治疗过程中，肿瘤持续进展，或有快速恶化的神经损害。

手术方式取决于脊椎受侵蚀的程度，其手术可以从简单的以缓解疼痛和预防压缩为目的的椎体成形修复，到后路减压、刮除术或病灶部分切除术，甚至全椎体切除和内固定术。所有的手术方法均取决于患者的身体状况、预后和成本效益比。放射治疗也可能应用。肿瘤学专家的责任在于指导团队制订不同的治疗策略。

16.5.2　硬膜下髓外肿瘤

脊膜瘤主要发病年龄在 40 ～ 70 岁，女性为主。82% 的病变位于胸椎，15% 位于颈椎，2% 位于腰椎。在大多数情况下，其完全位于硬膜内的侧方，但也可跨于硬膜内外（5%）。肿瘤常见的首发症状是局部或神经根疼痛，其次是神经受压引起的锥体束综合征、行走困难、截瘫、四肢瘫痪，可导致感觉运动障碍以及括约肌功能障碍。

神经鞘瘤是生长缓慢的良性肿瘤，主要位于背侧区。首发症状为局部根性疼痛，随着病变的进展可出现神经功能障碍。大部分病变完全位于硬膜内，然而，8% ～ 30% 的病变位于硬膜外，6% ～ 20% 的病变跨于硬膜内外，呈沙漏状，仅有 1% 的病变位于髓内。病变的治疗主要是手术切除。后路途径切除椎管内与椎间孔内病变，前路或联合入路切除向椎间孔外的肿瘤延伸部分。肿瘤起源的神经根须行切断。几乎在所有的情况下，此手术很少引起严重的神经功能缺失。

16.5.3　硬膜内髓内肿瘤

硬膜内髓内肿瘤占全部脊柱肿瘤的 5%，大多是星形细胞瘤和室管膜瘤。30% 的硬膜内髓内肿瘤是恶性神经胶质瘤、皮样囊肿、表皮样囊肿、畸胎瘤、血管母细胞瘤或脂肪瘤。最常见的表现是反复发作性疼痛（可以是局部或神经根性疼痛），通常是夜间发作，伴有感觉异常如烧灼感和感觉迟钝。其他的症状包括：肢体无力的运动障碍；肌肉萎缩；肌束震颤和肌肉抽搐；痛温觉丧失的感觉障碍和感觉异常；以及括约肌功能障碍（膀胱括约肌功能障碍最常见）。症状的出现通常为隐匿性和渐进性。

星形细胞瘤的主要发病年龄在 30 ～ 50 岁，低高分化的比例是 3:1。主要发生在胸段，其次是颈段。38% 的病变有囊性成分，脑脊液蛋白含量增加。手术切除是首选治疗。

室管膜瘤是远端脊髓束最常见的胶质瘤，主要位于圆锥和马尾水平，其次是颈段。室管膜瘤多见于成人。肿瘤生长缓慢，46% 有囊性成分。在组织学上，通常是黏液乳头状室管膜瘤（WHO Ⅰ 级）。大多数情况下，其为包膜完整、缺乏血管化的病变。唯一的治疗是手术：完整切除。

皮样囊肿在婴儿期以后非常罕见。略多见于女性，通常位于圆锥水平。

脂肪瘤常与脊柱裂并存。主要在出生后的

2 天、3 天和 5 天发病。最常见的症状是单侧或双侧的上行性截瘫、尾部的括约肌功能障碍、皮下有明显肿物。手术治疗是唯一的选择。

不同类型脊髓肿瘤的所有手术（尤其是硬膜内肿瘤）均涉及微创入路途径。此类方法对肌肉损伤小并允许骨愈合的重建（对年轻患者尤为重要）。这样做是为了防止将来可能导致明显不稳定的严重瘢痕或畸形等问题。在此类手术中，应用的技术、术者经验及术中神经电生理监测（在操作过程中，对术者持续提供数据和信息）均有关键作用。

16.6   脊髓血管畸形

脊髓血管畸形有三种类型：动静脉瘘（arteriovenous fistulas, AVF）、硬脊膜内动静脉畸形（arteriovenous malformations, AVM）、海绵状血管瘤。

硬脊膜的动静脉瘘是最常见的变异，位于脊神经根近端的硬脊膜和相对应的硬脊膜内。病理解剖是动脉与硬脊膜静脉之间的异常交通，使得血流进入动脉化的冠状静脉丛，导致其增粗与迂曲。在成年期发病（常为疼痛），可出现功能障碍症状（不同程度快速进展），以下肢多见。该病需及时治疗。损害通常与营养不足有关，可导致神经组织缺血。唯一有效的治疗是封闭分流。

在多数情况下，血管内介入治疗闭塞畸形具有良好的疗效。手术或血管内介入治疗后，其他侧支供血可使分流复发。血管内介入治疗的成功率略低于手术闭塞。一些更复杂的动静脉瘘可能有硬脊膜内外引流，首先是脊髓静脉，其次是硬脊膜外静脉。分流的血管团与邻近硬脊膜必须一同切除，并用标准材料修补和重建缺损的硬脊膜。

硬脊膜内动静脉畸形在临床过程难以预测。治疗选择取决于具体情况。手术是首选治疗。

脊髓动静脉畸形可分为两类：青少年型和球型。特点为血管团位于髓内，腹侧常见，由脊髓前动脉的分支供血。以反复出血、静脉高压、阵发性进行性缺血、脊柱受压和变形导致的脊髓病为其症状特点。

青少年型动静脉畸形是由相互混杂、不可分离的迂曲血管与神经组织组成。在儿童或少年期出现症状，手术有相当大的风险。因此，应实施血管内介入治疗，但是由于血管团与血循环不可能完全分离，导致疗效不确切。

球型动静脉畸形由局限于一定脊柱节段的小血管和血管团组成，通常为单支动脉供血。症状出现于成年期。对于范围不是太大并位于后部的病变，手术切除是可行的和有效的治疗。然而，若后部病变范围广泛，重复性栓塞和术后神经功能障碍的风险较高，应实施血管内介入治疗。

脊髓与脑内的海绵状血管瘤基本相同。症状为髓内的微量出血（孤立的或重复的）所致，其可为间歇性和进行性脊髓病。对于进行性脊髓病，手术是唯一的选择。

病变的手术治疗可结合应用手术显微镜与靛青绿的静脉注射，染料可显示血流方向，从而清晰识别供血和引流血管以及分流或吻合的部位。

16.7   结论

微创神经外科的理念应用于脊柱外科，必须重点考虑组织和血管结构，而不是以手术创口小或更好的外观效果为主要目标。技术的进步推动了脊柱外科的发展，如神经导航、术前与术中的监测、新型止血材料的应用，可视性更好的手术操作显微镜。除了能使术者更好地保护实质结构外，还可结合术前测试和检查，在术中进行神经生理监测。治疗的关键阶段是了解脊柱的生理学和病理学。神经血管组织对于最好疗效的获得具有与脊柱生物力学及其相关的肌肉、骨骼和关节结构同样重要的作用。

（白瑞成　包利　译　唐海　校）

参考文献

1. Simeone R (2006) The spine. Saunders, Philadelphia
2. Nurboja B, Kachramanoglou C, Choi D (2012) Cervical laminectomy vs laminoplasty: is there a difference in outcome and postoperative pain? Neurosurgery 70:965–970 (discussion 970)
3. Modic MT, Ross JS, Masaryk TJ (1989) Imaging of degenerative disease of the cervical spine. Clin Orthop Rel Res (239):109–120
4. Caspar W (1977) A new surgical procedure for lumbar disc herniation causing less tissue damage through a microsurgical approach. In: Wullenweber RBM, Hamer J, Klinger M, Spoerri O (eds) Advances in neurosurgery. Springer-Verlag, Berlin, p 74–77
5. De Divitiis E, Spaziante R, Stella L (1979) Some technical modifications of surgical treatment of lumbar disc lesions. Neurochirurgia 22:95–98
6. de Divitiis E, Spaziante R, Cappabianca P, Donzelli R (1984) Lumbar disk. Surgical tricks for safeguarding the "root's ecology". Surgical Neurol 22:73–75
7. Brotchi J, Bruneau M, Lefranc F, Baleriaux D (2006) Surgery of intraspinal cord tumors. Clin Neurosurg 53:209–216
8. L. Sekhar and R. G. Fessler, Eds (2006) Atlas of neurosurgical techniques: spine and peripheral nerves, vol. 2, Thieme, New York
9. Luis R (1982) Chirurgie du rachis: anatomie chirurgicale et voies d'abord. Springer-Verlag, Berlin

第 17 章

骨转移瘤的放射治疗

Rossella Di Franco, Sara Falivene, Vincenzo Ravo, Paolo Muto

17.1 引言

骨转移是晚期肿瘤常见的严重并发症。继肺和肝脏之后，骨骼是最常见的转移部位。许多晚期癌症，如肺癌和男性前列腺癌及女性乳腺癌，极易发生骨转移。骨转移相关的疼痛是癌症患者发病的主要症状。骨转移的相关事件包括生活质量（QoL）下降、骨折、高钙血症、神经功能障碍和活动受限。

骨骼并不是固定不变的结构，其通过吸收与形成而不断地重构[1]。这个过程是由破骨细胞（负责吸收阶段）和成骨细胞（负责形成阶段）协调完成。肿瘤累及骨骼，可损害骨代谢的正常过程[2]。骨吸收和破骨细胞活性的调节受核因子 kB 受体活化子配体（RANKL）/核因子 kB 受体活化因子（receptor activator of NK-kb, RANK）/骨保护蛋白（osteoprotegerin, OPG）系统的影响。RANK-L 属于肿瘤坏死因子（TNF）家族。其是破骨细胞形成、存活和功能的重要介质。RANK-L 作为一种在膜蛋白基质细胞／成骨细胞的表面表达，其可与破骨细胞上的 RANK 受体结合，以可溶的形式表达，并激活和分化破骨细胞，抑制凋亡[3]。OPG 可

P. Muto（✉）：
Radiotherapy Unit, INT IRCCS Fondazione G. Pascale,
Naples, Italy
e-mail: p.muto@istitutotumori.na.it

与 RANK-L 结合，抑制其功能，从而产生对骨吸收的抑制作用[4]。RANKL/OPG 比率的增加与骨吸收的增加成正相关。这种现象与骨转移瘤的形成和持续存在相关[5]。

17.2 骨转移瘤的临床与影像学诊断

多数骨转移患者表现为局部或神经根疼痛，伴有或不伴有活动受限、感觉和括约肌功能障碍[6, 7]。经过数周或数月的发展，疼痛呈进行性加重。患者常主诉进行性加重的"钝性"和"持续性"疼痛。疼痛常局限于特定区域，多发生于夜间或承重状态。

骨转移的疼痛的机制尚不完全清楚。可能有以下原因：机械不稳定性；骨膜牵拉引起的受体激惹；骨溶解；肿瘤导致的神经损伤；神经生长因子的生成；或细胞因子受体的激活[8-10]。

骨转移常被描述为"溶骨性"或"成骨性"。乳腺癌和肺癌多产生溶骨性表现的病变；前列腺癌和甲状腺更多产生成骨性表现的病变。然而，唯有骨髓瘤产生单纯溶骨性病变[11]。大多数其他肿瘤既有溶骨性也有成骨性成分。由于骨吸收的增加，前列腺癌的转移也可呈溶骨性表现。

多种方法可诊断骨转移：常规放射摄影、放射性核素、CT 和 MRI。CT 可比其他方法更

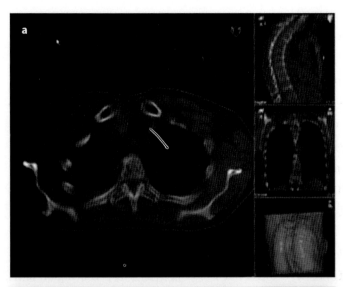

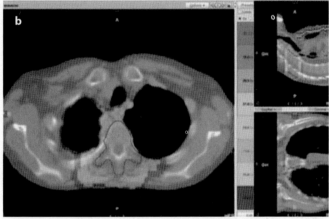

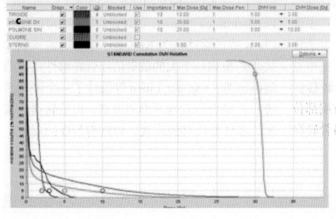

图 17-1　治疗椎体肿瘤（D3）的轮廓图、治疗计划和剂量体积直方图。（a）T3 脊椎转移瘤放射治疗的轮廓图举例。（b）同一病例计划治疗的剂量分布举例。（c）同一治疗的照射体积的剂量体积直方图。（见彩图）

敏感地识别转移病变的类型。与常规放射摄影或骨放射性核素相比，MRI 可更好地评价受累的骨小梁（"红骨髓"），尤其对于椎体。因而，在椎体区域，MRI 比骨放射性核素更为敏感。据报道，MRI 的敏感性为 91% ~ 100%，而骨放射性核素为 62% ~ 85%[12-14]。MRI 可鉴别骨质疏松性或肿瘤性椎体压缩骨折。应用 18F-脱氧葡萄糖(18-FDG)的正电子成像术(positron emission tomography，PET) 可评估代谢活动增加的部位，可显示溶骨性转移，但对成骨性转移的敏感性较低。同时，应用 PET-CT 可明确由单纯 PET 难以确定的摄取异常病变位置。对照性研究显示，与锝 -99m（tc-99m）放射性核素和全身 MRI 相比，PET 可更敏感地发现骨转移 [15, 16]。然而，PET 对颅骨病变骨骼的敏感性有限，邻近脑实质的大量生理性摄取可能掩盖颅骨的小转移性病变 [17, 18]。

17.3 预测脊椎骨转移患者的生存率

继肺和肝脏之后，骨骼是最常见的转移器官。根据其位置，骨转移可导致不同程度的功能障碍。骨转移（尤其是脊柱）常常来源于肺、前列腺、乳腺和造血器官的原发性肿瘤。中轴骨是骨转移最常见部位，转移病变常发生于脊柱、骨盆和肋骨。腰椎是骨转移的最常见单发部位 [19, 20]。在四肢骨中，股骨近端是转移性病变的最常见部位，肱骨也常发生，肢端部位（足和手）很少发生。某些骨骼部位与骨转移的特定区域有关。例如，肩胛骨的转移常见于肾脏的原发性肿瘤 [21]。

颅骨转移常见于乳腺原发性肿瘤，远端四肢骨（胫骨、腓骨）和肢端部位（尤其手部）常见于肺部原发性肿瘤。趾部的转移常见于泌尿生殖系统肿瘤。

疼痛是骨转移的主要症状，但由于脊髓或脊神经受压，神经系统症状也可发生。不同治疗方法的选择取决于病变的类型、骨塌陷、骨髓和神经的侵及。评估预期寿命是非常困难的，需要多学科认证。1986 年，Harrington 提出脊柱负重状态下骨转移的初始分级及其治疗策略（表 17–1）[22]。根据此分级，Harrington 提出 I ~ III 级患者应采用放射治疗，而IV ~ V 级患者则应推荐手术治疗。具有疼痛或神经症状且不能耐受放射治疗的患者，手术可作为二线治疗。

已进行了旨在建立一个预测生存率有效方法的多种研究 [23]。Tomita 和 Tokuhashi 提出一个为手术治疗选择最适合患者的方案 [24]。Bartles 等开发一个预测椎体转移患者生存期的模型。评估的参数包括性别、原发性肿瘤的位置、治疗原发性肿瘤的意愿、颈椎转移的位置以及 Karnofsky 功能状态评分（Karnofsky Performance Score， KPS ）[25]。2001 年，Chow 等的综述认为 KPS 是一个合适的预测方式 [26]。根据一个大的放射治疗骨转移性疼痛的随机试验，van der Liden 等设计了一个评分系统 [27]。结合原发性肿瘤的类型、内脏转移的表现、多处骨转移的表现、对放射治疗的反应，

表 17-1　Harrington 脊柱骨转移分级

分级	标准
I	无明显神经损伤
II	无塌陷或不稳的骨破坏
III	主要神经损伤（感觉或运动），无骨破坏
IV	机械性原因导致的疼痛性椎体塌陷或不稳定，无明显神经系统损伤
V	机械性原因导致的疼痛性椎体塌陷或不稳定，有明显神经系统损伤

KPS 被认为是预测生存期的最重要方法之一。姑息预后评分（Palliative Prognostic Score，PaP 评分）用于癌症患者的分类。PaP 评分是不同的预后因素的综合结果：KPS、生存期的临床预测、厌食、呼吸困难、白细胞总数及淋巴细胞的百分比。PaP 评分划分出三个预后组，用于指导适当治疗方案的制订，即患者：

- 平均生存 64 天（单次照射放射治疗的适应证）；
- 局部转移性病变和良好的寿命预期（标准或特定的大分割治疗，使得病变可在 2 周内得到局部控制）；
- 预后不佳，有局部症状（快速缓解疼痛的单次分割放射治疗，从而改善患者的QoL）[28]。

17.4　治疗

骨转移性疼痛的治疗涉及多学科的方法，包括镇痛、放射治疗、手术、化疗、激素治疗、放射性同位素和双磷酸盐类药物。

17.4.1　放射治疗

放射治疗是治疗脊柱转移瘤的重要方法。对于表现为疼痛、有病理性骨折或脊髓压迫危险的患者，放射治疗被认为是标准的治疗方案。其是局部骨性疼痛的有效对症治疗[29, 30]。约 80% 的患者可在 4 ～ 6 周内显现出姑息性治疗效果。

放射治疗技术包括常规体外放射治疗、调强放射治疗（intensity modulated radiation therapy，IMRT）、立体定向性放射手术和立体定向放射治疗。放射治疗对疼痛和神经症状的疗效取决于肿瘤细胞对电离辐射的敏感性。对电离辐射高度敏感的原发性肿瘤包括淋巴瘤、骨髓瘤和精原细胞瘤。大多数实体瘤如乳腺癌、前列腺癌和肺癌对放射治疗中度敏感；黑色素瘤、骨肉瘤和肾细胞癌通常对放射治疗

不敏感[31]。

放射治疗对于骨转移性疼痛的镇痛效果基于电离辐射对肿瘤细胞的杀伤作用，其可导致机械压力和骨组织浸润的减少。另一个重要机制是减少作用于发生疼痛受体的细胞因子产生。约 25% 的患者显现出早期疼痛缓解（通常在治疗 48 小时内），其并不是由于瘤体缩小所致，而是可能与电离辐射对破骨细胞和 RANK/RANK-L 系统调节的作用有关。Hoskin 等发现骨转移瘤放射治疗后的疼痛缓解与低浓度的骨吸收标志物即尿吡啶酚和脱氧吡啶啉相关[32]。

近年来，大量研究用于评价最适合的个体化分割治疗方案。尽管如此，对于个性化的特定分割方案的选择仍缺乏共识[33, 34]。肿瘤放射治疗组织（The Radiation Therapy Oncology Group，RTOG）的 7402 试验显示，8Gy 的单次照射的"短程"方案和大分割方案的疼痛缓解效果相同[35]。荷兰骨转移瘤研究是针对 1171 名骨转移瘤患者的一项随机研究。采用 8Gy 的单次照射或 24Gy（4Gy/ 次）的 6 次分割治疗。结果显示两者在疼痛缓解、QoL 或并发症上并无差异。RTOG 的 9701 试验比较了 8Gy 的单次照射和总剂量 30Gy 的 10 次分割治疗的效果。唯一不同的是单次照射的患者急性放射反应率低，而再次治疗率高。2007 年的一篇综述和两篇荟萃分析证实单次照射和多次分割治疗的缓解疼痛疗效相同。单次照射治疗患者的疼痛缓解率为 80%，完全缓解率达 30%。多次分割治疗患者的再次治疗率为 10%，单次照射治疗的患者为 20%。这些研究显示单次治疗和多次分割治疗的疼痛缓解效果无差异。然而，在放射生物学方面可能有差别，因为高剂量可激活骨再钙化。

美国放射肿瘤学会（The American Society for Radiation Oncology， ASTRO）召集专家工作组制订了一个关于姑息放射治疗指南（2011 发布）。他们认为体外放射疗法是治疗疼痛性

非复杂骨转移瘤的主要方法，不同分割方案对疼痛缓解具有等效作用（尽管长程治疗的部位具有再治疗率低的优势）[36]。此外，放疗技术可使剂量适形分布，降低对正常组织的毒性。此类方法（IMRT、立体定向性放射手术和立体定向放射治疗）可安全使用较高的放射剂量。这些技术对肿瘤形状和确切位置投照的目标瞄准光束的准确度要求很高[37-41]。

新的方法在某些脊柱转移瘤患者中产生了令人鼓舞的结果（图17-2）。然而，体外放射疗法仍然是治疗脊柱转移瘤的"金标准"。设备安装较少和费用昂贵限制了这些先进的方法在姑息治疗适应证中的广泛应用。

17.4.2　外科治疗和放射治疗

由于病理性骨折和脊髓压迫可导致 QoL 降低，其需尽快治疗。放射学家、放射治疗专家、医学肿瘤专家、外科医师、疼痛医学专家和临终关怀护理的多学科合作是必要的。由于疗效好和副作用少[42]，放射治疗具有核心作用。治疗的目标是：

- 维持良好的 QoL；
- 预防骨骼事件；
- 改善活动；
- 提高生存率（如果可能）。

由于骨完整性破坏，骨转移可出现自发性或受轻微外伤后的病理性骨折[43]。此类骨折可导致疼痛和残疾。在大多数情况下，患者可能需要应用稳定技术的外科手术和放射治疗[44]。

在一项脊柱转移瘤压迫脊髓的治疗研究中，放射治疗可以消除或缓解89%患者的背部疼痛[45]。放射治疗对66%泌尿功能障碍的患者有效。脊髓压迫症状患者的外科手术可实现周围减压。可应用或不应用后路手术支撑系统，填充甲基丙烯酸甲酯稳定前壁。因此，仅在极少数情况下，需要椎板切除术。然而，也可应用后路途径进入椎体并重建前柱的手术。

病理性骨折对于 QoL 和治疗效果均有严重影响。没有证据表明病理性骨折的发生率在单次和多次分割放射治疗的部位有显著性差异。虽然 Steenland 等人的研究显示单次放射治疗后骨折的发生率高于多次分割放射治疗后[46]。单次放射治疗和短程多次分割放射治疗后的照射区域内（照射野内）转移性脊髓压迫的复发率高于长程放射治疗后[47, 48]。由于预后良好的患者有较长生存期，复发有可能发生，因此此类患者应接受长程放射治疗，适合的患者可考虑实施减压术前放射治疗或高精度放射治疗。减压术后结合长程放射治疗患者的术后活动状态优于单独放射治疗的患者（84% 比 57%，

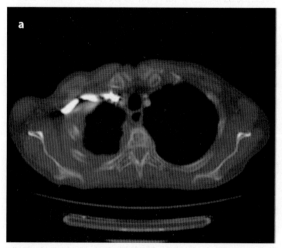
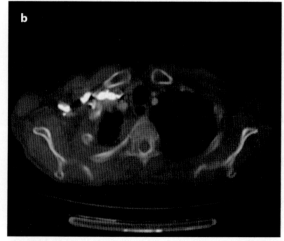

图 17-2　图 17-1 显示的计划治疗患者，放射治疗 6 个月后的 CT 复查。

$P < 0.001$ ） [49]。

手术治疗的指征是：

- 对放射治疗不敏感的肿瘤；
- 放射治疗前、放射治疗中或放射治疗后进展性的神经功能障碍；
- 椎管内骨碎片；
- 病理性骨折造成脊柱不稳定，引起顽固性疼痛或神经功能障碍 [50]；
- 神经功能障碍 ≤ 24 小时；
- 局限性脊柱病变；
- 预期生存期 ≥ 3 个月。

椎体成形术是在透视引导下，将聚甲基丙烯酸甲酯（PMMA）注入病变椎体内。骨的强化和前柱的稳定可缓解疼痛并预防病理性骨折的发生。PMMA 的细胞毒性、产热和缺血效应，使其具有抗肿瘤活性 [51]。该手术的适应证是无神经损害的疼痛性椎体转移瘤。使用激光或球囊可使椎体部分空心化，在椎体内形成的空腔可防止骨水泥渗漏 [52]。后一种方法称为椎体后凸成形术。两种方法均可用经皮或标准后路开放手术的途径完成 [53, 54]。

17.4.3 双磷酸盐类药物和放射治疗

双磷酸盐类药物在肿瘤学、骨转移瘤的治疗和骨骼并发症的预防方面具有越来越重要的作用 [55, 56]。其可降低乳腺癌的骨转移发生率，减轻疼痛，减少镇痛药用量，改善 QoL [57]。除了抑制破骨细胞功能，双磷酸盐类药物也引起细胞凋亡。然而，其对凋亡肿瘤细胞的类型似乎是直接效应。在体外乳腺癌、前列腺癌、黑色素瘤、骨肉瘤和骨髓瘤的细胞研究中，已体现出此效应 [58-63]。因此，通过影响细胞的自动平衡，放射治疗和双磷酸盐类药物对于骨转移瘤的治疗具有重要作用。由于双磷酸盐类药物具有放射增敏作用 [64]，双磷酸盐类药物和放射治疗相结合，可以提高放射治疗的疗效。全身治疗和辐射相互作用的几种机制已被描述。

叠加和超叠加效应：放射治疗和双磷酸盐类药物均影响骨转移周围的细胞自动平衡（特别是破骨细胞活性）。根据两者共同作用于破骨细胞的相对有效程度，在骨转移瘤区域内产生正向的相互作用。叠加效应或超叠加效应体现在由破骨细胞生化变化产生的急性疼痛的缓解效果，可由辐射灭活肿瘤细胞的效应加以巩固。

立体协同：局部治疗，如放射治疗可以治疗疾病的主要部位，然而，全身治疗可以加强控制其他部位的微小或无症状的病变。

正常组织耐受性：联合放射治疗和双磷酸盐类药物的治疗无毒性叠加作用，不损害各自的耐受性。单纯应用放射治疗处理广泛转移性病变时，照射大范围的骨骼可引起严重的骨髓抑制。然而，双磷酸盐类药物对骨矿化和破骨细胞的作用机制具有选择性，不影响骨髓功能。因此，其为放射治疗处理骨性转移的安全、可预知的"全面伙伴" [65]。

Krempiem 等在动物肿瘤模型研究中发现，放射治疗联合双磷酸盐类药物可能对溶骨性转移的再钙化和稳定性有益处。他们证实双磷酸盐氯磷酸二钠和放射治疗的早期联合可明显改善骨密度和显微结构 [66]。在一项 33 例乳腺癌骨转移患者的临床试验中，根据骨密度、疼痛控制、活动状态、骨吸收生化标记物和生活质量相对于控制基线的变化，Kouloulias 等发现，放射治疗联合双磷酸盐类药物治疗 6 个月后，临床症状明显改善。与单独使用放射治疗相比，放射治疗联合双磷酸盐类药物在骨再钙化方面也显示出较好的临床疗效 [67]。如同 Rosen 的研究 [68] 和 Hoskin 的综述 [69]，许多患者已接受放射治疗与双磷酸盐类药物的联合治疗。

17.4.4 吗啡速释制剂（morphine immediate-release，MIR）和放射治疗

癌症引起的慢性疼痛是临床处理的棘手问题 [10]。放射治疗能否成功取决于对治疗的依从

性。事实上，患者即使应用镇痛药物，疼痛也并不总是能够得到充分的控制。放射治疗过程中的摆位常可导致疼痛的加剧。不同类型药物可用于慢性疼痛的治疗，其中阿片类药物在肿瘤晚期的疼痛治疗中具有重要作用[70, 75]。因此，放射治疗专家应注意即使应用镇痛药物，患者仍可在放射治疗摆位中出现强烈疼痛。严重的疼痛常导致中断治疗疗程（甚至治疗周期）。

最近的经验进一步突显了 MIR 的作用。由于其药理学特性，MIR 似乎是治疗可预料性疼痛的理想药物[76, 77]。半衰期较短，可口服途径给药的阿片类药物如 MIR，可预防疼痛的发生，其性能价格比合理。放射治疗联合阿片类药物是治疗骨转移性疼痛的有效方法。识别疼痛的特性、了解疼痛在强度和时间上的变化，可改进癌症患者疼痛的治疗方案。改善患者的依从性，可提高放射治疗的效果。因此，放射治疗专家对于镇痛药物的使用和个性化及有效性治疗方案的制订也具有重要作用[78]。

（陈洁 刁万成 译　唐海 校）

参考文献

1. Mundy GR (1987) Bone resorption and turnover in health and disease. Bone 8 (Suppl. 1):S9–S16
2. Mercadante S (1997) Malignant bone pain: pathophysiology and treatment. Pain, 69:1–18
3. Hsu H, Lacey DL, Dunstan CR et al (1999) Tumour necrosis factor receptor family member RANK mediates osteoclast differentiation and activation induced by osteoprotegerin ligand. Proc Natl Acad Sci U.S.A. 96:3540–3545
4. Simonet WS, Lacey DL, Dunstan CR et al (1997) Osteoprotegerin: a novel secreted protein involved in the regulation of bone density. Cell 89:309–319
5. Guise TA, Yin JJ, Thomas RJ, Dallas M, Cui Y, Gillespie MT (2002) Parathyroid hormone-related protein (PTHrP)(1–139) isoform is efficiently secreted in vitro and enhances breast cancer metastasis to bone in vivo. Bone 30(5):670–676
6. Perrin R G, Laxton AW (2004) Metastatic spine disease: epidemiology, pathophysiology, and evaluation of patients. Neurosurg Clin N Am 15:365–373
7. Coleman RE (2006) Clinical features of metastatic bone disease and risk of skeletal morbidity. Clin Cancer Res 12:6243s–6249s
8. Coleman RE (1997) Skeletal complications of malignancy. Cancer 80 (Suppl. 8):1588–1594
9. Goblirsch MJ, Zwolak PP, Clohisy DR (2006) Biology of bone cancer pain. Clin Cancer Res 12:6231–6235s
10. Hoskin PJ, Stratford MRL, Folkes LK, Regan J, Yarnold JR (2000) Effect of local radiotherapy for bone pain on urinary markers of osteoclast activity Lancet 355:1428–1429
11. Roodman GD (2004) Mechanisms of bone metastases. N Engl J Med 350:1655-1664
12. Smoker WRK, Godersky JC, Knutzon RK et al (1987) The role of MR imaging in evaluating metastatic spinal disease. AJR Am J Roentgenol 149:1241-8
13. Flickinger FW, Sanal SM (1994) Bone marrow MRI: techniques and accuracy for detecting breast cancer metastases. Magn Reson Imaging 12:829-835
14. 1Hamaoka T, Madewell JE, Podoloff DA et al (2204) Bone imaging in metastatic breast cancer. J ClinOncol 22:2942-2953
15. Evan-Sapr E, Mester U, Mishani E et al (2006) The detection of bone metastases in patients with high-risk prostate cancer: 99mTc-MDP Planar bone scintigraphy, single- and multi-field-of-view SPECT, 18F-fluoride PET, and 18F-fluoride PET/CT. J Nucl Med 47:287-297
16. Fujimoto R, Higashi T, Nakamoto Y et al (2006) Diagnostic accuracy of bone metastases detection in cancer patients: comparison between bone scintigraphy and whole-body FDG-PET. Ann Nucl Med 20:399-408
17. Daldrup-Link HE, Franzius C, Link TM (2001) Whole-body MR imaging for detection of bone metastases in children and young adults: comparison with skeletal scintigraphy and FDG PET. Am J Roentgenol 177:229-236
18. Ohta M, Tokuda Y, Suzuki Y et al (2001) Whole body PET for the evaluation of bony metastases in patients with breast cancer: comparison with 99Tcm-MDP bone scintigraphy. Nucl Med Commun 22:875-879
19. Asdourian PL, Weidenbaum M, DeWald RL, Hammerberg KW, Ramsey RG (1990) The pattern of vertebral involvement in metastatic vertebral breast cancer. Clin Orthop Relat Res 250:164–170
20. Steinmetz MP, Mekhail A, Benzel EC (2001) Management of metastatic tumors of the spine: strategies and operative indications. Neurosurg Focus 11:e2
21. Gurney H, Larcos G, McKay M, Kefford R, Langlands A (1989) Bone metastases in hypernephroma. Frequency of scapular involvement. Cancer 64:1429–1431
22. Harrington KD (1986) Metastatic disease of the spine. J Bone Joint Surg Am 68:1110–1115
23. Harrington KD (1997) Orthopedic surgical management of skeletal complications of malignancy. Cancer

80 (8 Suppl.):1614–1627

24. Tomita K, Kawahara N, Kobayashi T, Yoshida A, Murakami H, Akamaru T (2001) Surgical strategy for spinal metastases. Spine 26:298–306

25. Bartles RH, Feuth T, van der Maazen R (2007) Development of a model with which to predict the life expectancy of patients with spinal epidural metastasis. Cancer 110:2042–2049

26. Chow E, Harris K, Fung K (2006) Successful validation of a survival prediction model in patients with metastases in the spinal column. Int J Radiat Oncol Biol Phys 65:1522–1527

27. Aglietta M, Mandoliti G, Marangolo M, Maranzano E (2007) La palliazione in radioterapia oncologica. Argomenti Oncologici Quaderni di Oncologia. Medical Communication, Torino, pp 41-47

28. van der Linden YM, Dijkstra SPDS, Vonk EJA, Marijnen CAM, Leer JWH (2005) Prediction of survival in patients with metastases in the spinal column. Cancer 103:320–328

29. Poulson HS, Nielsen OS, Klee M, Rorth M (1989) Palliative irradiation of bone metastases. Cancer Treat Rev 16:41–48

30. Hoskin PJ (1995b) Radiotherapy in the management of bone pain. Clin Orthopaed Res 312:105–119

31. Peters LJ (1990) The EstroRegaud Lecture. Inherent radiosensitivity of tumor and normal tissue cells as a predictor of human tumor response. Radiother Oncol 17:177–190

32. Hoskin PJ, Stratford MR, Folkes LK, Regan J, Yarnold JR (2000) Effect of local radiotherapy for bone pain on urinary markers of osteoclast activity. Lancet 355:1428–1429

33. Hoskin PJ, Yarnold JR, Roos DR, Bentzen S (2001) Radiotherapy for bone metastases. Clin Oncol (R Coll Radiol) 13:88–90

34. Wu JS, Wong RK, Lloyd NS, Johnoston M, Bezjak A, Whelan T (2004) Radiotherapy fractionation for the palliation of uncomplicated painful bone metas-tases – an evidence-based practice guideline. BMC Cancer 4:71

35. Tong D, Gillik L, Hendrickson FR (1982) The palliation of symptomatic osseous metastases. Final results of the study by the Radiation Therapy Oncology Group. Cancer 50:893–899

36. Lutz S, Berk L, Chang E et al (2011) Palliative radiotherapy for bone metastases. An ASTRO evidence-based guideline. Int J Radiat Oncol 4: 965–976

37. Gibbs IC, Kamnerdsupaphon P, Ryu MR et al (2007) Image-guided robotic radiosurgery for spinal metastases. Radiother Oncol 82:185–190

38. Gerszten PC, Burton SA, Ozhasoglu C, Welch WC (2007) Radiosurgery for spinal metastases: clinical experience in 500 cases from a single institution. Spine 32:193–199

39. Jin JY, Chen Q, Jin R et al (2007) Technical and clini-cal experience with spine radiosurgery : a new technology for management of localized spine metastases. Technol Cancer Res Treat 6:127–133

40. Ryu S, Fang Y, Rock J et al (2003) Image-guided and intensity-modulated radiosurgery for patients with spinal metastasis. Cancer 97:2013–2018

41. Nieder C, Grosu AL, Andratschke NH, Molls M (2006) Update of human spinal cord reirradiation tolerance based on additional data from 38 patients. Int J Radiat Oncol Biol Phys 66:1446–1449

42. Trodella L, Ramella S, D'Angelilla RM, Orecchia R, Muto P (2011) Radiation therapy for bone metastases. Tumori 12 (suppl. 1):S12–S17

43. Janian N (2001) Bone metastases: approaches to management. Semin Oncol 28:28–34

44. Roos D, Turner S, O'Brien P et al; TROG 96.05 (2005) Randomized trial of 8 Gy in 1 versus 20 Gy in 5 fractions of radiotherapy for neuropathic pain due to bone matastases. Radiother Oncol 75:54–63

45. Maranzano E, Latini P, Checcaglini F et al (1992) Radiation therapy of spinal cord compression caused by breast cancer: report of a prospective trial. Int J Radiat Oncol Biol Phys 24:301–306

46. Steenland E, Leer J, van Houwelingen et al (1999) The effect of a single fraction compared to multiple fractions on painful bone metastases: a global analysis of the Dutch Bone Metastasis Study. Radiother Oncol 52:101–109

47. Rades D, Fehlauer F, Schulte R et al (2006) Prognostic factors for local control and survival after radiotherapy of metastatic spinal cord compression. J Clin Oncol 24:3388–3393

48. Maranzano E, Trippa F, Casale M, Anselmo P, Rossi R (2011) Reirradiation of metastatic spinal cord compression: definitive results of two randomized trials. Radiother Oncol 98:234–237

49. Patchell RA, Tibbs PA, Regine WF et al (2005) Direct decompressive surgical resection in the treatment of spinal cord compression caused by metastatic cancer: a randomised trial. Lancet 366:643–648

50. Hirabayashi H, Ebara S, Kinoshita T (2003) Clinical outcome and survival after palliative surgery for spinal metastases: palliative surgery in spinal metastases. Cancer 97:476–484

51. Pilitsis JG, Rengachary SS (2001) The role of vertebroplasty in metastatic spinal disease. Neurosurg Focus11:e1

52. De Negri P, Tirri T, Paternoster G, Modano P (2007) Treatment of painful osteoporotic or traumatic vertebral compression fractures by percutaneous vertebral augmentation procedures: a nonrandomized comparison between vertebroplasty and kyphoplasty. Clin J Pain 23:425–430

53. Wenger M (2003) Vertebroplasty for metastasis. Med Oncol 20:203–209

54. Fuentes S, Metellus P, Pech-Gourg G (2007) Traite-

ment par Kyphoplastieafoyer ouvert des metastases rachidiennes. Neurochirurgie 53:49–53

55. Poulson HS, Nielsen OS, Klee M, Rorth M (1989) Palliative irradiation of bone metastases. Cancer Treat Rev 16: 41–48

56. Hoskin PJ (1995) Radiotherapy in the management of bone pain. Clin Orthop Rel Res 312:105–119

57. Coleman-Robert E (2000) Management of bone metastases. Oncologist 5:465–466

58. Colston KW (2000) Bisphosphonates induce apoptosis in human breast cancer cell lines. Brit J Cancer 82:366–371

59. Jagdev SP, Coleman RE, Shipman CM, Ro-stami HA, Croucher PI (2001) The bisphosphonates zoledronic acid induces apoptosis of breast cancer cells: evidence for synergy with paclitaxel. Brit J Cancer 84:1126–1134

60. Lee MV, Fong EM, Singer FR, Guenette RS (2001) Bisphosphonate treatment inhibits the growth of prostate cancer cells. Cancer Res 61:2602–2608

61. Riebeling C, Forsea AM, Raisova M, Orfanos CE, Geilen CC (2002) The bisphosphonate pamidronate induces apoptosis in human melanoma cells in vitro. Brit J Cancer 87:366–371

62. Mackie PS, Fisher JL, Zhou H, Choong PF (2001) Bisphosphonates regulate cell growth and gene expression in the UMR 106-101 clonal rat osteosarcoma cell line. Brit J Cancer 84:951–958

63. Shipman CM, Croucher PI, Russell RG, Hel-frich MH, Rogers MJ (1998) The bisphosphonate incadronate (YM175) causes apoptosis of human myeloma cells in vitro by inhibiting the mevalonate pathway. Cancer Res 58:5294–5297

64. Ugur-Ural A, Avcuand F, Baran Y (2008) bisphosphonate treatment and radiotherapy in metastatic breast cancer. Med Oncol 25:350–355

65. Mandoliti G, Ramella S, Muto P et al (2011) Integrating radiation therapy and bisphosphonates. I supplementi di Tumori 12:S7-S11

66. Krempiem R, Huber PE, Harms W, Treiber M, Wannenmacher M, Krempiem B (2003) Combination of early bisphosphonates administration and irradiation leads to improved remineralization and restabilization of oste-olytic bone metastases in an animal tumor model. Cancer 98:1318–1324

67. Kouloulias V, Matsopoulos G, Kouvaris J et al (2003) Radiotherapy in conjunction with intravenous infusion of 180 mg sodium pamidronate in the management of oste-olytic metastases from breast cancer: clinical evaluation, biochemical markers, quality of life, and monitoring of recalcification using assessment of gray level histogram in plain radiographs. Int J Radiat Oncol Biol Phys 57:143–157

68. Rosen LS, Gordon D, Tchekmedyian S et al; Zoledronic Acid Lung Cancer and other Solid Tumors Study Group (2003) Zoledronic acid versus placebo in the treatment of skeletal metastases in patients with lung cancer and other solid tumors: a phase III, double-blind, randomized trial. J Clin Oncol 21:3150–3157

69. Hoskin PJ (2003) Bisphosphonates and radiation therapy for palliation of metastatic bone disease. Cancer Treat Rev 29: 321–327

70. Hemming L, Maher D (2005) Cancer pain in palliative care: why is management so difficult? Br J Community Nurs 10:362–367

71. World Health Organization (1986) Cancer pain relief. World Health Organization, Geneva

72. Takeda F (1985) Japanese field-testing of WHO guidelines. PRN Forum 4:4–5

73. Walker VA, Hoskin PJ, Hanks GW, White ID (1988) Evaluation of WHO analgesic guidelines for cancer pain in a hospital based palliative care unit. J Pain Symptom Manage 3:145–149

74. Hanks GW, Conno F, Cherny N et al; Expert Working Group of the Research Network of the European Association for Palliative Care (2001) Morphine and alternative opioids in cancer pain: the EAPC recommendations. Brit J Cancer 2001 84:587–593

75. Ripamonti C, Dickerson ED (2001) Strategies for the treatment of cancer pain in the new millennium. Drugs 61:955–977

76. Lo Presti C, Roscetti A, Muriess D, Mammucari M (2010) Time to pain relief after immediate-release morphine in episodic pain. The TIME Study. Clin Drug Invest 30 (Suppl. 2):49–55

77. Mammucari M, Mediati RD, Vellucci R. (2010) L'uso degli oppiacei nella pratica clinica 2010. Wolters Kluwer Health Italy Ltd, Milan

78. Murino P, Mammucari M, Borrelli D et al (2011) Role of immediate-release morphine (MIR) in the treatment of predictable pain in radiotherapy. J Pain Palliat Care Pharmacother 25:121–124

第 18 章

脊髓血管畸形的分型和治疗

Francesco Causin, Joseph Gabrielli, Emanuele Orrù

18.1　引言

　　脊髓血管畸形（动脉和静脉）是直接或者间接影响脊髓组织的一组血管疾病。其包括脊髓动静脉畸形（arteriovenous malformations，AVM）、硬脊膜动静脉瘘（dural arteriovenous fistulas，DAVF）、脊髓血管瘤、海绵状血管瘤、动脉瘤和脉管瘤。

　　本章节主要介绍脊髓的高流量病变，如动静脉畸形和动静脉瘘（arteriovenous fistulas，AVF）。无动静脉分流的低流量血管畸形未涉及，例如毛细血管扩张症和海绵状血管瘤。其他病变，如高度血管化肿瘤（血管母细胞瘤、血管肉瘤、血管外皮细胞瘤、血管纤维瘤、血管脂肪瘤、血管内皮瘤）也未涉及。

18.2　脊髓解剖

　　脊髓由神经组织（灰质、神经通路、神经胶质细胞）和相互交织且提供脊髓实质营养的血管组成。脊髓并未延伸至脊柱全长：仅自枕骨大孔延至L1-L2脊椎水平的圆锥。脊髓自圆锥向下延伸为马尾，以称为终丝的纤维丝形式延伸并将脊髓固定于尾椎。脊髓呈卵圆形，约45cm长，粗细不等：颈、腰髓15mm厚，胸髓10mm厚。

　　脊髓由与颅内相连的三层脊膜保护。最外层是硬脊膜，硬脊膜和脊椎骨之间是硬膜外腔，其内填充有脂肪组织和血管网。中间保护层是蛛网膜，蛛网膜和硬脊膜之间是硬膜下腔。硬膜下腔曾被定义为硬脊膜和蛛网膜之间的潜在间隙或"虚拟间隙"。最近，作者已不再将其视为间隙，而描述其为充满神经上皮细胞的区域，称为"硬脊膜-蛛网膜界面"。蛛网膜和最内层的软脊膜之间是蛛网膜下腔，其内有脑脊液（cerebrospinal fluid, CSF）、供应脊髓的三条纵行动脉（脊髓前动脉和左、右脊髓后动脉）和髓静脉。

18.3　脊髓的血管

　　了解复杂且极其脆弱的脊髓血管系统，有助于鉴别脊髓血管畸形的类型。通过受试者的CT、MRI以及导管血管造影检查，可提供正常和畸形的供血动脉及引流静脉的详细状况。

　　来自大动脉的节段性动脉发出根髓动脉分支，为椎体、神经根硬脊膜袖和脊髓提供血液。

　　颈髓和上胸髓的血供来自于椎动脉（小脑后下动脉、脊髓前外侧动脉、节段性动脉）和颈升动脉以及颈深动脉。颈髓以下的血供来自于成对的肋间动脉和腰动脉发出的根动脉。根

F. Causin（✉）：
Neuroradiology Unit, Padua University Hospital, Padua, Italy
e-mail: francesco.causin@sanita.padova.it

动脉可形成广泛吻合，并沿脊髓背侧和腹侧神经根进入脊髓。Adamkiewicz 动脉是最大的根前动脉（又称为"腰膨大动脉"），通常出现于 L1 和 L2 节段，但可出现于 T8-L4 的任何节段。在 75% 的人群中，Adamkiewicz 动脉起始于 T8-L1 椎体节段的主动脉左侧[1]。

脊髓前动脉（anterior spinal artery, ASA）自髓腹侧沿脊髓前正中裂下行，滋养脊髓前 2/3 部。其连续发出系列根动脉分支，经椎间孔进入椎管，并穿过神经根的硬脊膜。在胚胎时期，31 对节段动脉在相应位置加入脊髓前动脉。节段动脉在发育过程中自然退化，仅存 4～8 支腹侧动脉加入脊髓前动脉[1, 2]。颈髓节段常有一支粗大的供血动脉分支（"颈膨大动脉"），而胸髓节段仅有稀疏的小动脉分支。如上所述，最大的供血动脉：根最大动脉（Adamkiewicz 动脉）位于腰膨大部位。来自脊髓前动脉的全部供血动脉称为"根髓动脉"。

左和右侧脊髓后动脉共同滋养脊髓后 1/3 部。对其经典的描述是沿脊髓后方两侧走行的成对动脉。但实际上并不如此。其呈现为沿脊髓背侧走行的不连续的纵向系统，行程中有在软脊膜表面走行的根软膜动脉加入。脊髓背侧的供血动脉为脊髓后动脉节段性分支，其通常仅涉及几个脊髓节段。脊髓前动脉和后动脉分支系统围绕下端的圆锥相互吻合形成动脉"篮"。

因此，脊髓内部的血液供应取决于两个系统：①滋养脊髓前、中部和灰质的来自脊髓前动脉（沟连合动脉）的脊髓穿动脉；②脊髓周围血供来自脊髓后动脉系统的软脊膜周围动脉（冠状动脉环或动脉冠）[2, 3]。

在任何横断面水平，两个沟连合动脉滋养脊髓前 2/3。但是，沟连合动脉穿透支之间几乎没有吻合，呈终末动脉效应。后侧的软脊膜网有许多供血动脉，并广泛吻合。

脊髓内的血流有两个相反的方向[4]：滋养特定区域的离心系统（中央沟连合动脉供血）和向心系统（冠状动脉环供血）。中间区域的滋养可为两者中的任一系统。

18.3.1　离心系统

离心系统又被称为"沟连合动脉系统"。脊髓腹侧纵轴（脊髓前动脉）发出 200～400 支沟连合动脉位于脊髓腹侧沟内。这些动脉穿过腹侧沟进入中央灰质，并向周围白质发出放射状分支。每一沟连合动脉通常滋养一半脊髓（左或右）。沟连合动脉系统滋养大多数灰质和前半侧的脊髓。每一沟连合动脉进入脊髓组织前，在头侧和尾侧发出连接其他沟连合动脉的吻合支。头尾吻合也见于脊髓内部。沟动脉在人类发育早期完全呈水平走行。由于发育中的脊柱与脊髓不成比例的延伸，导致沟动脉向上走行。

18.3.2　向心系统

向心系统也被称为"背外侧软脊膜供应"（来自脊髓后动脉）。血管网覆盖脊髓表面的背侧和背外侧，并且有两条主要的头尾向的血管，称为"脊髓后动脉"。在颅、颈连接处，穿过硬脑膜的椎动脉直接供应这个系统（若其起源硬脑膜以下，则血供来自于小脑后下动脉）。此水平以下的动脉供应来自软膜根动脉。此系统由背侧和外侧两部分组成（位于背侧和腹侧神经根之间），并相互吻合。血管网发出环绕脊髓周围的放射状动脉（冠状动脉），并在脊髓腹侧纵轴处吻合。放射状动脉沿其走行发出穿透支进入脊髓内。短穿透支径向延伸至白质和背侧角灰质。穿透分支动脉和沟连合动脉分支在髓内背外侧、腹外侧和腹侧相互吻合。放射状动脉之间存在短的、纵向（头尾向）的髓外吻合支。然而，这些吻合支较小，当出现动脉闭塞时，不能提供足够的纵向营养。因此，背外侧软脊膜血管网是主要的径向动脉供应系统。

通过对称性的放射状脊髓静脉和细小的软

脊膜表浅静脉，脊髓的静脉引流 [3, 5, 6] 汇入表浅的纵向脊髓中央静脉。这些静脉可有或无动脉伴行，但有很多吻合支（包括贯穿髓质的吻合支）形成一个由多个前后静脉组成的静脉网。其与神经根伴行，延伸至硬膜外静脉丛和脊髓外静脉和静脉丛，而硬膜具有抗反流作用。在高位颈髓，静脉可穿过枕骨大孔，通过椎静脉丛到达下矢状窦。脊髓静脉通过与奇静脉和半奇静脉系统相连接的椎内静脉丛和椎外静脉丛引流。

18.4　脊髓病变的临床特征

脊髓动静脉疾病可能引起脊髓病（感觉和运动障碍、小肠功能障碍、膀胱功能障碍）、神经根疼痛或损伤、背部疼痛 [7] 或脊柱畸形。出血、静脉高压、动脉盗血和占位效应可导致脊髓损伤。

出血可发生于脊髓实质和蛛网膜下隙，并可导致神经障碍的急性发生或突然恶化。脊髓 AVM 的出血风险高于其他类型疾病。由于脊髓周围的静脉引流，脊髓的巨大 AVF 以及颈髓或颅内的 DAVF 很少发生出血。脊髓的小 AVF 和胸、腰髓的 DAVF 的出血可能性更小 [8, 9]。脊髓动脉和畸形团内（intranidal）动脉瘤出血风险较高。静脉高压与脊髓动静脉病变的脊髓周围静脉引流有关。此现象与脊髓 DAVF 有关，但可发生于有脊髓周围静脉引流的任何病变（如脊髓软脊膜 AVF 或颅内硬脑膜 AVF）。

高流量的动静脉分流可导致邻近正常脊髓组织的动脉盗血 [10]。由于脊髓前动脉供血的脊髓背侧正常组织的侧支动脉滋养效率较低，此处病变易发生动脉盗血。占位效应所致脊髓病较为罕见。而大的动脉瘤和大的静脉曲张（如发生于脊髓的巨大动静脉瘘）可压迫脊髓或神经根，导致脊髓病、神经根疼痛、神经根损伤和背部疼痛。

18.5　脊髓疾病的分型和流行病学

先进的选择性血管造影和 MRI 技术能够检查此类疾病的血管构筑情况，并可根据形态学和解剖学标准制订准确的分类系统。然而，此分类仍然依赖于主观判断，而且有些疾病仍难以分类。

Bicetre 小组将脊髓 AVM 分为三个主要类型 [11, 12]：

- 血管生发细胞受基因异常影响而导致的基因遗传性疾病，如伴随遗传性出血性毛细血管扩张症的相关畸形；

- 非遗传性基因异常疾病，如 Cobb 综合征（或体节性脊髓动静脉综合征）、Klippel-Trenaunay（静脉曲张性骨肥大血管痣）和 Parkes-Weber（血管 – 骨肥大）综合征；患者的典型表现为脊髓、神经根、骨骼、脊柱旁、皮下和皮肤组织多发性血管分流；

- 由上述疾病之一不完全表达所表现的单一病变，包括脊髓、神经根和终丝的动静脉病变；大多数伴有软脊膜和硬脊膜动静脉分流的血管畸形包含在此类型中。

Patsalides 等所描述的分类方式 [13] 是以血管解剖、血流动力学标准为基础，并兼顾脊髓动静脉分流的解剖和病理生理学变化。此分类方法对于血管内介入治疗适应证、禁忌证、技术的选择和安全、有效、多学科、病变个性化治疗方案的制订具有特殊参考意义。按此方式将此类疾病分为两类：

第一类为动静脉之间有一畸形血管团的 AVM。可分为：①髓内型（又称为Ⅱ型或球型 AVM）；②软脊膜型；③硬脊膜外型；④髓内和髓外型（又称为Ⅲ型、硬脊膜内 – 硬脊膜外型、青少年 AVM 或体节性 AVM）。

第二类为动静脉之间为直接分流的 AVF。可分为：①软脊膜 AVF（又称为Ⅳ型、脊髓

AVF、腹侧硬脊膜内 AVF 或髓周 AVF），其可进一步分为小、大或巨大的亚型；②硬脊膜 AVF（又称为 I 型或背侧硬脊膜内 AVF）；③硬脊膜外 AVF。

尽管随着影像技术的发展，分类方法在不断改进，但是，在 1991 年至 1998 年期间，由多学者共同合作创建的分类方法仍被最广泛应用 [15, 16, 17]。

18.5.1 I 型：硬脊膜动静脉瘘

硬脊膜动静脉瘘（DAVF）是最常见的脊髓 AVM，约占全部脊髓 AVM 的 70%。多见于男性（80%），常在中年（40 ～ 60 岁）发病 [18]。已有研究证实颅内硬脑膜瘘与大脑静脉血栓形成 [19]、凝血因子 V 的 Leiden 点突变及

C 反应蛋白水平有明显相关 [20, 21]。此类因素及其他原因如感染 [22] 或肿瘤等都被认为是致病因素，但似乎又都不是主要因素 [23, 24, 25]。

18.5.1.1 表现

典型表现为伴随进行性神经功能退化的脊髓脊神经根病。蛛网膜下腔出血非常少见，急性神经功能退化也不常见。动静脉瘘多为单发，并常见于胸腰段。邻近节段发出细小供血支穿透硬脊膜并经静脉流出（图 18-1）。2% 的患者可出现成对的 DAVF 或表现为硬脊膜动静脉瘘与软脊膜动静脉瘘共同存在。分流发生于硬脊膜内，局部可见邻近脊神经根的脊膜根动脉流入对应的根静脉。

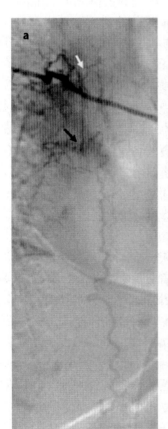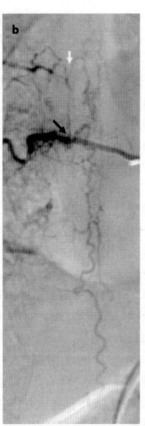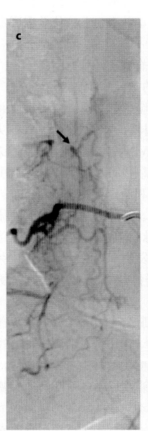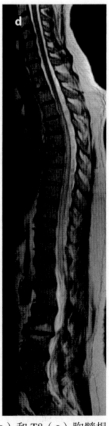

图 18-1 有多支供血动脉的硬脊膜动静脉瘘（I 型）。动静脉瘘由左侧 T6（a）、T7（b）和 T8（c）胸髓根动脉供血。主要动静脉分流位于 T7（黑色箭头）及邻近节段。另外一支细小供血动脉（白色箭头）在 T6 水平穿过硬膜进入引流静脉。矢状位 T2WI（d）显示充血性脊髓病，脊髓水肿的范围自 T4 至脊髓圆锥。

18.5.1.2　临床进程

进行性的临床进程是由于脊髓静脉系统压力增高而导致的静脉充血和继而发生的正常脊髓静脉引流减少。静脉压力增高导致脊髓慢性缺血、细胞消亡和脊髓萎缩。自动调节功能的受损导致静脉丛的正常阻尼效应缺乏，发生全身动脉血压对脊髓直接传递的改变。除分流造成静脉压力增高之外，动静脉瘘患者较正常人的首次静脉流出效率降低[26, 27]。

脊髓静脉流出道的解剖分布可解释临床表现和临床进程。一般而言，与颈段或腰骶段相比，每一个下胸段节段水平的静脉流出道较少[28]。节段水平静脉流出的差异可能是导致整个脊髓内静脉充血由尾侧至头侧传递的原因，而且可以说明为什么即使分流发生于胸段（其至有些病例发生于近颅底部），脊髓病的首发症状多反映脊髓下部（例如圆锥）的功能异常[29]。

18.5.1.3　诊断

MRI 和选择性导管血管造影术是基本的诊断工具。脊髓的水肿、髓周静脉的动脉化扩张和脊髓的增强联合出现为 MRI 特征表现。MRI 血管造影（应用先进的 1.5T 和 3.0T MRI）也可提示 DAVF 的发生节段，有助于血管造影导管行程和范围的确定。有些学者报道应用多排 CT 也可有效确定分流的位置[30, 31, 32, 33]。

导管血管造影术仍然是诊断 DAVF 的"金标准"。采用 5F 导管经股动脉入路实施检查，仔细观察双侧的肋间动脉、腰动脉和骶正中动脉以及髂内外动脉。在脊髓上部，应进行颈深动脉和颈升动脉的选择性造影。若未发现硬脊膜动静脉分流，则应行选择性颅内血管检查，包括椎动脉、颈内动脉（脑膜垂体干）和颈外动脉分支，如咽升动脉、脑膜中动脉和枕动脉（图 18–2）。检查的重要内容为识别根最大动脉（Adamkiewicz 动脉）。若临床状况实际

需要或需应用大剂量的对比剂，选择性血管造影可分期实施。若未发现分流，则应在数周后重复检查。

18.5.1.4　治疗

需仔细观察分流血管的构筑情况，确定供血动脉是否来自于硬脊膜分支或脊髓节段性动脉。在后者中，供血动脉也参与脊髓供血的血管组成（脊髓前动脉和脊髓后外侧动脉）。由于此种情况下脊髓损伤极易发生，不适用血管内介入治疗。即使个别病例应用选择性造影，高流量的分流也可能遮盖脊髓节段性动脉分支。

治疗的目标是：①确认并分离供血动脉；②在硬脊膜神经根袖处阻断分流，并闭塞瘘口，纠正静脉高压，使静脉压力正常化。

可采用的两种治疗方法：①通过定位于靠近瘘口远端的微导管注射明胶或其他液态栓塞剂闭塞供血动脉；②通过椎板切除术打开硬脊膜，暴露瘘口，进行直接手术结扎。应避免切除或栓塞动脉化的静脉。对特定的病例，栓塞术是治疗 DAVF 的一种安全和有效的方法。若明胶有移位于引流静脉内的可能性或供血动脉是脊髓节段性动脉时，则应优先选择直接手术暴露。

18.5.2　Ⅱ型：髓内球型动静脉畸形

髓内球型 AVM 是脊髓的"真性"髓内 AVM。其沿整个脊髓轴向分布，可位于脊髓实质内（髓内 AVM）、脊髓表面（软脊膜 AVM）、硬膜外腔（硬膜外 AVM），或表现为解剖结构非常复杂、无明显组织分界的脊髓髓内外病变。位于脊髓圆锥的 AVM 属另外一种类型，其可延伸至马尾，并沿终丝分布。球型是最常见的髓内血管畸形，占所有脊柱血管畸形的 20%。该病变的特点是占脊髓节段较短的髓内致密性血管团，有多条起源于脊髓前或后动脉（或二者结合）的供血动脉，并引流至

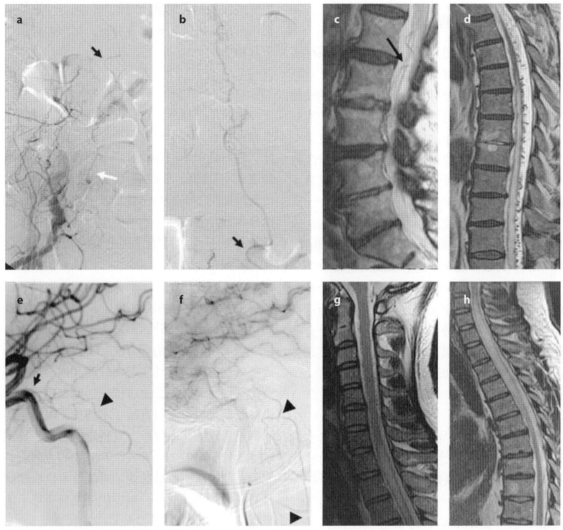

图 18-2 典型硬脊膜动静脉瘘。这些病例强调了血管造影全面检查（头颅至骶骨）的重要性。（a～d）73 岁患者，硬脊膜动静脉瘘（Ⅰ型），血供来源于左髂内动脉的细小动脉。这些供血动脉在 S2 水平穿透硬脊膜并与骶椎硬脊膜静脉相交通（白色箭头）。脊髓静脉引流（黑色箭头）沿马尾行走至 L1 水平的脊髓圆锥。MRI 显示脊髓圆锥的充血性脊髓病伴有髓周静脉扩张。（e～h）42 岁进行性神经功能障碍患者。选择性血管造影术显示 Cognard 分类 Ⅴ 型颅内硬脑膜动静脉瘘，血供来源于左颈内动脉的脑膜垂体干（黑色箭头）。静脉瘘引流至岩静脉和脊髓髓周静脉（黑色三角箭头）。没有来自于颈外动脉和椎体动脉分支或脊髓根动脉的供血动脉。MRI 显示上胸髓节段（C7 至 T6）的充血性脊髓病，伴有髓周静脉扩张。

一个动脉化的冠状静脉丛[10, 34]。与脑 AVM 相似，其表现为一个动静脉分流的局灶性血管网，并引流至脊髓静脉（图 18-3）。常可见与供血动脉和血管团相关的动脉瘤[35]。

18.5.2.1　表现和临床过程

髓内 AVM 好发于年轻人，无明显性别差异。此类病变的临床过程为进行性和波动性脊髓病、截瘫和疼痛，可并发由 AVM 内出血导致的急性神经障碍。多突然发病（常以严重性神经损伤，也可以横贯性脊髓病形式发病）。蛛网膜下腔和髓内出血常见。据报道 Ⅱ 型畸形的死亡率为 17.6%。初次出血后，1 月内再

次出血发生率为 10%，1 年内再出血发生率为 40%。

18.5.2.2　诊断

尽管 CT 和 MRI 技术已取得很大进步，选择性血管造影仍是诊断金标准。所有供血动脉必须实施经股动脉入路的选择性导管造影（采用 5F 导管）检查和评估。全身麻醉下实施患者检查可提高检查质量。在这种情况下，患者在长时间检查和为减少运动伪影而实施呼吸暂停的过程中感受较为舒适。对于主诉疼痛和感觉运动障碍的患者，选择性造影可增加痛苦。

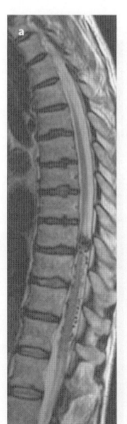
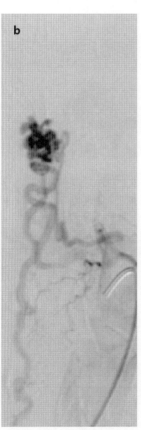
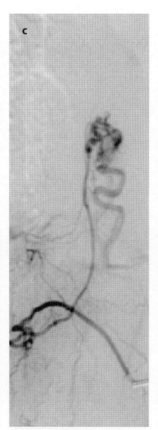
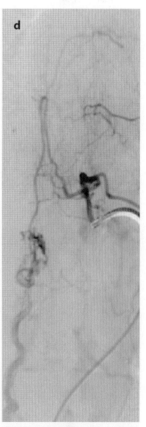

图 18-3　球型脊髓动静脉畸形（Ⅱ型）。T9 水平的脊髓髓内动静脉畸形（a）。AVM 的供血动脉来自 T10（b）和 T11（c）水平的脊髓后外侧动脉，以及源于左侧 T8 脊髓神经根动脉的脊髓前动脉（d）。患者表现为进行性神经功能障碍，伴有疼痛性截瘫（包括感觉和括约肌功能障碍）。AVM 位于脊髓表面的右侧，向下引流至硬脊膜静脉丛。

18.5.2.3　治疗

在治疗髓内 AVM 或改变自然病程的必要性以及减少将来出血风险的脊髓病变处理方面，内科和外科医生已达成广泛共识。

未经治疗的脊髓 AVM 预后较差，在小于40 岁的患者中，36% 的患者可在发病 3 年内明显恶化[36, 37, 38]。

可选择的治疗方法：栓塞、外科手术或二者相联合。手术闭塞的术中神经损伤风险较高（尤其是脊髓前部的病变）。后部表浅的病变手术切除较为安全[39]。在特定患者中，对于栓塞术后的残留血管团，可考虑手术切除。

作为主要手段或手术辅助手段，栓塞术对于治疗髓内 AVM 具有重要作用。即使不完全

性栓塞也能改善预后。血管内介入治疗可采用微粒材料或液态栓塞剂（图 18-4）。作为主要治疗，栓塞术通过减轻动脉盗血、改善脊髓灌注，可使超过 50% 的患者症状在术后即刻发生改善。然而，经过一段时间，出现血管再通后则有继续出血的危险。液态栓塞剂如氰基丙烯酸异丁酯（n-butyl-cyanoacrylate，NBCA）和 Onyx 胶可以实现再通率极低的永久性闭塞[10, 40]，但有可能栓塞在造影中不显影的正常穿动脉。因此，病例的选择对液态栓塞剂治疗效果非常重要，尤其在栓塞术作为主要或单独治疗手段的情况下。另外，已有研究报道射波刀机器人放射手术系统（CyberKnife Robotic Radiosurgery System™）可用于治疗部分髓内 AVM 患者[41]。

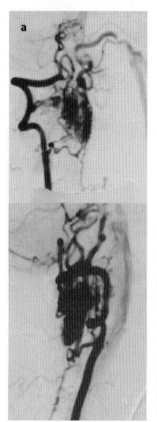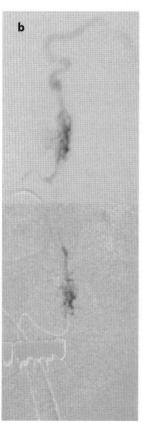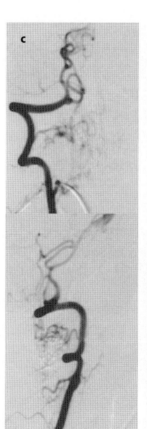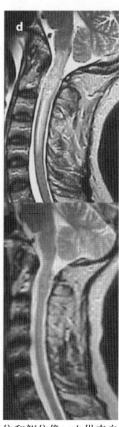

图 18-4　血管球型脊髓动静脉畸形（Ⅱ型）。（a）C1–C2 髓内弥散性动静脉畸形前后位和侧位像，血供来自左或右椎动脉的节段分支。（b，c）右侧节段滋养血管的高选择血管造影术和 NBCA 选择性注射。（d）术后6 个月随访，矢状位 T2 MRI 显示弥散性脊髓病。

脊髓圆锥 AVM 是 II 型畸形的一种特殊类型,特点是同时有前侧和背侧硬脊膜内的分流,拥有多个供血动脉和一个髓内 AVM,并可合并脊髓栓系。通常表现为脊髓病、神经根性综合征和早期肠道 / 膀胱功能障碍。病变所具有的广泛性和多支动脉供血的特性使得单一采用栓塞术治疗非常困难。最佳治疗方式为栓塞后进行手术切除。

18.5.3 III 型: 青少年动静脉畸形（弥散型 AVM）

青少年脊髓 AVM 非常罕见。该病变是真正的髓内 AVM,表现为在受累节段有可充满整个椎管的髓内血管团。脊髓组织位于 AVM 的间隙内。具有异常血管的病变范围广泛,可跨越髓内和髓外。病变可延伸至脊柱外的棘突旁结构。青少年 AVM 是巨大和复杂的病变,有起源于不同脊髓节段的多支供血动脉[10, 13]。供血动脉和血管团内的动脉瘤常见（图 18-5）。血流动力学表现为非常高流量的病变。心输出量的需求可明显增加,常伴有心脏杂音。常见于儿童和青少年,且出现不同的临床情况。

18.5.3.1 表现

临床表现与 II 型 AVM 相似。症状的急性发作继发于蛛网膜下腔出血（subarachnoid hemorrhage，SAH）,而进行性的运动和感觉功能障碍以及括约肌功能障碍通常是由于血管盗血、静脉高压、扩张静脉对脊髓和（或）神经根的占位效应所致。SAH 往往是由静脉或动脉瘤破裂所致。软脊膜下脊髓静脉出血也可导致脊髓血肿。扩张静脉对脊髓或神经根的占

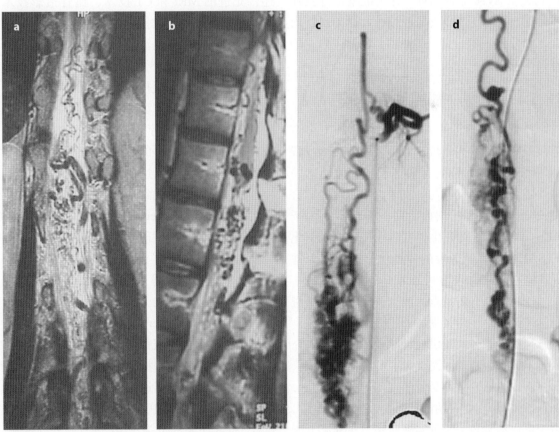

图 18-5 （a～d）青少年弥散型 AVM（III 型）。脊髓圆锥的巨大和复杂性高流量 AVM,血供来自于脊髓后外侧动脉和脊髓前动脉。伴发脊髓前动脉动脉瘤。

位效应有时可产生不对称性功能障碍。

18.5.3.2　诊断

选择性动脉造影可显示脊髓内散在的血管，可以发现 AVM 供血动脉往往直接来自脊髓前动脉或后动脉（有时来自软膜根动脉）。静脉引流则通过扩张的髓周静脉。髓内 AVM 的典型表现为局限于脊髓或在脊髓表面蔓延的血管团。

18.5.3.3　治疗

鉴于病变的范围和血管复杂性，无论采用何种治疗，该病的自然病程和预后均不理想。尽管如此，应根据病变的范围、位置和血管构筑学特征制订个体化的多学科治疗方案。外科手术和栓塞术可以单独或联合使用，但完全治愈此类型 AVM 非常困难，并可能增加并发症发生率。可考虑实施姑息性治疗和靶向血管内介入治疗或手术，以缓解血肿、动脉盗血、静脉高压或直接占位效应产生的症状。

18.5.4　Ⅳ型：髓周动静脉瘘

该病不是真正的 AVM，而是 AVF。瘘道连接髓外和硬膜内，位于脊髓表面的腹侧或背侧（图 18-6）。特征为来自于脊髓前动脉的一支或多支供血动脉与一支粗大的引流静脉直接交通，之间无毛细血管网。症状多出现于 30 ～ 60 岁 [10]。可发生伴有急性神经功能退化的 SAH，但逐渐进展的神经功能退化较为常见。脊柱硬膜内 AVF 可分为三个亚型。

Ⅳa 型 AVF 的特点为流速较低的单支供血动脉（经常是根最大动脉）连接动静脉分流，静脉轻度扩张。由于供血动脉较小，血管内介入技术操作困难，因而首选手术切除。

Ⅳb 型 AVF 呈中度大小，有多支供血动脉，静脉扩张明显。扩张的静脉可发生于分流部位。由于供血动脉较大，可实施栓塞。在分流不能完全闭塞的情况下，需要手术切除。

Ⅳc 型 AVF 是体积最大的分流亚型。有多支根动脉供血，引流静脉扩张迂曲。可发生继发于血管盗血的脊髓缺血。由于体积太大，手术操作困难。可采用血管内介入治疗使病变缩小后再手术切除残余病变的联合方法。

18.5.5　其他类型：脊髓动脉瘤

脊髓动脉瘤常与血管畸形相关。病变较少发生于动脉分支处，而经常沿动脉走行生长 [47]。通常表现为梭形扩张，而没有明确的颈部病变，因此将病变从母体血管切除非常困难，可考虑血管内介入治疗。

18.5.6　新的分类

血管畸形较为罕见，而且对于病变富于变异性的病理学特性尚缺乏充分的研究。如上所述，先进的 MRI 和 CT 技术、血管造影技术及专用超选择导管设备，极大地提升了对病变的认识，并能根据血流动力学、形态特征和解剖学标准制订新的分类系统。直到现在，尚缺乏一个详细且被广泛接受的脊髓血管畸形分类方法。合理的分类方法应有利于制订包括血管内和外科干预的治疗计划 [44, 48]。治疗方案的制订应根据血管畸形的位置、血管构筑类型和血流动力学特征，以达到最优治疗效果。

很多学者试图找到一个明确的脊髓血管病变分类方法。Spetzler 等 [48, 49] 和 Zozulya[44] 等根据解剖学、病理生理学和血管构筑特征，对脊髓血管病变提出了新的分类（表 18-1 和表 18-2）。Patsalides 等 [10] 基于血流动力学标准提出了一个分类方法。

最近，Geibprasert 等提出了一种新分类方法 [50]。这种分类不仅描述了病变的形态、供血动脉和引流静脉，并将受累的硬脊膜外区域在静脉系统胚胎发育过程中的不同变化也考虑在内。根据周围结构引流静脉的胚胎发育发生过程，将 AVF 重新分为三组：硬脊膜外的腹侧、背侧、外侧组。

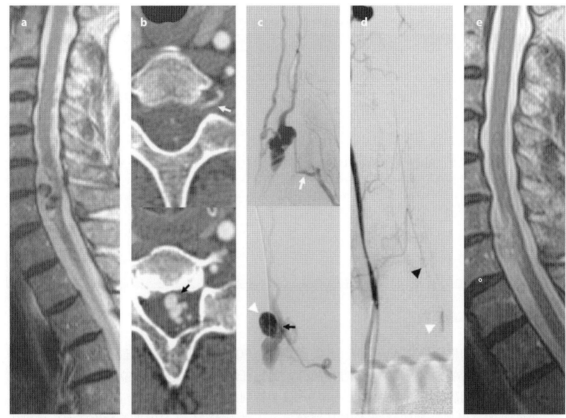

图 18-6 髓周动静脉瘘（Ⅳ型）。64 岁患者，位于 C6 水平的 Ⅳb 型动静脉瘘，表现为上半身和右上肢感觉异常。动静脉瘘的血供来自于颈深动脉的左前根髓动脉，主要供血动脉和腹侧扩张的静脉袋在 C6 水平直接交通。沿根动脉走行可见一个动脉瘤（白色三角箭头）。动静脉瘘有一个来自脊髓前动脉的低流量供血动脉。髓周静脉的上行引流静脉明显扩张。

（a）MRI 矢状面 T2WI 显示静脉扩张，颈髓受压移位，脊髓前部病变。（b）轴位 CT 和 C6 选择性造影显示在 C6 水平的左侧有一支扩张腹侧根髓动脉（白色箭头）。（c）引流静脉的腹侧根动脉入口处之前可见一个动脉瘤（黑色箭头）。（d）右侧椎动脉选择性造影显示脊髓前动脉由上位的节段动脉供血（黑色三角箭头），脊髓前动脉与动脉瘤（白色三角箭头）之间有非常低流量的交通。（e）血管内介入栓塞 1 周后的 MRI 矢状面 T2WI 显示静脉扩张消失，取而代之的是脊髓前部仍有持续的水肿。

硬脊膜外腹侧组的分流进入由脊索（即脊髓水平的椎体）发育而来的正常结构的引流静脉。这些静脉被称为椎体静脉丛，其引流至位于椎管腹侧硬膜外间隙的前组椎内静脉丛，并汇入基底静脉丛和颅内的海绵窦。以往被称为"硬脊膜外"、"骨 – 硬脊膜"或"椎旁"的动静脉瘘均归于此类。由于这些分流的引流静脉并不引流入脊髓，而是只引流入骨骼，因此这些分流不会出现由脊髓静脉充血所导致的症状。但是，扩张的硬脊膜外静脉袋可压迫脊髓或神经根而产生症状。仅有少数病例报告描述了相关的髓周静脉回流导致的脊髓病变，阻止硬脊膜外静脉丛反流至髓周静脉的瓣样机制缺乏假说可解释此现象。然而，也有人认为是正常硬脊膜外静脉丛广泛血栓产生继发性髓周静脉的反流[8]。

动静脉瘘的背侧组与在棘突和椎板水平的静脉正常引流相关。尽管这些静脉与颅内的主要硬膜静脉窦（上矢状窦、窦汇和横窦）相通，但在脊髓部位的对应静脉发育不佳，包括

表 18-1　2002 年，Spetzler 等根据解剖、病理生理学特点提出的脊髓血管性病变分类。作者将其分成三大类：肿瘤、动脉瘤、动静脉病变。动静脉病变根据神经解剖被进一步分类。

机制
肿瘤样血管病变 　　成血管细胞瘤 　　海绵状血管畸形
脊髓动脉瘤 　　动静脉瘘 　　硬脊膜外 　　硬脊膜内 　　腹侧（A，小分流量；B，中度分流量；C，大分流量） 　　背侧（A，单支供血动脉；B，多支供血动脉）
动静脉畸形 　　硬脊膜外 – 硬脊膜内 　　硬脊膜内 　　髓内 　　紧密型 　　弥散型 　　圆锥

一对纵行血管（即椎内静脉丛后组）。此类硬脊膜动静脉瘘患者的典型表现为自发性硬膜外血肿。这种类型动静脉瘘非常少见。

最常见的"经典"型的脊髓 AVF 是硬脊膜外的外侧组。此类动静脉瘘发生于硬膜外的外侧间隙，位于脊髓引流入硬膜外静脉系统的连接桥静脉（或根静脉）。相邻引流静脉由于血栓形成或老年性血管纤维化产生的静脉回流障碍可导致静脉直接反流至髓周静脉。结果在老年患者中出现逐渐加重的症状。男性患者居多，与颅内硬脑膜外 AVF 的外侧组类似，如在枕骨大孔（延髓脑桥静脉）和小脑幕（岩桥静脉）的部位 [8]。

18.6　治疗方案

对任何一个 AVM 患者实施治疗均应仔细考虑效果和风险。AVM 个体化自然病程难以预计。然而，若不治疗，可产生明显损害和出血，导致严重神经功能障碍或死亡。相反，对中枢神经系统（特别是脊髓）任一部位的栓塞术、手术或者放射治疗均有危险性。目前尚没有简单的"公式"可提供最佳的治疗方案。因此，任何治疗方案必须建立在个体化的基础上（特别是脊髓内的 AVM）。

对于 AVM 和 AVF 的治疗方法有：微创手术、血管内介入栓塞和放射治疗。治疗方案的选择主要依据患者的症状、畸形的位置及血管构筑特性（大小、动脉供血、静脉引流）[51]。

Ⅰ 型 AVF 可在数月到数年期间症状进行性加重，包括下肢进行性无力，同时伴有肠道或膀胱功能障碍。此类患者应实施手术或血管内介入治疗闭塞瘘口，尽可能中断和逆转脊髓的损伤 [52]。2008 年，Narvid 等 [53] 报道了 20 年的手术和血管内介入治疗经验。在实施血管内介入栓塞术的 39 例患者中，经第一次治疗 69% 的患者完全闭塞。在实施外科手术的 24 例患者中，83% 的患者经过一次手术治疗完全闭塞。在过去的几年中，血管内介入栓塞术治疗脊髓 AVF 的确切疗效有明显提高，总的栓塞有效率在 25% ～ 100%，有效率的高低取决于栓塞剂及不同刚度微导管的使用。近年来报道利用氰基丙烯酸异丁酯和其他液态栓塞剂可使成功率达到 70% ～ 90%。在栓塞术失败、

表 18-2　2006 年，Zozulya 等根据脊髓血管畸形的解剖特点、血管构筑及血流动力学特点提出的分类。经允许引自文献[44]。

轴向	纵向	供血动脉	结构特性	引流	血流动力学特性
Ⅰ. 髓内	1. 颈髓 2. 胸髓 3. 圆锥	1. 脊髓前动脉 2. 脊髓后动脉 3. 根软膜动脉 4. 联合	1. 球型或紧密型 2. 弥漫型	1. 髓周静脉	A. 低流量 B. 中等流量 C. 高流量
Ⅱ. 硬脊膜内或髓周	1. 颈髓 2. 胸髓 3. 圆锥	1. 脊髓前动脉 2. 前根髓动脉 3. 脊髓后动脉 4. 联合前根髓动脉	1. 球形 AVM 2. AVF	1. 髓周前静脉 2. 髓周后静脉	A. 低流量 B. 中等流量 C. 高流量
Ⅲ. 硬脊膜	1. 颈髓 2. 胸髓 3. 腰髓	1. 脊膜根动脉	1. 微球形 AVM 2. AVF	1. 逆流入髓周前静脉 2. 逆流入髓周后静脉 3. 流入髓外静脉	A. 低流量
Ⅳ. 硬脊膜外	1. 颈髓 2. 胸髓 3. 腰髓	1. 椎动脉 2. 节段动脉脊髓支 3. 后中央支 4. 前椎板支 5. 联合	1. 球形 AVM 2. AVF	1. 硬脊膜外静脉 2. 椎旁静脉	A. 低流量 B. 中等流量 C. 高流量
Ⅴ. 椎体内	1. 颈椎 2. 胸椎 3. 腰椎	1. 节段动脉腹外侧支 2. 后中央支 3. 前椎板支 4. 联合 　4.1 单侧 　4.2 双侧	1. 局限于脊椎内球形 AVM 2. 侵及椎旁的大球形 AVM	1. 硬脊膜外静脉 2. 椎旁静脉 3. 联合	A. 低流量 B. 中等流量 C. 高流量
Ⅵ. 联合	1. 颈髓 2. 胸髓 3. 腰髓	1. 脊支为主 2. 脊膜根动脉为主	1. 硬脊膜内球形 AVM 为主 2. 硬脊膜内球形 AVM 为主	1. 髓周静脉为主 2. 硬脊膜外静脉为主 3. 椎旁静脉为主 4. 联合	A. 低流量 B. 中等流量 C. 高流量

术后病变再通、不能实施栓塞术的情况下，手术仍是最终的选择。若能使分流和回流静脉长久闭塞，介入栓塞术可获得与手术相同的临床疗效，步态和运动能力易于得到改善，但排尿功能障碍改善的可能性较小。

对于硬膜内 AVM/AVF（Ⅱ型和Ⅳ型），在介入治疗前应重点评估术前的神经功能状态。这些患者通常是在实质出血或蛛网膜下腔出血后突然发病。少数情况下，患者由于血管盗血或慢性脊髓病而发病，含氧的动脉血经 AVM 分流导致周围正常实质的低灌注，或高流量的分流导致静脉充血。最终，由于供血动脉和引流静脉的增粗，硬膜内损伤可表现出占位效应。增大的血管畸形压迫周围神经组织，损害神经功能。治疗方案应根据病变的血流动力学、在径向和纵向的位置及血管构筑情况来制订。

栓塞术是多数动静脉畸形的首选治疗方案。手术也具有重要作用，而且多学科治疗也非常必要。在病情未恶化时进行早期治疗，可最大化的保留神经功能。而对于已发生严重神经损伤的患者，则只能保留神经部分功能。而对于出血性患者，应更加慎重考虑。Rodesch 等于 2004 年报道了 155 例高流量脊髓动静脉瘘的治疗经验[12]。虽然出血可造成严重后果，但近期预后却好于最初的认识。在他们的研究中，超过 70% 的患者症状得到改善，而且认为急诊治疗（手术和血管内介入）不应作为主要处理策略。早期急性再出血多数由假性动脉瘤再破裂所致，此类病例应考虑早期靶向介入栓塞治疗[54]。

作为主要手段或手术辅助手段，栓塞术对于治疗脊髓的硬脊膜和髓内的 AVM 具有重要作用。同时以下几点必须得到重视。较大的动静脉瘘的远端引流静脉栓塞可增加栓塞剂迁移的危险性。对于 AVM，可导致血管团内的压力增高，随之发生出血。对于 AVF，由于正常的脊髓引流闭塞，导致静脉淤血肿胀。动静脉瘘不应选择过于近端的动脉进行栓塞，因为其他动脉吻合支可继续供血。这种情况下的血流逆转流入动静脉瘘，极易发生动脉盗血。同时，使得再次进行远端分流处栓塞的可能性减少或消失。栓塞伴有动脉盗血的高流量病变供血动脉可减轻动脉盗血，也可能使得栓塞前血管造影不能显示正常的脊髓动脉显影。这种情况必须得到注意，以避免栓塞正常组织。

应用微导管可对 AVM/AVF 的细小供血动脉实施选择性插管，对于此类病变原则上不使用钢圈，因为钢圈仅能进行局部栓塞，极易导致侧支循环供血。使用微粒栓塞剂具有逐步栓塞的优势，可在操作过程中通过临床和血管造影手段观察栓塞效果，其缺点是易出现血管再通。另外，微粒栓塞治疗需要每年血管造影复查和追加的栓塞治疗[10, 56]。而液态栓塞剂具有栓塞效果持久、再通率低的优点。栓塞术作为主要或是单独治疗手段的情况下，应使用液态栓塞剂（例如，NBCA 或 ONYX）[10, 40]。液态栓塞剂应注入瘘口处（或尽可能靠近），这样利于更好地控制注射，以确保彻底栓塞。

（冯飞 高化 译　唐海 校）

参考文献

1. Lasjaunias PL, Berenstein A, Ter Brugge KG (2001) Surgical neuroangiography, vol 1: clinical vascular anatomy and variations. Springer Verlag, Heidelberg
2. Lazorthes G, Gouaze A, Zadeh O (1971) Arterial vascularisation of the spinal cord: recent studies of the arterial substitution pathways. J Neurosurg 35, 253–262
3. Santillan A, Nacarino V, Greenberg E, Riina HA, Gobin YP, Patsalides A (2011) Vascular anatomy of the spinal cord. J NeuroIntervent Surg 4:67–74
4. Krings T, Geibprasert S, Thron A (2009) Spinal vascular anatomy. In: Naidich T (ed) Neuroradiology of the brain and spine. Elsevier, New York
5. Thron AK (1988) Vascular anatomy of the spinal cord: Neuroradiological anatomy and clinical syndromes. Springer Verlag, Vienna
6. Gillilan LA (1970). Veins of the spinal cord. Anatomic details; suggested clinical applications. Neurology 20:860–868
7. Jellema K, Tijssen CC, van Gijn J (2006) Spinal dural arteriovenous fistulas: a congestive myelopathy that initially mimics a peripheral nerve disorder. Brain 129:3150–3164
8. Krings T, Geibprasert S (2009) Spinal dural arteriovenous fistulas. Am J Neuroradiol 30:639–648
9. Hurth M, Houdart R, Djindjian R et al (1978) Arteriovenous malformations of the spinal cord: clinical, anatomical and therapeutic consideration: a series of 150 cases. Progr Neurol Surg 9:238–266
10. Patsalides A, Knopman J, A. Santillan A, Tsiouris AJ, Riina H, Gobin YP (2011) Endovascular treatment of spinal arteriovenous. Lesions: beyond the dural fistula. Am J Neuroradiol 32:798–808
11. Rodesch G, Hurth M, Alvarez H et al (2002) Classification of spinal cord arteriovenous shunts: proposal for a reappraisal – the Bicetre experience with 155 consecutive patients treated between 1981 and 1999. Neurosurgery 51:374–379
12. Rodesch G, Hurth M, Alvarez H et al (2004) Angioarchitecture of spinal cord arteriovenous shunts at presentation: clinical correlations in adults and children – the Bicetre experience on 155 consecutive patients seen between 1981–1999. Acta Neurochir (Wien)146:217–226
13. Krings T, Mull M, Gilsbach JM et al (2005) Spinal vascular malformations. Eur Radiol 15:267–278
14. Jellema K, Canta LR, Tijssen CC et al (2003) Spinal dural arteriovenous fistulas: clinical features in 80 patients. J Neurol Neurosurg Psychiatry 74:1438–1440

15. Bao YH, Ling F (1997) Classification and therapeutic modalities of spinal vascular malformations in 80 patients. Neurosurgery 40:75–81

16. Barrow DL, Awad IA (eds) (1999) Conceptual overview and management strategies in spinal vascular malformations. American Association of Neurological Surgeons, Park Ridge, p 169–180

17. Berenstein A, Lasjaunias P (1992) Spinal dural arteriovenous fistulas. In: Surgical neuroangiography: endovascular treatment of spine and spinal cord lesions. Springer, Berlin

18. Koch C (2006) Spinal dural arteriovenous fistula. Curr Opin Neurol 19:69–75.

19. Tsai LK, Jeng JS, Liu HM, Wang HJ, Yip PK (2004). Intracranial dural arteriovenous fistulas with or without cerebral sinus thrombosis: analysis of 69 patients. Neurol Neurosurg Psychiatry 75: 1639–1641

20. Kraus JA, Stuper BK, Berlit P (1998) Association of resistance to activated protein C and dural arteriovenous fistulas. J Neurol 245:731–733

21. Kraus JA, Stuper BK, Nahser HC, Klockgether T, Berlit P (2000) Significantly increased prevalence of factor V Leiden in patients with dural arteriovenous fistulas. J Neurol 247:521–523

22. Foix CH, Alajouanine T (1926) La myelite necrotique subaigue. Rev Neurol 46:1–42

23. Jellema K, Tijssen CC, Fijnheer R, de Groot PG, Koudstaal PJ, van Gijk J (2004) Spinal dural arteriovenous fistulas are not associated with prothrombotic factors. Stroke 35:2069–2071

24. Gerlach R, Boehm-Weigert M, Berkefeld J et al (2008) Thrombophilic risk factors in patients with cranial and spinal dural arteriovenous fistulae. Neu-rosurgery 63:693–698

25. Jellema K, Tijssen CC, Sluzewski M, van Asbeck FW, Koudstaal PJ, van Gijn J (2006) Spinal dural arteriovenous fistulas – an underdiagnosed disease. A review of patients admitted to the spinal unit of a rehabilitation center. J Neurol 253:159–162.

26. Merland JJ, Riche MC, Chiras J (1980) Intraspinal extramedullary arteriovenous fistulae draining into the medullary veins. J Neuroradiol 7:271–320.

27. Thron A (2001) Spinal dural arteriovenous fistulas. Radiologe 41:955–960

28. Tadié M, Hemet J, Freger P, Clavier E, Creissard P (1985) Morphological and functional anatomy of spinal cord veins. J Neuroradiol 12:3–20

29. Asakawa H, Yanaka K, Fujita K, Marushima A, Anno I, Nose T (2002) Intracranial dural arteriovenous fistula showing diffuse MR enhancement of the spinal cord: case report and review of the literature. Surg Neurol 58:251–257

30. Mull M, Nijenhuis RJ, Backes WH et al (2007) Value and limitations of contrast-enhanced MR angiography in spinal arteriovenous malformations and dural arteriovenous fistulas. Am J Neuroradiol 28:1249–1258

31. Yamaguchi S, Eguchi K, Kiura Y et al (2007) Multi-detector-row CT angiography as a preoperative evaluation for spinal arteriovenous fistulae. Neurosurg Rev 30:321–326

32. Hetts SW, Moftakhar P, English JD et al (2012) Spinal dural arteriovenous fistulas and intrathecal venous drainage: correlation between digital subtraction angiography, magnetic resonance imaging, and clinical findings. J Neurosurg Spine 16:433–440

33. Yamaguchi S, Eguchi K, Kiura Y et al (2007) Multi-detector-row CT angiography as a preoperative evaluation for spinal arteriovenous fistulae. Neurosurg Rev 30:321–326

34. Berenstein A, Ter Brugge K, Lasjaunias P (2004) Surgical neuroangiography vol. 2: clinical and endovascular treatment aspects in adults. Springer, Berlin

35. Biondi A, Merland JJ, Hodes JE, Pruvo JP, Reizine D (1992) Aneurysms of spinal arteries associated with intramedullary arteriovenous malformations. I. Angiographic and clinical aspects. Am J Neuroradiol 13:913–922

36. Aminoff MJ, Logue V (1974) The prognosis of patients with spinal vascular malformations. Brain 97:211–218

37. Hurth M, Houdart R, Djindjian R et al (1978) Arteriovenous malformations of the spinal cord: clinical, anatomical and therapeutic consideration: a series of 150 cases. Progr Neurol Surg 9:238–266

38. Bostrom A, Krings T, Hans FJ, et al (2009) Spinal glomus-type arteriovenous malformations: microsurgical treatment in 20 cases. J Neurosurg Spine 10:423–429

39. Connolly ES Jr, Zubay GP, McCormick PC et al (1998) The posterior approach to a series of glomus (type II) intramedullary spinal cord arteriovenous malformations. Neurosurgery 42:774–785

40. Corkill RA, Mitsos AP, Molyneux AJ (2007) Embolization of spinal intramedullary arteriovenous malformations using the liquid embolic agent, Onyx: a single center experience in a series of 17 patients. J Neurosurg Spine 7:478–485

41. Sinclair J, Chang SD, Gibbs IC, Adler JR Jr (2006) Multisession CyberKnife radiosurgery for intramedullary spinal cord arteriovenous malformations. Neurosurgery 58:1081–1089

42. Tai PA, Tu YK, Liu HM (2001) Surgical treatment of spinal arteriovenous malformations: vascular anatomy and surgical outcome. J Formos Med Assoc 100:389–396

43. Hida K, Iwasaki Y, Goto K, Miyasaka K, Abe H (1999) Results of the surgical treatment of perimedullary arteriovenous fistulas with special reference to embolization. J Neurosurg 90:198–205

44. Zozulya YP, Slin'ko EI, Al-Qashqish II (2006) Spinal arteriovenous malformations: new classification and surgical treatment. Neurosurg Focus 20:E7

45. Rodesch G, Hurth M, Alvarez H et al (2003) Embo-

lization of spinal cord arteriovenous shunts: morphological and clinical follow-up and results – review of 69 consecutive cases. Neurosurgery 53:40–49

46. McDougall CG, Deshmukh VR, Fiorella DJ et al (2005) Endovascular techniques for vascular malformations of the spinal axis. Neurosurg Clin N Am 16:395–410

47. Gonzalez LF, Zabramski JM, Tabrizi P, Wallace RC, Massand MG, Spetzler RF (2005) Spontaneous spinal subarachnoid hemorrhage secondary to spinal aneurysms: diagnosis and treatment paradigm. Neurosurgery 57:1127–1131

48. Kim LJ, Spetzler RF (2006) Classification and surgical management of spinal arteriovenous lesions: arteriovenous fistulae and arteriovenous malformations. Neurosurgery 59:S195–S201

49. Spetzler RF, Detwiler PW, Riina HA, Porter RW (2002) Modified classification of spinal cord vascular lesions. J Neurosurg 96:145–156

50. Geibprasert S, Pereira V, Krings T et al (2008) Dural arteriovenous shunts: a new classification of cranio-spinal epidural venous anatomical bases and clinical correlations. Stroke 39:2783–2794

51. Krings T, Thron AK, Geibprasert S et al (2010) Endovascular management of spinal vascular malformations. Neurosurg Rev 33:1–9

52. Cenzato M, Versari P, Righi C et al (2004) Spinal dural arteriovenous fistulae: analysis of outcome in relation to pretreatment indicators. Neurosurgery 55:815–822

53. Narvid J, Hetts SW, Larsen D, et al (2008) Spinal dural arteriovenous fistulae: clinical features and long-term results. Neurosurgery 62:159–166

54. Konan AV, Raymond J, Roy D (1999) Transarterial embolization of aneurysms associated with spinal cord arteriovenous malformations: report of four cases. J Neurosurg 90:148–154.

55. Biondi A, Merland JJ, Hodes JE, Aymard A, Reizine D (1992) Aneurysms of spinal arteries associated with intramedullary arteriovenous malformations. II. Results of AVM endovascular treatment and hemodynamic considerations. Am J Neuroradiol 13:923–931.

第 19 章

经皮椎体骨水泥成形术操作原则

Pedro Nunnes, Vitor Mendes Pereira, Mario Muto

19.1 引言

经皮椎体骨水泥成形术（percutanevus vertebral cementoplasty, PVC）是一种神经放射学微创介入技术，主要是在影像学（CT 或 DSA）引导下，通过经皮穿刺技术将骨水泥（通常是 PMMA）[1-8] 注入病变椎体。PVC 可改善椎体的机械强度和稳定性，伴有或不伴有椎体高度的恢复，减轻或消除疼痛。对于 PVC 有一致的科学共识（支持的共识文件出版于 2007 年[9]），认为其在经选择患者中，对于治疗疼痛性椎体压缩骨折（vertebral compressive fractures, VCF）和微骨折是一种成功、安全、有效的微创方法[5-29]。许多病例分析和回顾性研究显示 PVC 能够明显减轻疼痛、提高活动能力、改善人体机能状态，而且成功率高。

1984 年，Galibert 和 Deramond 在全球首次实施椎体成形术治疗颈椎侵袭性血管瘤[1-2]。1991 年，Debussche-Depriester 报道了一组骨质疏松性 VCF 患者的疼痛获得明显缓解[3]。从此，PVC 在全球得到广泛应用，同时应用可膨胀装置恢复椎体高度并改善相应的后凸畸形的重要性得到认可。经过不断探索，该技术

M. Muto（✉）:
Neuroradiology Department, A. Cardarelli Hospital, Naples, Italy
e-mail: mutomar2@gmail.com

已得到了进一步改良。

椎体的高度恢复，可通过骨水泥直接注入，或用椎体内可膨胀装置产生一个空腔，再填充骨水泥[31-38]。两种方法的安全性均较好，具有即刻性和持续性缓解疼痛的能力，可使患者的活动能力即刻得到改善，对于提高生命质量有积极作用。这两种方法并不相互排斥，方法的选择应根据病史、疼痛性 VCF 的病因、骨折的时间、椎体节段和后凸畸形的程度确定。关于应用椎体内膨胀装置的 PVC 报道不如无椎体内膨胀装置的 PVC 广泛[31-38]。PVC 的长期预后依赖于操作医生的经验和良好影像引导设备的应用。

19.2 患者选择

PVC 的主要适应证是疼痛性 VCF 或继发于骨质疏松、创伤、原发性骨肿瘤（例如，症状性血管瘤）、椎体转移瘤或血液系统恶性肿瘤（例如，骨髓瘤和淋巴瘤）的微骨折。

对于经长期（通常 4～8 周）内科保守治疗效果不佳的亚急性或慢性背部疼痛的骨质疏松患者，可进行 PVC 治疗。而且术前无需等待时间，症状性骨折后的及时手术，在多数患者中可获得预防椎体高度丢失、及时恢复功能活动、最大程度减轻短期并发症的效果。

19.3 临床评估和术前注意事项

PVC 实施前必须签署知情同意书，其包括操作的描述和讨论、预期结果和可能的并发症。术前应进行凝血功能、血小板计数和白细胞计数等血液检查。骨髓炎和全身感染是 PVC 绝对禁忌证。

体检的疼痛定位应与考虑治疗的 VCF 位置一致。脊柱的叩击往往引出病变椎体邻近 1 ~ 2 节椎体的疼痛。患者也可主诉为牵涉痛（例如，由下腰椎骨折引起的髋部牵涉痛），但其不是手术禁忌证。

必须明确导致疼痛性 VCF 的病因（例如，骨质疏松、创伤、肿瘤或血液系统恶性肿瘤）。因为不同病因导致的骨折性质不同，发生的并发症也不同。应记录影像学所测量的后凸畸形程度。

可用多种量表评估患者、记录手术过程和结果及并发症。不同标准化量表用于记录患者评价报告、介入手术、结果和并发症。此类量表可作为介入操作的标准报告和档案的准备。视觉模拟评分（Visual Analog Scale，VAS）是记录疼痛程度的有效方法[39-44]。而且术前和术后均应进行 VAS 评分。Oswestry 功能障碍指数（Oswestry Disability Index，ODI）[40] 和 Roland-Morris 功能障碍问卷[39] 是评价下背部疼痛治疗效果的专用评价方法。SF36 简易量表包含 8 大方面、36 个问题的评分，可用于患者的身体和心理评估[45, 46]。

19.4 影像诊断

无论有或无后凸畸形的疼痛性 VCF，神经影像检查都包括常规 X 线、MRI、CT 或核素骨扫描（图 19-1）。

MRI 是筛选患者的"金标准"。MRI 对受累椎体的骨髓水肿敏感性和特异性高，骨

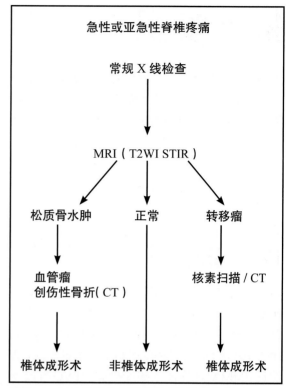

图 19-1 经皮椎体骨水泥成形术的诊断流程图。

髓水肿是在 T2WI 的短时间反转恢复（short-term inversion recovery，STIR）序列中呈高信号，在 T1WI 中呈低信号。骨髓水肿可能为骨髓质微骨折合并出血所致。大多数骨质疏松性 VCF 在 1 ~ 3 个月后的所有序列中均呈与正常骨相同的信号，被认为是骨折愈合的征象[66]。骨髓水肿明显的患者，PVC 后疼痛强度常常减轻[66]。核素骨扫描可帮助确定需要 PVC 治疗的症状性椎体，特别适用于有 MRI 检查禁忌证的患者。而对于此类患者，CT 检查也很重要。

19.5 椎体成形术步骤

19.5.1 影像引导

椎体成形术应在 CT 或高质量透视（最好为 DSA）引导下实施，在实时监控下推注骨

水泥。腰椎和胸椎节段患者取俯卧位，在颈椎节段患者取仰卧位。

19.5.2 镇静

PVC 操作中可产生疼痛。镇静剂的使用需根据患者的整体状况和合并症的情况。大多数患者在局部麻醉和清醒镇静下能够耐受手术。然而，颈部 PVC 或多节段治疗的患者，以及心肺功能较差的患者可能需要全身麻醉。根据具体情况，手术当天可静脉给予抗生素预防局部感染。

19.5.3 穿刺针

可以选用多种形状、直径及长度的各种穿刺套管系统，具体应根据穿刺椎体的规划途径，选择使用穿刺针的尺寸。穿刺针的尺寸对骨水泥沿针道的渗漏（以及与穿刺置入位置有关并发症）有影响。应用较多的穿刺针为尖端呈斜坡形或菱形的小号穿刺针（10 ~ 15G）。可采用单侧或双侧经椎弓根、椎弓根旁、前外侧（例如，在颈部区域）和经口腔（C2 椎体）入路途径。

19.5.4 骨水泥

PMMA 是最常用的骨水泥。许多 PMMA 的组合物和其他骨水泥均可用于 PVC。每一种类型的骨水泥均有自身的物理、化学、机械性能以及黏稠度。这些特性主要影响骨水泥的分布和推注，术者应针对每一种疾病在操作中进行调整。然而，PMMA 不可降解、不能诱导新骨形成。作为永久植入物，骨水泥可干扰骨的自然重构过程。一些最近开发的骨水泥含有磷酸钙、硫酸钙、羟基磷灰石以及复合树脂，不仅利于骨生长，而且在改善骨物理和生物力学（骨传导和骨诱导）性能方面均显示出令人鼓舞的效果。

"理想"骨水泥应在抗轴向和抗剪切力方面的生物力学特性方面尽可能和骨的特性相匹配，并应具有长效性和显影效果的良好性。疼痛缓解机制的基础是通过直接结构强化，达到椎体骨折或微骨折的机械固定。骨水泥聚合过程伴随的短暂产热反应可诱导肿瘤坏死和灭活神经末梢。

目前骨水泥注射量尚无统一标准。人们普遍的共识是椎体内注入过多骨水泥对临床并无益处。要达到稳定骨折和缓解疼痛的目的，骨水泥弥散充分覆盖骨折区且无血管及椎体外渗漏是必要的 [47-50]。

19.5.5 骨质疏松性压缩骨折

骨质疏松性 VCF 是导致老年人严重背部疼痛的常见原因。据估计绝经后近 50% 的白种人将出现骨质疏松性骨折 [11, 51]。其他骨质疏松性骨折易感人群包括长期接受皮质类固醇激素治疗的患者、慢性肾病患者和长期不运动者。患者的慢性疼痛往往持续 2 周至 3 个月，可导致身体虚弱和短期并发症出现（例如，肺炎性肺不张、心力衰竭、深静脉血栓和肺栓塞），继而死亡率上升 [9]。

最近一项随机对照临床研究显示 PVC 在缓解疼痛、尽早恢复日常活动功能方面，比长期内科保守治疗（conservative medical therapy，CMT）更有效 [30, 31]。此外，CMT 也有风险，在某些情况下（特别在老年患者中），可因缺乏运动、卧床制动、镇痛麻醉而导致一系列副作用 [9]。研究显示，在为期一年的随访中，应用椎体内可膨胀装置 PVC 患者的 QoL 生活质量高于 CMT 治疗患者 [32]。PVC 应在患者状况适合的情况下尽早实施，以避免椎体进一步塌陷，加重后凸畸形。

19.5.6 椎体血管瘤

脊柱血管瘤通常是局限于椎体内的良性病变，常为无症状性肿瘤，多在影像检查时偶然发现。有症状的破坏性椎体血管瘤少见 [52, 53]。疼痛性血管瘤的表现因人而异，包括牵涉痛，甚至骨折导致的进行性神经功能障碍，占位效应所致的硬膜囊受压和椎间孔受累。PVC 对于无神经受损的症状性血管瘤是首选的金标准治疗方法 [1, 54-56]。如果骨水泥完全填充血管瘤静脉网并维持机械稳定，可获得良好的长期疗效。必要时可后续进行椎板切除减压术 [56]。

19.5.7 椎体转移瘤和血液系统恶性肿瘤

椎体转移瘤是最常见的脊柱肿瘤性病变，患者常出现由于骨质破坏所致的严重疼痛，伴有或不伴有类似骨质疏松性骨折的椎体塌陷。在原发性肿瘤不明确、多个原发性肿瘤，或怀疑椎体病变是否与原发性肿瘤有关的情况下，可进行组织活检。在治疗或姑息处理之前应当进行多学科讨论以准确评估治疗效果和风险。PVC 可作为放射治疗或化学治疗的辅助手段。因为 PMMA 骨水泥的聚合产热反应具有灭活癌细胞效应，一些欧洲肿瘤中心建议在放射治疗由乳腺癌脊柱转移所致的疼痛性 VCF 之前，应首先实施 PVC。

椎体的溶骨性肿瘤病变（例如，转移瘤、多发性骨髓瘤、淋巴瘤），包括伴有椎体后壁相当大的破坏均为 PVC 的适应证 [15, 16]。一些研究显示 PVC 用于成骨性混合性脊柱转移的治疗具有镇痛效果。这此类病变中，骨水泥首先填充于异常椎体的溶骨性区域，包括位于成骨性病变周缘，有时位于成骨性病变内部的微骨折区域 [45]。

射频消融可作为辅助手段治疗肿瘤扩散超出椎体边缘（侵及周围软组织和椎间孔或压迫脊髓）而无神经损伤的患者 [57-61]。这种情况的治疗目标首先是破坏肿瘤组织，其次是通过注入骨水泥加强椎体的稳定性。

由于病变本身的分子病理生理学特性和频繁使用皮质类固醇激素易导致骨质疏松，这使得多发性骨髓瘤患者发生 VCF 风险较高。多数多发性骨髓瘤患者由于骨髓瘤细胞的直接侵蚀表现有弥漫性或局灶性骨质破坏。具体而言，PVC 对于多发性骨髓瘤所导致的多节段溶骨性椎体病变具有快速而且长期的疼痛缓解疗效。

19.5.8 创伤性骨折

患者情况复杂和骨折多样性是 PVC 用于治疗创伤性椎体骨折面临的难题。PVC 的应用必须根据患者的临床状态、骨折类型及并发症，并经过多学科的认真评估和讨论。新鲜骨折治疗技术难度大，因为压缩性或爆裂性骨折以及潜在的椎体骨折移位使骨水泥渗漏危险性显著增加。

根据 Magerl 分型，椎体成形术不可用于 B 型和 C 型骨折。对于急性 VCF 患者（Magerl A1 型），应在外伤事件发生后尽早实施椎体内可膨胀装置注入骨水泥的椎体骨水泥成形术 [52, 53]。这样可以恢复椎体高度，并在产生的空腔内注入骨水泥，避免骨水泥过度渗漏。在这种情况下，应采用双侧入路，并使用高黏度骨水泥。另外，必要时可同时实施后路固定术，以避免二期前路固定术 [52, 53]。

19.6 并发症

采用或不采用可膨胀装置的 PVC 并发症的发生率范围均为 1% ~ 10% [9]。有些研究报道恶性病变（包括脊髓瘤和溶骨性转移瘤）患者的并发症发生率更高。主要与骨水泥（PMMA）通过破坏的皮质区域、穿刺针道、椎旁静脉丛的椎体外渗漏或进入硬膜外间隙相关 [9, 47, 48]。骨水泥渗漏通常无症状，对近期或远期预后影响不大，不需处理。其他少见并发症包括：椎弓根骨折、硬膜外脓肿、椎旁血肿、症状性肺栓塞、脑脊液瘘、疼痛加重、截瘫甚至死亡 [9, 47, 48]。症状性并发症常在操作术中或术后立即出现。是否增加邻近节段椎体压缩骨折仍存在争议 [62]。有些学者认采用椎体内可膨胀装置可降低 PVC 的骨水泥渗漏率，这可能是因为容纳骨水泥的空腔产生时封闭了骨组织裂隙和静脉通道[63]。然而，另一些学者认为骨水泥的黏稠度和注入量是控制骨水泥渗漏的关键因素[64]。

19.7 随访

PVC 治疗后应随访至少 1～2 年。建议使用患者评估、疗效和并发症的标准化调查量表，以提供标准的数据和微创 PVC 操作资料。多年的标准数据和经验积累对于提高 PVC 的质量和资料检索非常重要。

PVC 治疗后的内科治疗包括饮食中添加维生素 D 和钙、使用双磷酸盐类药物或其他新药物如甲状旁腺激素衍生物。新材料学和技术的不断发展可拓展 PVC 的适用范围，提高治疗效果并降低并发症的发生。

19.8 结论

PVC 是一种治疗脊柱疼痛安全、有效的方法。骨水泥也可注入特定患者位于椎体外的其他部位。正确的临床诊断和神经影像学检查方法是取得良好治疗效果的基础。高质量的影像学或 CT 引导是避免并发症的必要措施。内分泌专家、物理治疗师、疼痛治疗师、肿瘤学专家以及神经外科医生密切合作是获得最佳疗效的保证。

（贾璞 杨金江 译 唐海 校）

参考文献

1. Galibert P, Deramond H, Rosat P et al (1987) Note préliminaire sur le traitement des angiomes vertébraux par vertebroplastie percutanée. Neurochirurgie 33:166–168
2. Deramond H, Darrason R, Galibert P (1989) Percutaneous vertebroplasty with acrylic cement in the treatment of aggressive spinal angiomas. Rachis 1:143–153
3. Debussche-Depriester C, Deramond H, Fardellone P et al (1991) Percutaneous vertebroplasty with acrylic cement in the treatment of osteoporotic vertebral crush fracture syndrome. Neuroradiology 33 (Suppl):149–152
4. Jensen ME, Evans AE, Mathis JM et al (1997) Percutaneous polymethylmethacrylate vertebroplasty in the treatment of osteoporotic vertebral body compression fractures: technical aspects. Am J Neuroradiol 18:1897–1904
5. Deramond H, Depriester C, Galibert P et al (1989) Percutaneous vertebroplasty with polymethylmethacrylate: technique, indications and results. Radiol Clin North Am 36:533–546
6. Cotten A, Boutry N, Cortet B et al (1998) Percutaneous vertebroplasty: state of the art. Radiographics 18:311–320
7. Barr JD, Mathis JM, Barr MS et al (2001) Standard for the performance of percutaneous vertebroplasty. American College of Radiology Standards 2000–2001. American College of Radiology, Reston, pp 441–448
8. McGraw JK, Cardella JC, Barr JD et al (2003) Quality improvement guidelines for percutaneous vertebroplasty. J Vasc Interv Radiol 14:827831
9. Jensen ME, McGraw JK, Cardella JF, Hirsch JA (2007) Position statement on percutaneous vertebral augmentation: a consensus statement developed by the American Society of Interventional and Therapeutic Neuroradiology, Society of Interventional Radiology, American Association of Neurological Surgeons/Congress of Neurological Surgeons, and American Society of Spine Radiology. Am J Neuroradiol 28:1439–1443
10. American College of Radiology (2009) Practice guideline for the performance of percutaneous vertebroplasty. ACR Practice Guidelines revised 2009 (resolution 25). American College of Radiology, Reston
11. Radvany MG, Murphy KJ, Millward SF et al (2009) Research reporting standards for percutaneous vertebral augmentation. J Vasc Interv Radiol 20:1279–1286
12. Kaemmerlen P, Thiesse P, Bouvard H et al (1989) Vertébroplastie percutanée dans le traitement des métastases: technique et résultats. J Radiol 70:557–562
13. Nguyen JP, Djindjian M, Pavlovitch JM et al (1989) Vertebral hemangioma with neurologic signs: therapeutic results—survey of the French Society of Neurosurgery. Neurochirurgie 35:299–303 and 305–308
14. Gangi A, Kastler BA, Dietemann JL (1994) Percuta-

neous vertebroplasty guided by a combination of CT and fluoroscopy. Am J Neuroradiol 15:83–86

15. Cotten A, Dewatre F, Cortet B et al (1996) Percutaneous vertebroplasty for osteolytic metastases and myeloma: effects of the percentage of lesion filling and the leakage of methyl methacrylate at clinical follow-up. Radiology 200:525–530

16. Weill A, Chiras J, Simon J et al (1996) Spinal metastases: indications for and results of percutaneous injection of acrylic cement. Radiology 199:241–247

17. Barr JD, Barr MS, Lemley TJ et al (2000) Percutaneous vertebroplasty for pain relief and spinal stabilization. Spine 25:923–928

18. Martin JB, Jean B, Sugiu K et al (1999) Vertebroplasty: clinical experience and follow- up results. Bone 25:11S–15S

19. Kaufmann TJ, Jensen ME, Schweickert PA et al (2001) Age of fracture and clinical outcomes of percutaneous vertebroplasty. Am J Neuroradiol 22:1860–1863

20. Evans AJ, Jensen ME, Kip KE et al (2003) Vertebral compression fractures: pain reduction and improvement in functional mobility after percutaneous polymethylmethacrylate vertebroplasty—retrospective report of 245 cases. Radiology 226:366–372

21. Muto M, Muto E, Izzo R, Diano AA, Lavanga A, Di Furia U (2005) Vertebroplasty in the treatment of back pain. Radiol Med109:208–219

22. Heini PF, Walchli B, Berlemann U (2000) Percutaneous transpedicular vertebroplasty with PMMA: operative technique and early results—a prospective study for the treatment of osteoporotic compression fractures. Eur Spine J 9:445–450

23. McGraw JK, Lippert JA, Minkus KD et al (2002) Prospective evaluation of pain relief in 100 patients undergoing percutaneous vertebroplasty: results and follow-up. J Vasc Interv Radiol 13:883–886

24. Zoarski GH, Snow P, Olan WJ et al (2002) Percutaneous vertebroplasty for osteoporotic compression fractures: quantitative prospective evaluation of long-term outcomes. J Vasc Interv Radiol 13:139–148

25. Diamond TH, Champion B, Clark WA (2003) Management of acute osteoporotic vertebral fractures: a non-randomized trial comparing percutaneous vertebroplasty with conservative therapy. Am J Med 114:257–265

26. Do HM, Marcellus ML, Weir RU et al (2002) Percutaneous vertebroplasty versus medical therapy for treatment of acute vertebral body compression fractures: a prospective randomized study. Proceedings of the Annual Meeting of the American Society of Neuroradiology, Vancouver

27. Kallmes DF, Comstock BA, Heagerty PJ et al (2009) A randomized trial of vertebroplasty for osteoporotic spinal fractures. N Engl J Med 361:569–579

28. Buchbinder R, Osborne RH, Ebeling PR et al (2009) A randomized trial of vertebroplasty for painful osteoporotic vertebral fractures. N Engl J Med 361:557–568

29. Rousing R, Andersen MO, Jespersen SM (2009) Percutaneous vertebroplasty compared to conservative treatment in patients with painful acute or subacute osteoporotic vertebral fractures: three-months follow-up in a clinical randomized study. Spine 34:1349–1354

30. Voormolen MH, Mali WP, Lohle PN (2007) Percutaneous vertebroplasty compared with optimal pain medication treatment: short-term clinical outcome of patients with subacute or chronic painful osteoporotic vertebral compression fractures. The VERTOS study. Am J Neuroradiol 28:555–560

31. Venmans A, Klazen CA, Lohle PN, Mali WP, van Rooij WJ (2012) Natural history of pain in patients with conservatively treated osteoporotic vertebral compression fractures: Results from VERTOS II. Am J Neuroradiol 33:519–521

32. Wardlaw D, Cummings SR, Van Meirhaeghe J et al (2009) Efficacy and safety of balloon kyphoplasty compared with non-surgical care for vertebral compression fracture (FREE): a randomised controlled trial. Lancet 373:1016–1024

33. Feltes C, Fountas KN, Machinis T et al (2005) Immediate and early postoperative pain relief after kyphoplasty without significant restoration of vertebral body height in acute osteoporotic vertebral fractures. Neurosurg Focus 18:e5

34. Kasperk C, Hillmeier J, Noldge G et al (2005) Treatment of painful vertebral fractures by kyphoplasty in patients with primary osteoporosis: a prospective nonrandomized controlled study. J Bone Miner Res 20:604–612

35. Gaitanis IN, Hadjipavlou AG, Katonis PG et al (2005) Balloon kyphoplasty for the treatment of pathological vertebral compressive fractures. Eur Spine J 14:250–260

36. Berlemann U, Franz T, Orler R et al (2004) Kyphoplasty for treatment of osteoporotic vertebral fractures: a prospective non-randomized study. Eur Spine J 13:496–501

37. Fribourg D, Tang C, Sra P et al (2004) Incidence of subsequent vertebral fracture after kyphoplasty. Spine 29:2270–2276 (discussion 2277)

38. Majd ME, Farley S, Holt RT (2005) Preliminary outcomes and efficacy of the first 360 consecutive kyphoplasties for the treatment of painful osteoporotic vertebral compression fractures. Spine J 5:244–255

39. Fairbank JC, Pynsent PB (2000) The Oswestry Disability Index. Spine 15:25:2940–2952 (discussion 2952)

40. Bombardier C. (2000) Outcome assessments in the evaluation of treatment of spinal disorders: summary and general recommendations. Spine 25:3100–3103

41. Mousavi SJ, Parnianpour M, Mehdian H, Montazeri A, Mobini B (2006) The Oswestry Disability Index, the Roland–Morris Disability Questionnaire, and the Quebec Back Pain Disability Scale: translation and validation studies of the Iranian versions. Spine 31:E454–E459

42. Calmels P, Béthoux F, Condemine A, Fayolle-Minon I (2005) Low back pain disability assessment tools. Ann Readapt Med Phys 48:288–297

43. DeLoach LJ, Higgins MS, Caplan AB, Stiff JL (1998) The visual analog scale in the immediate postoperative period: intrasubject variability and correlation with a numeric scale. Anesth Analg 86:102–106

44. Bodian CA, Freedman G, Hossain S, Eisenkraft JB, Beilin Y (2001) The visual analog scale for pain: clinical significance in postoperative patients. Anesthesiology 95:1356–1361

45. Calmels V, Vallée JN Rose M, Chiras J (2007) Osteoblastic and mixed spinal metastases: evaluation of the analgesic efficacy of percutaneous vertebroplasty. Am J Neuroradiol 28:570–574

46. Shiely JC, Bayliss MS, Keller SD et al (1996) SF-36 health survey annotated bibliography: first edition (1988–1995). New England Medical Center, Boston

47. Nussbaum DA, Gailloud P, Murphy K (2004) A review of complications associated with vertebroplasty and kyphoplasty as reported to the food and drug administration medical device related website. J Vasc Interv Radiol 15:1185–1192

48. Choe DH, Marom EM, Ahrar K et al (2004) Pulmonary embolism of polymethyl methacrylate during percutaneous vertebroplasty and kyphoplasty. Am J Roentgenol 183:1097–1102

49. Lim TH, Breback GT, Renner SM et al (2002) Biomechanical evaluation of an injectable calcium phosphate cement for vertebroplasty. Spine 27:1297–1302

50. Lieberman IH, Togawa D, Kayanja MM (2005) Vertebroplasty and kyphoplasty: filler materials. Spine J 5 (Suppl):S305–S316

51. Siris ES, Brenneman SK, Barrett-Connor E et al (2006) The effect of age and bone mineral density on the absolute, excess, and relative risk of fracture in postmenopausal women aged 50-99: results from the National Osteoporosis Risk Assessment (NORA). Osteoporos Int 17:565–574

52. Anselmetti GC, Bonaldi G, Carpeggiani P, Manfré L, Masala S, Muto M (2010) Vertebral augmentation: 7 years experience. ACTA Neurochirurgica Supplementum 108:147–161

53. Muto M, Perrotta V, Guarnieri G et al (2008) Vertebroplasty and kyphoplasty: friends or foes? Radiol Med 113:1171–1184

54. Callstrom MR, Charboneau JW (2007) Image-guided palliation of painful metastases using percutaneous ablation. Tech Vasc Interv Radiol 10:120–131

55. Simon CJ, Dupuy DE (2006) Percutaneous minimally invasive therapies in the treatment of bone tumours: thermal ablation. Semin Musculoskelet Radiol 10:137–144

56. Schaefer O, Lohrmann C, Markmiller M, Uhrmeister P, Langer M (2003) Technical innovation. Combined treatment of a spinal metastasis with radiofrequency heat ablation and vertebroplasty. Am J Roentgenol 180:1075–1077

57. Callstrom MR, Atwell TD, Charboneau JW et al (2006) Painful metastases involving bone: percutaneous image-guided cryoablation–prospective trial interim analysis. Radiology 241:572–580

58. Geogy BA, Wong W (2007) Plasma-mediated radiofrequency ablation assisted percutaneous cement injection for treating advanced malignant vertebral compression fractures. Am J Neuroradiol 28:700–705

59. Fox M, Onofrio B (1993) The natural history and management of symptomatic and asymptomatic vertebral hemangiomas. J Neurosurg 78:36–45

60. Acosta FL, Christopher FD (2006) Current strategies and outcomes in management of symptomatic vertebral hemangiomas. Neurosurgery 58:287–295

61. Guarnieri G, Ambrosanio G, Vassallo P et al (2009) Vertebroplasty as treatment of aggressive and symptomatic vertebral hemangiomas: up to 4 years of follow-up. Neuroradiology 51:471–476

62. Guarnieri G, Ambrosanio G, Pezzullo MG et al (2009) Management of vertebral re-fractures after vertebroplasty in osteoporotic patients. Interv Neuroradiol 29:153–157

63. Pateder DB, Khanna AJ, Lieberman IH (2007) Vertebroplasty and kyphoplasty for the management of osteoporotic vertebral compression fractures. Orthop Clin North Am 38:409–418; Abstract vii

64. Gregory BA (2010) Clinical experience with high viscosity cements for percutaneous vertebral body augmentation: occurrence, degree, and location of cement leakage compared with kyphoplasty. Am J Neuroradiol 31:504–508

索引

其他

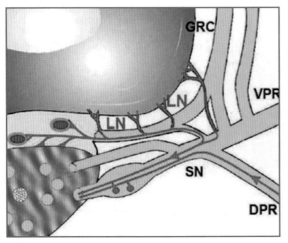

图 1-9

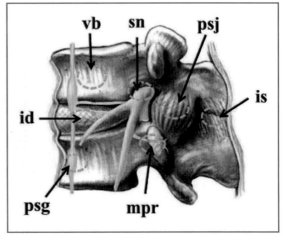

图 3-1

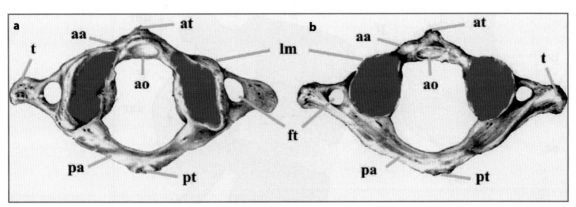

图 3-3

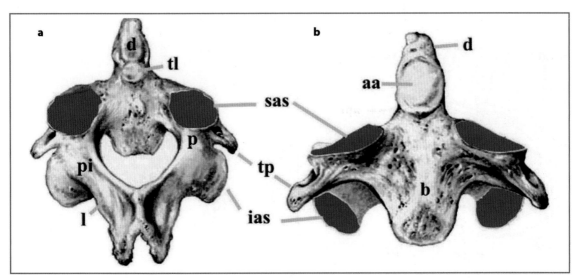

图 3-4

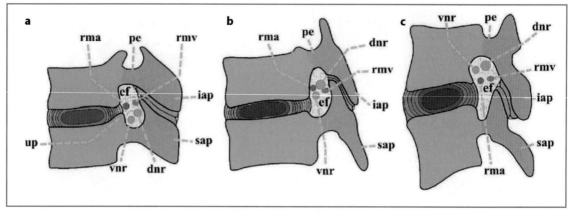

图 3-5

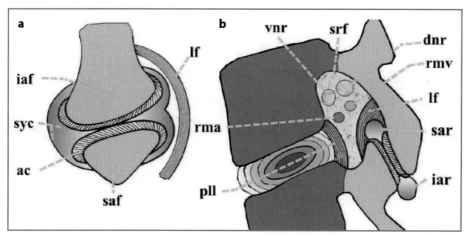

图 3-8

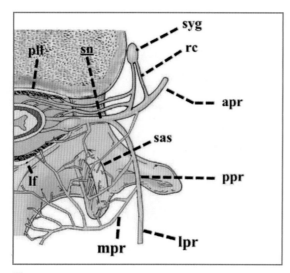

图 3-9

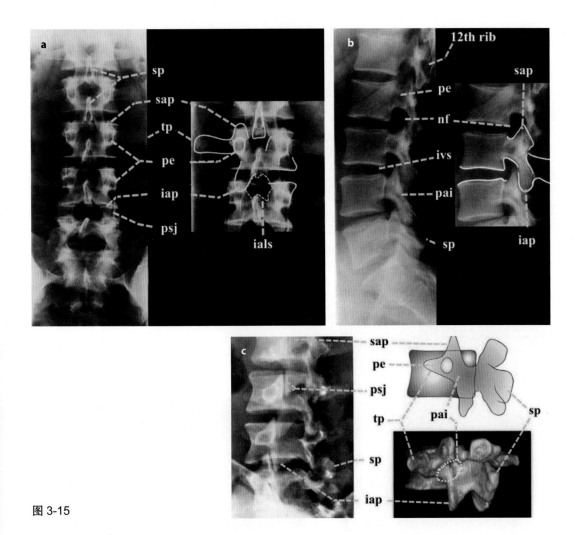

图 3-15

图 3-16

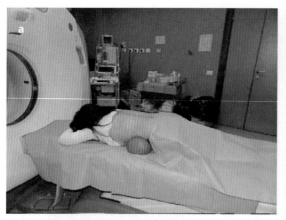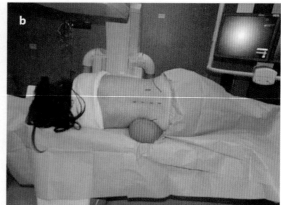

图 3-17

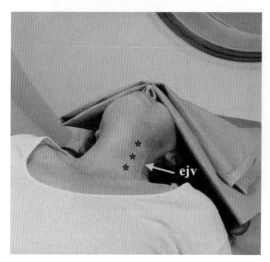

图 3-18

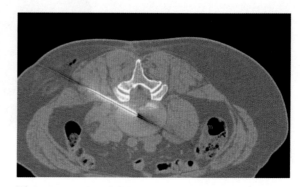

图 5-12

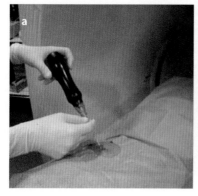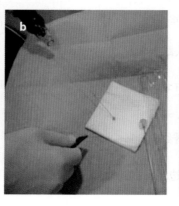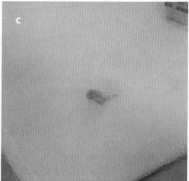

图 6-3

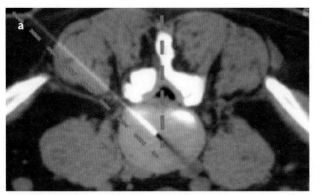

图 6-4（a）

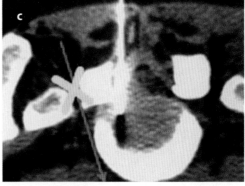

图 6-5（c）

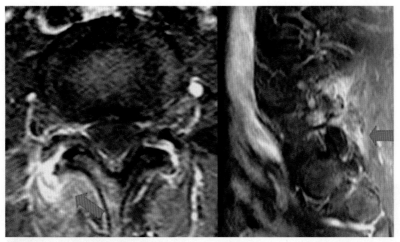

图 7-2

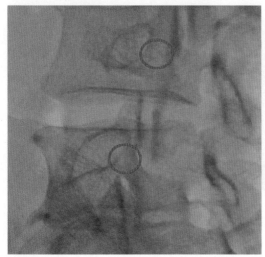

图 7-3

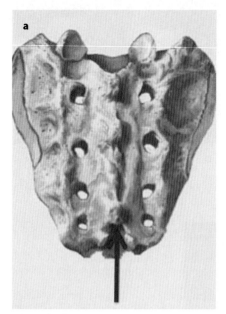

图 8-5（a）

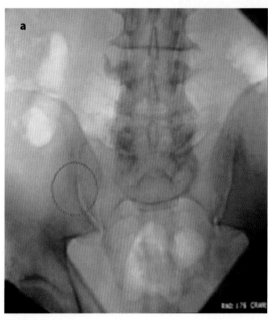
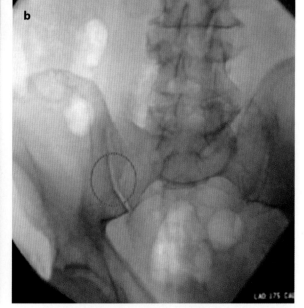

图 8-11

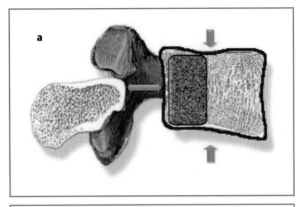

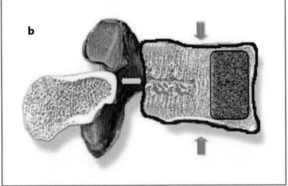

图 11-1（a, b）

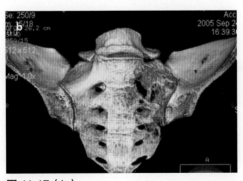

图 11-17（b）

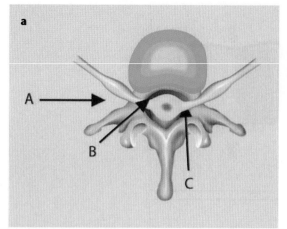
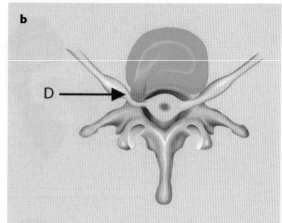
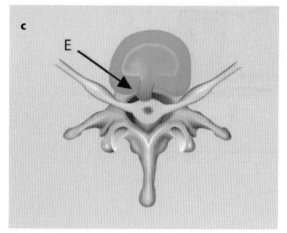
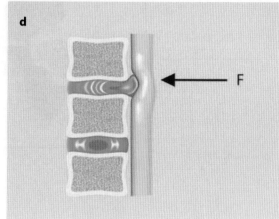
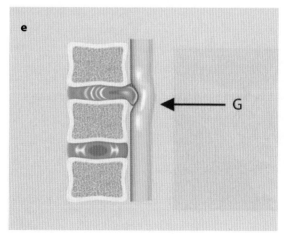

图 13-1

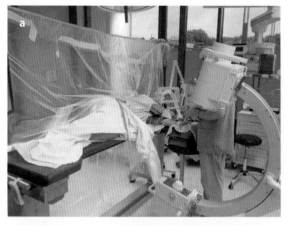
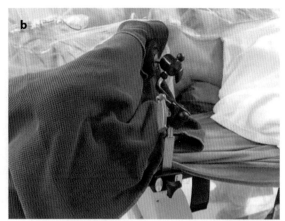
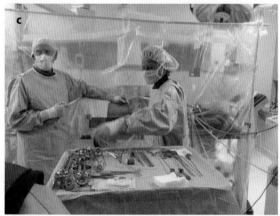

图 13-3

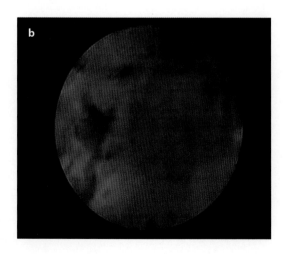
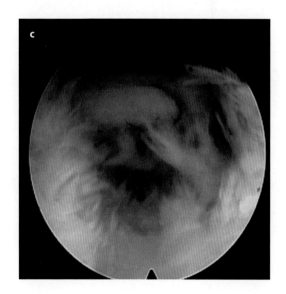

图 13-7（b，c）

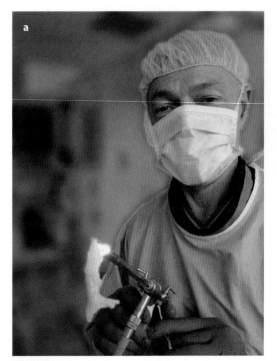
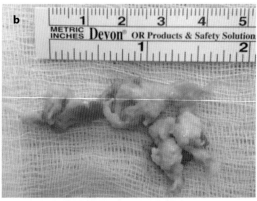

图 13-8

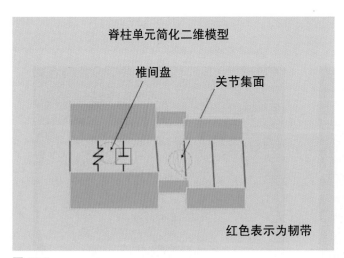

图 14-1

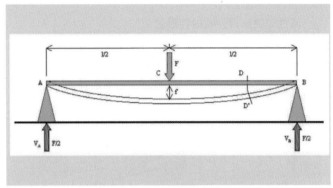

图 14-2

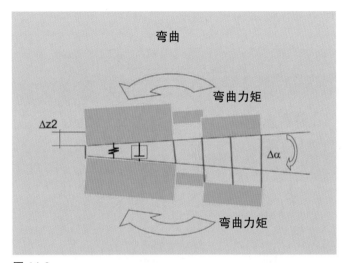

图 14-3

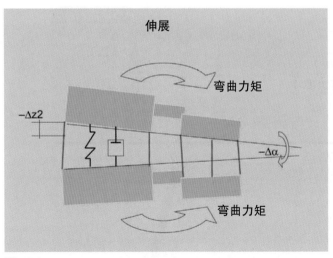

图 14-4

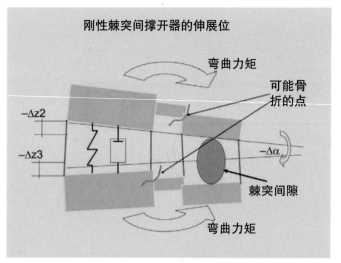

图 14-6

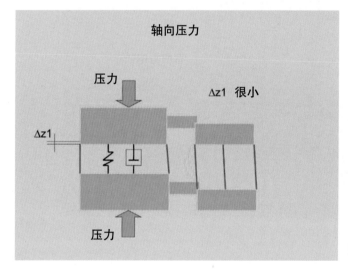

图 14-8

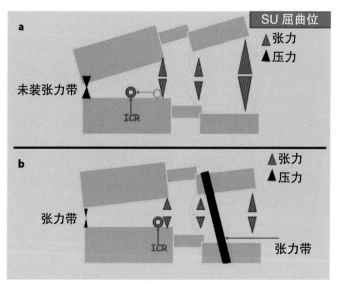

图 14-9

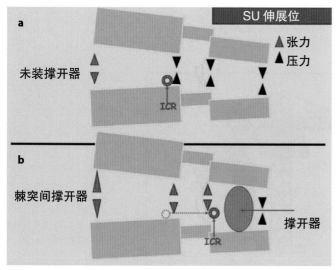

SU 伸展位

▲ 张力
▲ 压力

a
未装撑开器

ICR

b
棘突间撑开器

ICR

撑开器

图 14-10

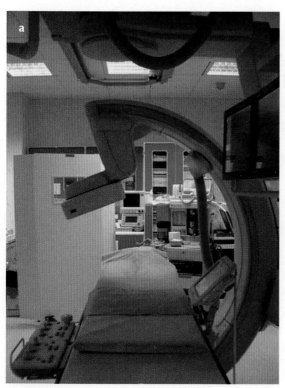

a

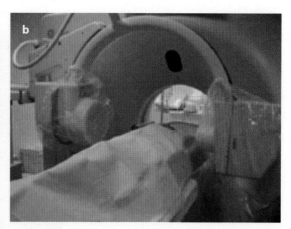

b

图 15-3

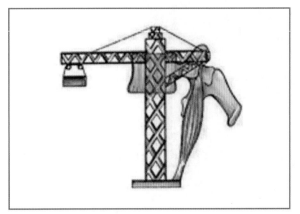

图 16-1

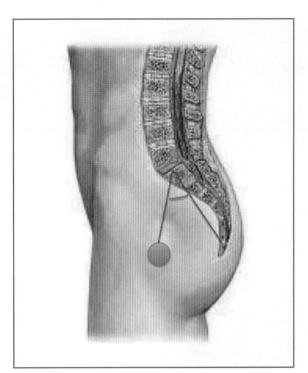

图 16-3

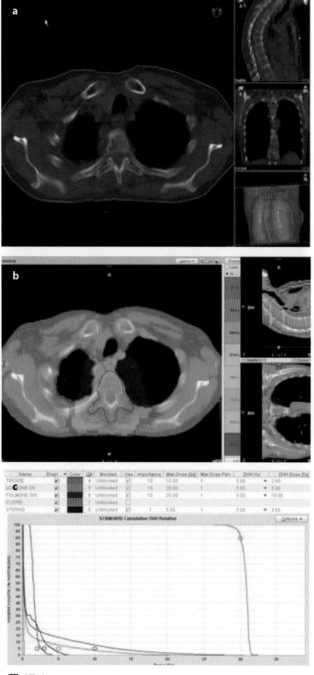

图 17-1